临床医疗护理常规（2019 年版）

呼吸内科诊疗常规

何权瀛　主　编

北京医师协会　组织编写

中国健康传媒集团

中国医药科技出版社

内 容 提 要

本书是呼吸内科临床工作规范指南，根据原卫生部《医师定期考核管理办法》的要求，由北京医师协会组织全市呼吸内科专家、学科带头人及中青年业务骨干共同编写而成，介绍了呼吸内科医师日常工作的基本知识和技能。体例清晰、明确，内容具有基础性、专业性、指导性及可操作等特点，既是呼吸内科医师应知应会的基本知识和技能的指导用书，又是北京市呼吸内科领域执业医师"定期考核"业务水平的唯一指定用书。本书适合广大执业医师、在校师生参考学习。

图书在版编目（CIP）数据

呼吸内科诊疗常规／何权瀛主编 . —北京：中国医药科技出版社，2020. 11

（临床医疗护理常规：2019 年版）

ISBN 978 - 7 - 5214 - 2027 - 2

Ⅰ . ①呼… Ⅱ . ①何… Ⅲ . ①呼吸系统疾病 - 诊疗 Ⅳ . ①R56

中国版本图书馆 CIP 数据核字（2020）第 183879 号

美术编辑 陈君杞

版式设计 易维鑫

出版 **中国健康传媒集团** | 中国医药科技出版社

地址 北京市海淀区文慧园北路甲 22 号

邮编 100082

电话 发行：010 - 62227427 邮购：010 - 62236938

网址 www. cmstp. com

规格 787 × 1092mm $\frac{1}{16}$

印张 14 $\frac{1}{2}$

字数 333 千字

版次 2020 年 11 月第 1 版

印次 2020 年 11 月第 1 次印刷

印刷 三河市万龙印装有限公司

经销 全国各地新华书店

书号 ISBN 978 - 7 - 5214 - 2027 - 2

定价 **69. 00 元**

获取新书信息、投稿、为图书纠错，请扫码联系我们。

《临床医疗护理常规（2019年版）》
编委会

《呼吸内科诊疗常规（2019 年版）》
编委会

陈　欣（中日友好医院）

陈良安（中国人民解放军总医院）

陈杭薇（北京朝阳中西医结合急诊抢救中心）

罗金梅（北京协和医院）

罗祖金（首都医科大学附属北京朝阳医院）

胡　红（中国人民解放军总医院）

贺　蓓（北京大学第三医院）

聂秀红（首都医科大学附属北京宣武医院）

徐作军（北京协和医院）

高占成（北京大学人民医院）

黄　慧（北京协和医院）

龚娟妮（首都医科大学附属北京朝阳医院）

常　春（北京大学第三医院）

韩　翔（北京大学第三医院）

童朝晖（首都医科大学附属北京朝阳医院）

谭星宇（北京大学人民医院）

穆新林（北京大学人民医院）

编写秘书　马艳良（北京大学人民医院）

Foreword

序　言

为适应现代医疗卫生事业的发展需要，及时更新医学知识，北京医师协会 2018 年 10 月决定对北京市《临床医疗护理常规（2012 年版）》的内容进行补充修订。北京医师协会与北京地区 52 个专科医师分会组织医学专家和业务骨干，以现代医学理论为指导，致力于促进北京地区医疗质量与患者安全的持续改进和提高。经过有关专科医师分会和专家的共同努力，修编后的《临床医疗护理常规（2019 年版）》内容更加丰富，相关知识、技能更加先进，更能满足北京地区临床一线医师的需求。作为北京市各级各类医疗机构医务人员日常医疗护理工作规范，各类专科医师应知应会的基本知识与技能，北京市执业医师定期考核唯一指定用书，《临床医疗护理常规（2019 年版）》必将有效地帮助医疗机构提高工作质量，规范医疗行为，维护医务人员合法权益，推动北京地区临床医疗护理工作的持续改进和提高，为实现健康中国的宏伟目标做出积极的贡献。

在此，也向积极参与《临床医疗护理常规（2019 年版）》修编工作的各位专家和业务骨干表示衷心地感谢。

郭积勇

2019 年 12 月

《临床医疗护理常规（2019 年版）》
修 编 说 明

2012 年 3 月北京医师协会受北京市原卫生局委托，组织北京地区 35 个专科医师分会的医学专家和业务骨干，以现代医学理论为指导，结合北京地区临床实践经验，对《临床医疗护理常规（2002 年版）》进行了认真修编，推出了《临床医疗护理常规（2012 年版）》。

《临床医疗护理常规（2012 年版）》是按照北京医师协会已经成立的各专科医师分会所涉及的医疗专业类别进行编写的。推出 7 年来，对提高各级各类医疗机构医疗质量，规范医护人员医疗行为，保障医务人员及患者安全方面发挥了重要作用。

随着我国医疗卫生事业的快速发展，涌现出许多新的医疗技术手段，北京医师协会的专科医师分会也由 2012 年的 35 个发展到目前的 59 个。为了更好地规范医疗服务行为，适应现代医疗卫生工作的需要，借鉴、吸收国内外先进经验，紧跟医学发展步伐，自 2018 年 10 月开始，北京医师协会组织专科医师分会对《临床医疗护理常规（2012 年版）》有关内容进行补充修编，现共计推出 33 个专科的《临床医疗护理常规（2019 年版）》。《临床医疗护理常规（2019 年版）》凝聚着有关专家和业务骨干的心血，是北京地区临床医疗护理工作的一份宝贵财富。

尚需说明：

1. 关于《临床医疗护理常规（2019 年版）》的修编，内科医师分会、康复医学科医师分会、泌尿外科医师分会、烧伤科医师分会、耳鼻咽喉科医师分会认为本专科技术变化不大，未进行修编。原《儿科诊疗常规》分为《儿内科诊疗常规》和《儿外科诊疗常规》两册。由于北京医师协会近期成立了重症专科医师分会和疼痛专科医师分会，故本次修订增加了《重症医学科诊疗常规》和《疼痛科诊疗常规》。全科医学医师分会提前对《全科医学科诊疗常规》进行了修订，已于 2018 年 7 月出版。老年专科医师分会于 2017 年成立后即出版了本专科的《老年医学诊疗常规》。

2. 为进一步完善北京市医师定期考核工作，保证医师定期考核工作取得实效，修编后的《临床医疗护理常规（2019 年版）》旨在积极配合专科医师制度的建设，各专科分册独立程度高、专业性强，为各专科医师提供了应知应会的基本知识和技能。《临床医疗护理常规（2019 年版）》将成为各专科执业临床医师定期考核业务水平测试的重要内容。

3. 《临床医疗护理常规（2019 年版）》的修编仍然是一项基础性工作，目的在于为各级医护人员在临床医疗护理工作中提供应参照的基本程序和方法，以利于临床路径工作的开展，促进医学进展的学术探讨和技术改进。

4. 本次修编仍不含中医专业。

北京医师协会
2019 年 10 月

Preface 前　言

2012 年版的《呼吸内科诊疗常规》出版后受到广大呼吸科医生的普遍欢迎，在规范呼吸内科诊疗中发挥了极大的作用。但是，近年来我们对于呼吸疾病的认识又有了很大提高，国内外相继发表了许多呼吸疾病诊治指南和专家共识，为了适应现代临床医学发展的形势，按照北京医师协会的总体要求和布署，我们对 2012 年版的呼吸内科诊疗常规进行了再版修订。

本次修订的一个基本原则是再次强调诊疗常规中阐述的各项基本概念、基本知识和基本技能是临床医学的基石，因而也是我们从事临床工作的准绳和生命线。这些是需要大家切实掌握的。最基本的东西往往是最重要的，很难设想一位呼吸科的医生不会阅读 X 线胸片、胸部 CT，不会分析肺功能测定结果和动脉血气分析结果，不会正确使用抗菌药物，能成为一位好大夫。很多情况下发生医疗事故和重大医疗纠纷究其根源多半是由于忽视或违背了临床医学的诊疗常规。

本次修订工作是由北京医师协会呼吸内科专科医师分会部分理事及特邀专家共同合作，在十分繁忙的医疗工作和社会工作之余抽时间完成的，对此表示诚挚的谢意。此外，马艳良医师对本书各章节的修改和排版做了大量的工作，在此也一并表示感谢。

最后需要说明的是，此次修订工作始于 2019 年 3 月，由于大家工作十分繁忙，加上每位作者专业知识难免有一定局限性，因而再版书中仍旧可能存在某些疏漏之处，恳请大家批评指正，以供将来再版时参考。

何权瀛

2020 年 9 月

Contents
目　录

第一章　急性上呼吸道感染

急性上呼吸道感染是指鼻腔、咽或喉部急性炎症的概称。患者不分年龄、性别、职业和地区。全年皆可发病，冬春季节多发，可通过含有病毒的飞沫或被污染的用具传播，多数为散发性，但常在气候突变时流行。由于病毒的类型较多，人体对各种病毒感染后产生的免疫力较弱且短暂，并且无交叉免疫，同时在健康人群中有病毒携带者，故一个人一年内可有多次发病。

急性上呼吸道感染约70%～80%由病毒引起。主要有流感病毒（甲、乙、丙型）、副流感病毒、呼吸道合胞病毒、腺病毒、鼻病毒、埃可病毒、柯萨奇病毒、麻疹病毒、风疹病毒等。细菌感染可直接或继病毒感染之后发生，以溶血性链球菌为多见，其次为流感嗜血杆菌、肺炎链球菌和葡萄球菌等，偶见革兰阴性杆菌。其感染的主要表现为鼻炎、咽喉炎或扁桃腺炎。

当有受凉、淋雨、过度疲劳等诱发因素，全身或呼吸道局部防御功能降低时，原已存在于上呼吸道或从外界侵入的病毒或细菌可迅速繁殖，引起本病，尤其是老幼体弱或有慢性呼吸道疾病如鼻旁窦炎、扁桃体炎、慢性阻塞性肺疾病者更易罹患。

本病不仅具有较强的传染性，而且可引起严重并发症，应积极防治。

【诊断要点】

根据病史、流行情况、鼻咽部发生的症状和体征，结合周围血象和胸部X线检查可作出临床诊断。进行细菌培养和病毒分离，或病毒血清学检查、免疫荧光法、酶联免疫吸附法、血凝抑制试验等，可能确定病因诊断。

1. 临床表现

根据病因不同，临床表现可有不同的类型。

（1）普通感冒　俗称"伤风"，又称急性鼻炎或上呼吸道卡他，以鼻咽部卡他症状为主要表现。成人多为鼻病毒引起，其次为副流感病毒、呼吸道合胞病毒、埃可病毒、柯萨奇病毒等。起病较急，初期有咽干、咽痒或烧灼感，发病同时或数小时后，可有喷嚏、鼻塞、流清水样鼻涕，2～3天后变稠。可伴咽痛，有时由于耳咽管炎使听力减退，也可出现流泪、味觉迟钝、呼吸不畅、声嘶、轻微咳嗽等。一般无发热及全身症状，或仅有低热、不适、轻度畏寒和头痛。检查可见鼻腔黏膜充血、水肿、有分泌物，咽部轻度充血。如无并发症，一般5～7天后痊愈。

（2）流行性感冒　简称流感，是由流行性感冒病毒引起。潜伏期1～2日，最短数小时，最长3天。起病多急骤，症状变化很多，主要以全身中毒症状为主，呼吸道症状轻微或不明显。临床表现和轻重程度差异颇大。

①单纯型：最为常见，先有畏寒或寒战，发热，继之全身不适、腰背发酸、四肢疼痛，头昏、头痛。部分患者可出现食欲不振、恶心、便秘等消化道症状。发热可高达39℃～40℃，一般持续2～3天。大部分患者有轻重不同的喷嚏、鼻塞、流涕、咽

痛、干咳或伴有少量黏液痰，有时有胸骨后烧灼感、紧压感或疼痛。年老体弱的患者，症状消失后体力恢复慢，常感软弱无力、多汗，咳嗽可持续 1～2 周或更长。体格检查：患者可呈重病容，衰弱无力，面部潮红，皮肤上偶有类似麻疹、猩红热、荨麻疹样皮疹，软腭上有时有点状红斑，鼻咽部充血水肿。本型中轻者，全身和呼吸道症状均不显著，病程仅 1～2 日，颇似一般感冒，单从临床表现颇难确诊。

②肺炎型：本型常发生在 2 岁以下的小儿，或原有慢性基础疾患，如二尖瓣狭窄、肺心病、免疫力低下，以及孕妇、年老体弱者。其特点是在发病后 24 小时内可出现高热、烦躁、呼吸困难、咳血痰和明显发绀。全肺可有呼吸音减低、湿啰音或哮鸣音，但无肺实变体征。X 线胸片可见双肺广泛小结节性浸润，近肺门较多，肺周围较少。上述症状可进行性加重，抗菌药物治疗无效。病程一周至一月余，大部分患者可逐渐恢复，也可因呼吸、循环衰竭在 5～10 日内死亡。

③中毒型：较少见。肺部体征不明显，具有全身血管系统和神经系统损害，有时可有脑炎或脑膜炎的表现。临床表现为高热不退，神志昏迷，成人常有谵妄，儿童可发生抽搐。少数患者由于血管神经系统紊乱或肾上腺出血，导致血压下降或休克。

④胃肠型：主要表现为恶心、呕吐和严重腹泻，病程约 2～3 日，恢复迅速。

（3）以咽炎为主要表现的感染

①病毒性咽炎和喉炎：由鼻病毒、腺病毒、流感病毒、副流感病毒以及肠病毒、呼吸道合胞病毒等引起。临床特征为咽部发痒和灼热感，疼痛不持久，也不突出。当有吞咽疼痛时常提示有链球菌感染，咳嗽少见。急性喉炎多为流感病毒、副流感病毒及腺病毒等引起，临床特征为声嘶、讲话困难、咳嗽时疼痛，常有发热、咽炎或咳嗽。体检可见喉部水肿、充血，局部淋巴结轻度肿大和触痛，可闻及喘鸣音。

②疱疹性咽峡炎：常由柯萨奇病毒 A 引起，表现为明显咽痛、发热，病程约为一周。检查可见咽充血，软腭、悬雍垂、咽及扁桃体表面有灰白色疱疹及浅表溃疡，周围有红晕。多于夏季发病，多见于儿童，偶见于成人。

③咽结膜热：主要由腺病毒、柯萨奇病毒等引起。临床表现有发热、咽痛、畏光、流泪、咽及结膜明显充血。病程 4～6 天，常发生于夏季，游泳中传播。儿童多见。

④细菌性咽-扁桃体炎：多由溶血性链球菌引起，次为流感嗜血杆菌、肺炎链球菌、葡萄球菌等引起。起病急，明显咽痛、畏寒、发热，体温可达 39℃ 以上。检查可见咽部明显充血，扁桃体肿大、充血，表面有黄色点状渗出物，颌下淋巴结肿大、压痛，肺部无异常体征。

2. 辅助检查

（1）血象　病毒性感染，白细胞计数多为正常或偏低，淋巴细胞比例升高。细菌感染，白细胞计数和中性粒细胞增多以及核左移。

（2）病毒和病毒抗原的测定　视需要可选用免疫荧光法、酶联免疫吸附法、血清学诊断和病毒分离鉴定，以判断病毒的类型，区别病毒和细菌感染。细菌培养可判断细菌类型和进行药物敏感试验。

（3）血清 PCT 测定　有条件的单位可检测血清 PCT，有助于鉴别病毒性和细菌性感染。

【治疗原则】

上呼吸道病毒感染目前尚无特殊抗病毒药物，通常以对症处理、休息、忌烟、多饮水、保持室内空气流通、防治继发细菌感染为主。

1. 对症治疗

可选用含有解热镇痛、减少鼻咽充血和分泌物、镇咳的抗感冒复合剂或中成药，如对乙酰氨基酚、双酚伪麻片、美扑伪麻片、银翘解毒片等。儿童忌用阿司匹林或含阿司匹林的药物以及其他水杨酸制剂，因为此类药物与流感的肝脏和神经系统并发症（Reye综合征）相关，偶可致死。

2. 支持治疗

休息、多饮水、注意营养，饮食要易于消化，特别是儿童和老年患者更应重视。密切观察和监测并发症，抗菌药物仅在明确或有充分证据提示继发细菌感染时有应用指证。

3. 抗流感病毒药物治疗

现有抗流感病毒药物有两类：即离子通道 M_2 阻滞剂和神经氨酸酶抑制剂。其中，M_2 阻滞剂只对甲型流感病毒有效，治疗患者中约有30%可分离到耐药毒株，而神经氨酸酶抑制剂对甲、乙型流感病毒均有很好作用，耐药发生率低。

（1）离子通道 M_2 阻滞剂　金刚烷胺和金刚乙胺：①用法和剂量：见表1-1。②不良反应：可引起中枢神经系统和胃肠道副反应。中枢神经系统副反应有神经质、焦虑、注意力不集中和轻微头痛等，其中金刚烷胺较金刚乙胺的发生率高。胃肠道副反应主要表现为恶心和呕吐，这些副反应一般较轻，停药后大多可迅速消失。③肾功能不全患者的剂量调整：金刚烷胺的剂量在肌酐清除率≤50ml/min时酌情减少，并密切观察其副反应，必要时可停药，血透对金刚烷胺清除的影响不大。肌酐清除率＜10ml/min时金刚乙胺推荐减为100mg/d。

表1-1　金刚烷胺和金刚乙胺的用法和剂量

药名	年龄（岁）			
	1~9	10~12	13~16	≥65
金刚烷胺	5mg·kg^{-1}·d^{-1}（最高150mg/d）分2次	100mg 每天2次	100mg 每天2次	≤100mg/d
金刚乙胺	不推荐使用	不推荐使用	100mg 每天2次	100mg 或200mg/d

（2）神经氨酸酶抑制剂　一般在出现流感症状的48小时内开始用药。目前有3个品种，即奥司他韦、扎那米韦和帕拉米韦。我国目前只有奥司他韦被批准临床使用。

①用法和剂量：奥司他韦：成人75mg，每天2次，连服5天，应在症状出现2天内开始用药。儿童用法见表1-2，1岁以内不推荐使用。扎那米韦：6岁以上儿童及成人剂量均为每次吸入10mg，每天2次，连用5天，应在症状出现2天内开始用药。6岁以下儿童不推荐使用。帕拉米韦：一般用量300mg，单次静脉滴注，滴注时间不少于

30 分钟。严重并发症的患者，可以用 600mg，单次静脉滴注，滴注时间不少于 40 分钟。症状严重者，可每日 1 次，1~5 天连日重复给药。儿童每次 10mg/kg，滴注时间不少于 30 分钟。

②不良反应：奥司他韦不良反应少，一般为恶心、呕吐等消化道症状，也有腹痛、头痛、头晕、失眠、咳嗽、乏力等不良反应的报道。扎那米韦吸入后最常见的不良反应有头痛、恶心、咽部不适、眩晕、鼻衄等。个别哮喘和慢性阻塞性肺疾病患者使用后可出现支气管痉挛和肺功能恶化。

③肾功能不全的患者无需调整扎那米韦的吸入剂量。对肌酐清除率 <30ml/min 的患者，奥司他韦减量至 75mg，每天 1 次。

表 1-2　儿童奥司他韦的用量（mg）

药名	体重（kg）			
	≤15	16~23	24~40	>40
奥司他韦	30	45	60	75

4. 抗菌药物治疗

通常不需要抗菌药物治疗。如有细菌感染，可根据病原菌选用敏感的抗菌药物。经验用药，常选青霉素、第一代和第二代头孢菌素、大环内酯类或氟喹诺酮类。

（林江涛）

第二章 急性气管－支气管炎

急性气管－支气管炎是病毒或细菌感染，物理、化学性刺激或过敏因素等对气管－支气管黏膜所造成的急性炎症。该病大多数由病毒感染所致，其中成人多为流感病毒和腺病毒引起，儿童则以呼吸道合胞病毒或副流感病毒多见。此外，还有柯萨奇病毒、鼻病毒、冠状病毒等。肺炎支原体、肺炎衣原体亦是本病的常见病原体。细菌感染在本病占有重要地位，但有资料显示细菌感染在本病所占比例不超过10%，常见的致病菌有肺炎链球菌、流感嗜血杆菌、金黄色葡萄球菌、卡他莫拉氏菌，以及百日咳杆菌等。以往认为百日咳杆菌感染主要在儿童发病，但近年来在年轻人感染有所上升。虽然细菌感染作为致病因子在本病所占比例不高，但值得重视的是该病常在病毒感染的基础上合并细菌或支原体、衣原体感染，病毒感染抑制肺泡巨噬细胞的吞噬能力以及纤毛上皮细胞的活力，造成呼吸道免疫功能低下，使细菌、支原体和衣原体等病原菌有入侵的机会。非生物性病因中，有粉尘、刺激性气体（包括二氧化氮、二氧化硫、氨气、氯气等）、环境刺激物（包括二氧化碳、烟雾、臭氧）等。

一些常见的过敏原包括花粉、有机粉尘、真菌孢子等的吸入，可引起气管－支气管的过敏性炎症。

其病理改变主要为气管、支气管黏膜充血、水肿、黏液腺体肥大、分泌物增加，纤毛上皮细胞损伤脱落，黏膜及黏膜下层炎症细胞浸润，以淋巴细胞和中性粒细胞为主。急性炎症消退后，气管、支气管黏膜结构可完全恢复正常。

该病为常见的呼吸道疾病，以咳嗽症状为主，在健康成人通常持续1~3周。常继发于病毒性或细菌性上呼吸道感染。以冬季或气候突变时节多发，有自限性。

【诊断要点】

1. 临床表现

起病往往先有上呼吸道感染的症状，如鼻塞、流涕、咽痛、声音嘶哑。全身症状有发热、轻度畏寒、头痛、全身酸痛等，全身症状一般3~5天可消退。开始一般为刺激性干咳，随着卡他症状的减轻，咳嗽逐渐明显并成为突出症状，受凉、吸入冷空气、晨起、睡觉体位改变或体力活动后咳嗽加重。咳嗽症状一般持续1~3周，吸烟者可更长。如为百日咳杆菌感染，咳嗽症状常超过3周以上，通常可达4~6周。超过半数可伴有咳痰，开始时常为黏液痰，部分病人随着病程发展可转为脓性痰。相当一部分病人由于气道高反应性发生支气管痉挛时，可表现为气急、喘鸣、胸闷等症状。

该病体征不多，主要有呼吸音增粗、干性啰音、湿性啰音等，支气管痉挛时可闻及哮鸣音，部分患者亦可无明显体征。

2. 辅助检查

（1）血象 病毒感染时血白细胞计数可降低，当有细菌感染时血白细胞总数及中性粒细胞比例增高。

（2）X 线胸片　一般无异常或仅有肺纹理增粗。

3. 注意点

（1）根据以上临床表现往往可得到明确的临床诊断，进行相关的实验室检查则可进一步作出病原学诊断。须注意与肺炎、肺结核、支气管扩张症、肺脓肿、肺癌等鉴别，以上疾病常以咳嗽、咳痰为主要症状，但胸部 X 线检查可发现各自特征性的影像学改变。

（2）肺功能检查可发现相当一部分患者气道反应性增高，但通常为一过性。由于本病部分患者气道反应性增高，少数患者可闻及干性啰音，应注意与支气管哮喘相鉴别。

（3）流行性感冒的症状与本病相似，但流行性感冒以发热、头痛、全身酸痛等全身症状为主，而本病以咳嗽等呼吸道症状为主要表现。

（4）该病很少超过 3 周，如咳嗽超过 3 周称为"亚急性咳嗽"，超过 8 周称为"慢性咳嗽"，应注意是否是由于后鼻漏、哮喘、吸入性肺炎、胃食管反流等疾病所致。

【治疗原则】

1. 平时注重锻炼身体，增强体质，防治感冒，是预防本病的有效措施。亦应注意避免粉尘、刺激性气体、环境刺激物等有害刺激物的刺激，以及花粉等过敏原的吸入。

2. 注意适当休息，发热、头痛及全身酸痛等全身症状明显时可加用对乙酰氨基酚等解热镇痛药治疗。

3. 止咳、化痰等对症治疗是本病的主要措施，常用的止咳药有枸橼酸喷托维林，成人 25mg/次，每日 3～4 次；右美沙芬，成人 15～30mg/次，每日 3～4 次。祛痰剂主要有氨溴索，成人 30mg/次，每日 3 次。

4. 由于部分患者气道反应性增高，导致支气管痉挛，临床上出现喘息症状，此时可应用 β - 受体激动剂，如沙丁胺醇气雾剂吸入，成人 0.1～0.2mg/次，每日 3～4 次。或应用氨茶碱等药物解痉平喘，成人 0.1～0.2g/次，每日 3 次。或应用抗胆碱能药物如异丙托溴铵气雾剂，成人 0.5mg/次，每日 2～3 次，根据病情可用药 1～2 周。

5. 本病不宜常规使用抗菌药物，特别是对病因未明者不应盲目使用抗菌药物。目前认为使用抗菌药物并不能缩短病程或减轻病情，应注意滥用抗菌药物可导致耐药菌的产生以及二重感染等严重后果。

6. 如有细菌感染的依据或合并有严重基础疾病的患者，注意合理使用抗菌药物，常用的抗菌药物为 β - 内酰胺类、喹诺酮类，亦可根据痰细菌培养药敏结果选择抗菌药物。如为肺炎支原体或肺炎衣原体感染时，首选大环内酯类或氟喹诺酮类抗菌药物。

（林江涛）

第三章　慢性阻塞性肺疾病

慢性阻塞性肺疾病（COPD）是一种具有气流受限特征的疾病，气流受限不完全可逆，呈进行性发展，与肺部对香烟烟雾等有害气体或有害颗粒的异常炎症反应有关。

COPD与慢性支气管炎和肺气肿密切相关。通常慢性支气管炎是指在除外慢性咳嗽的其他已知原因后，患者每年咳嗽、咳痰3个月以上，并连续2年者。肺气肿则指肺部终末细支气管远端气腔出现异常持久的扩张，并伴有肺泡壁和细支气管的破坏而无明显肺纤维化。

当慢性支气管炎、肺气肿患者肺功能检查出现气流受限，并且不能完全可逆时则能诊断为COPD。如患者只有慢性支气管炎和（或）肺气肿而无气流受限则不能诊断为COPD。

【诊断要点】

对任何有呼吸困难、慢性咳嗽和（或）咳痰，和（或）有危险因素接触史的患者都应该考虑到COPD临床诊断。具备以上情况者应进行肺功能检查。如吸入支气管扩张剂后$FEV_1/FVC < 70\%$，可确定存在不可逆的气流受限，继而诊断COPD。

1. 临床表现

（1）症状

①慢性咳嗽：通常为首发症状。初起呈间歇性，早晨较重，以后早晚或整日均有咳嗽，但夜间咳嗽不显著。

②咳痰：一般为少量黏液性痰，合并感染时痰量增多，常变为脓性。

③呼吸困难：是COPD的标志性症状，早期在劳力时出现，后逐渐加重，以至在日常活动甚至休息时也感到气短。

④全身性症状：晚期患者体重下降，食欲减退等。

（2）体征　早期体征不明显。随疾病进展出现以下体征：

①视诊及触诊：胸廓前后径增大，剑突下胸骨下角增宽——桶状胸。有些患者呼吸变浅，频率增快，缩唇呼吸等。

②叩诊：心界缩小，肝浊音界下降，肺部过清音。

③听诊：两肺呼吸音减弱，呼气延长，有些患者可闻干性啰音及/或湿性啰音。

此外，患者常有吸烟史，有的有粉尘、烟雾或有害气体接触史，多于中年以后发病，常有反复急性加重史。

2. 辅助检查

（1）肺功能检查　是判断气流受限的主要客观指标，对COPD诊断、严重程度评价及疾病进展有重要意义，有呼吸系统症状和（或）有危险因素接触者应当进行检查。

一秒钟用力呼气容积占用力肺活量百分比（FEV_1/FVC）是评价气流受限的一项敏感指标。吸入支气管扩张剂后$FEV_1/FVC < 70\%$者，可确定为不能完全可逆的气流受

限；一秒钟用力呼气容积占预计值百分比（FEV_1% 预计值）是评估 COPD 严重程度的良好指标，其变异性较小，易于操作；肺总量（TLC）、功能残气量（FRC）和残气容积（RV）增高，肺活量（VC）减低，表明肺过度充气，有参考价值，由于 TLC 增加不及 RV 增高程度大，故 RV/TLC 增高；深吸气量（IC）减低，IC/TLC 下降，是反映肺过度膨胀的指标，与呼吸困难程度甚至 COPD 生存率有关；一氧化碳弥散量（DLCO）及 DLCO 与肺泡通气量（VA）比值（DLCO/VA）下降，该项指标供诊断参考。

（2）胸部 X 线检查　COPD 早期胸片可无变化，以后可出现肺纹理增粗、紊乱等非特异性改变，也可出现肺气肿改变。X 线胸片改变对 COPD 诊断意义不是很大，主要作为确定肺部并发症及与其他肺疾病鉴别之用。

（3）胸部 CT 检查　CT 检查不应作为 COPD 的常规检查。高分辨率 CT 对有疑问病例的鉴别诊断有一定意义。

（4）血气检查　确定是否发生低氧血症、高碳酸血症及酸碱平衡紊乱。

（5）其他　COPD 合并细菌感染时，血白细胞增高，中性粒细胞核左移；痰细菌培养可能检出病原菌；常见病原菌为肺炎链球菌、流感嗜血杆菌、卡他莫拉菌、肺炎克雷伯杆菌等。

【治疗原则】

COPD 病程分期：急性加重期（慢性阻塞性肺疾病急性加重）指患者出现超越日常状况的持续恶化，并需改变基础 COPD 常规用药者；通常在疾病过程中，短期内咳嗽、咳痰、气短和（或）喘息加重、痰量增多，呈脓性或黏液脓性，可伴发热等症状。稳定期则指患者咳嗽、咳痰、气短等症状稳定或症状轻微。

1. 稳定期治疗

（1）教育和劝导患者戒烟；因职业或环境粉尘、刺激性气体所致者，应脱离污染的环境。

（2）支气管舒张剂　包括短期按需应用以暂时缓解症状及长期规则应用以预防和减轻症状两类。

①短效 β_2 受体激动剂：主要有沙丁胺醇（salbutamol）气雾剂，每次 $100 \sim 200\mu g$（$1 \sim 2$ 喷），数分钟内开始起效，疗效持续 $4 \sim 5$ 小时，每 24 小时不超过 $8 \sim 12$ 喷。特布他林（terbutalin）气雾剂亦有同样作用。

②长效 β_2 受体激动剂：有沙美特罗（salmeterol）、福莫特罗（formoterol）等制剂，其中福莫特罗吸入后 $1 \sim 3$ 分钟起效，作用持续 12 小时以上，常用剂量为 $4.5 \sim 9\mu g$，每日 2 次，每 24 小时不超过 $32\mu g$。

③短效抗胆碱药：主要品种为异丙托溴铵（ipratropine）气雾剂，雾化吸入，起效较沙丁胺醇慢，持续 $6 \sim 8$ 小时，每次 $40 \sim 80\mu g$（每喷 $20\mu g$），每天 $3 \sim 4$ 次。

④长效抗胆碱药：噻托溴铵（tiotropium）选择性作用于 M_3 和 M_1 受体，为长效抗胆碱药，作用长达 24 小时以上，吸入剂量为 $18\mu g$，每天 1 次。

⑤茶碱类：缓释茶碱，每次 $0.2g$，早、晚各一次；或氨茶碱（aminophyllin）$0.1g$，每日 3 次。

（3）吸入糖皮质激素　吸入糖皮质激素适用于以下情况：有慢阻肺急性加重住院病史；每年≥2 次中度慢阻肺急性加重；外周血嗜酸粒细胞计数 >300/μl；有哮喘病史或合并哮喘。

（4）祛痰药　对痰不易咳出者可应用。常用药物有盐酸氨溴索（ambroxol），30mg，每日 3 次，或 N - 乙酰半胱氨酸（N - acetylcysteine）等。

（5）氧疗　长期家庭氧疗应在 IV 级，即极重度 COPD 患者应用，具体指征是：①PaO_2≤55mmHg 或动脉血氧饱和度（SaO_2）≤88%，有或没有高碳酸血症。②PaO_2 55～60mmHg，或 SaO_2 <89%，并有肺动脉高压、心力衰竭所致水肿或红细胞增多症（红细胞比积 >55%）。长期家庭氧疗一般是经鼻导管吸入氧气，流量 1.0～2.0L/min，吸氧持续时间 >15h/d。长期氧疗的目的是使患者在海平面水平，静息状态下，达到 PaO_2≥60mmHg 和（或）使 SaO_2 升至 90%。

2. 急性加重期治疗

（1）确定急性加重期的原因及病情严重程度。最多见的急性加重原因是细菌感染或病毒感染。

（2）根据病情严重程度决定门诊治疗或住院治疗。

（3）支气管舒张剂　有严重喘息症状者可给予较大剂量雾化吸入治疗，如应用沙丁胺醇2500μg、异丙托溴铵500μg，或沙丁胺醇1000μg 加异丙托溴铵250～500μg 雾化吸入，每日 2～4 次。

（4）控制性吸氧　发生低氧血症者可鼻导管吸氧，或通过 Venturi 面罩吸氧。FiO_2 = 21 + 4 × 氧流量（L/min），公式对估计吸入氧浓度有参考价值。一般吸入氧浓度应为 28%～30%，避免因吸入氧浓度过高引起二氧化碳潴留。

（5）抗菌药物　COPD 急性加重患者如果存在呼吸困难加重、痰量增多和脓性痰这三个基本症状；或含脓性痰增多在内的两个基本症状；或需要有创或无创机械通气治疗，就应该接受抗菌药物治疗。应根据 COPD 严重程度及相应的细菌分层情况，结合当地常见致病菌类型及耐药流行趋势和药敏情况尽早选择敏感抗菌药物。推荐的抗菌药物使用疗程为 5～7 天。

（6）糖皮质激素　推荐应用泼尼松每天 40mg，治疗 5 天，口服激素与静脉应用激素疗效相当。

（7）机械通气

（1）无创性机械通气　应用指征见表 3 -1。

表 3 - 1　无创性正压通气在慢性阻塞性肺疾病加重期的应用

适应证（至少符合其中 2 项）
中至重度呼吸困难，伴辅助呼吸肌参与呼吸并出现胸腹矛盾运动，中至重度酸中毒（pH 7.30～7.35）和高碳酸血症（$PaCO_2$ 45～60mmHg），呼吸频率 >25 次/分
禁忌证（符合下列条件之一）
呼吸抑制或停止
心血管系统功能不稳定（低血压、心律失常、心肌梗死）
嗜睡、意识障碍或不合作者

易误吸者（吞咽反射异常，严重上消化道出血）

痰液黏稠或有大量气道分泌物

近期曾行面部或胃食管手术

头面部外伤，固有的鼻咽部异常

极度肥胖

严重的胃肠胀气

（2）有创性机械通气　应用指征见表3-2。

表3-2　有创性机械通气在慢性阻塞性肺疾病加重期的应用指征

严重呼吸困难，辅助呼吸肌参与呼吸，并出现胸腹矛盾呼吸

呼吸频率 >35 次/分

危及生命的低氧血症（$PaO_2 < 40mmHg$ 或 $PaO_2/FiO_2 < 200mmHg$

严重的呼吸性酸中毒（pH < 7.25）及高碳酸血症

呼吸抑制或停止

嗜睡、意识障碍

严重心血管系统并发症（低血压、休克、心力衰竭）

其他并发症（代谢紊乱、脓毒血症、肺炎、肺血栓栓塞症、气压伤、大量胸腔积液）

无创性正压通气治疗失败或存在无创性正压通气的使用禁忌证

（8）其他治疗措施　在出入量和血电解质监测下适当补充液体和电解质；注意维持液体和电解质平衡；注意补充营养，对不能进食者需经胃肠补充要素饮食或予静脉高营养；对卧床、红细胞增多症或脱水的患者，无论是否有血栓栓塞性疾病史，均需考虑使用肝素或低分子肝素；注意痰液引流，积极排痰治疗。

（9）预防急性加重　COPD 急性加重常可预防。减少急性加重及住院次数的措施有：戒烟、流感疫苗和肺炎疫苗、单用吸入长效支气管扩张剂或联用吸入糖皮质激素等。

3. 合并疾病的治疗

COPD 常合并其他疾病，对预后有显著影响。COPD 常见的合并疾病包括心血管疾病、外周性血管疾病、高血压、骨质疏松、焦虑与抑郁、肺癌、代谢综合症和糖尿病、胃食管反流病、支气管扩张、阻塞性睡眠呼吸暂停。合并疾病不改变 COPD 的治疗方案，同时也应按照常规治疗合并疾病。

（常　春　贺　蓓）

第四章　慢性肺源性心脏病

慢性肺源性心脏病（简称"慢性肺心病"）是指由肺部、胸廓或肺动脉的慢性病变引起的肺循环阻力增高，导致肺动脉高压和右心室增大，伴或不伴右心功能不全的一类心脏病。可以引起慢性肺源性心脏病的原发疾病有：支气管肺疾病，包括慢性阻塞性肺疾病、支气管哮喘、支气管扩张、肺结核、尘肺、特发性肺间质纤维化、弥漫性泛细支气管炎、结节病、肺泡微石病等；胸廓疾病，包括广泛胸膜粘连、类风湿性脊柱炎、胸廓或脊柱畸形所致的胸廓活动受限等；神经肌肉疾病，包括重症肌无力、急性炎症性脱髓鞘性多发神经病、脊髓灰质炎等；通气驱动力失常性疾病，包括肥胖－低通气综合征、原发性肺泡低通气、阻塞性睡眠呼吸暂停综合征等；肺血管疾病，包括广泛或反复发生的结节性肺动脉炎及多发性肺小动脉栓塞，其他原因所致的肺动脉炎，原发性肺动脉高压。

【诊断要点】

1. 临床表现

慢性肺心病病程进展缓慢，可分为肺、心功能代偿期与肺、心功能失代偿期2个阶段。

（1）肺、心功能代偿期　常见症状包括慢性咳嗽、咳痰和喘息，活动后气短，劳动耐力下降，有不同程度的发绀等缺氧表现。肺、心功能失代偿期，常见诱因为急性呼吸道感染，主要表现为发绀和呼吸困难，病变进一步发展可出现轻重不等的肺性脑病症状。心力衰竭主要为右心衰竭，表现为心悸、气短及发绀，腹胀、食欲不振、尿少、下肢浮肿。

（2）体格检查　肺、心功能代偿期可见肺气肿表现，如桶状胸、肋间隙增宽、肺部叩诊过清音、肝上界和肺下界下移、肺底活动度缩小、听诊呼吸音普遍降低；右心室扩大、心音遥远、肺动脉瓣第二音亢进提示有肺动脉高压存在。三尖瓣可能闻及收缩期杂音，剑突下可及心脏收缩期搏动提示右心室肥厚和扩大。肺气肿胸腔内压升高，腔静脉回流障碍可出现颈静脉充盈，肝下缘因膈肌下移而可在肋缘触及。肺、心功能失代偿期可见球结膜充血水肿、眼底血管扩张和视神经水肿等颅压升高表现。颈静脉怒张，肝大有压痛、肝颈静脉回流征阳性，也可见腹水及下肢水肿。心率增快或出现心律失常，剑突下可闻及收缩期杂音，可出现三尖瓣舒张期杂音甚至三尖瓣舒张期奔马律。腱反射减弱或消失，锥体束征阳性。高碳酸血症可导致周围血管扩张，皮肤潮红、多汗。早期可有血压升高，晚期血压下降甚至休克。

2. 辅助检查

（1）X线诊断指标

①右下肺动脉干横径≥15mm；右肺下动脉干横径与气管横径比值≥1.07；或经动态观察较原右肺下动脉增宽2mm以上。②肺动脉段中度凸出或其高度≥3mm。③中心

肺动脉扩张与外周分支纤细，两者形成鲜明对比。④肺动脉圆锥部显著凸出（右前斜位 45°）或"锥高"≥7mm。⑤右心室增大（结合不同体位判断）。具有上述①~④项中的一项可提示，两项或以上者可以诊断，具有第⑤项可确诊。

（2）心电图诊断指标

主要条件：①额面平均电轴≥+90°。②$V_1R/S≥1$。③重度顺钟向转位（$V_5R/S≤1$）。④$R_{V_1}+S_{V_5}>1.05mV$。⑤aVR：R/S 或 R/Q≥1。⑥$V_{1~3}$呈 QS、Qr、qr（需除外心肌梗死）。⑦肺性 P 波：P 电压≥0.22mV，呈尖峰型，结合 P 电轴>+80°或当低电压时，P 电压>1/2R，呈尖峰型，结合电轴>+80°。

次要条件：①肢体导联低电压。②右束支传导阻滞（不完全性或完全性）。

具有一条主要条件者即可诊断，两条次要条件为可疑肺心病的心电图表现。

（3）超声心动图诊断指标

主要条件：①右心室流出道内径≥30mm。②右心室内径≥20mm。③右心室前壁厚度≥5.0mm，或有前壁搏动幅度增强者。④左心室与右心室内径比值<2。⑤右肺动脉内径≥18mm，或主肺动脉内径≥20mm。⑥右心室流出道与左房内径之比值>1.4。⑦肺动脉瓣超声心动图出现肺动脉高压征象。

参考条件：①室间隔厚度≥12mm，搏幅<5mm 或呈矛盾征象者（α 波低平或<2mm，有收缩中期关闭征等）。②右房≥25mm（剑突下区）。③三尖瓣前叶曲线 DF、EF 速度增快，E 峰呈尖高型，或有 AC 间期延长。④二尖瓣前叶曲线幅度低 CE<18mm，CD 段上升缓慢，呈水平位，或 EF 下降速度减慢<90mm/s。

凡有肺胸疾病的患者，具有上述两项条件者（其中必具有一项主要条件）均可诊断肺心病。

3. 并发症

并发症包括酸碱失衡及电解质紊乱、心律失常、静脉血栓栓塞症、消化道出血等。

【治疗原则】

1. 缓解期的治疗

需要积极治疗和改善基础支气管、肺疾病，延缓基础疾病进展；增强患者的免疫功能，预防感染，减少或避免急性加重；加强康复锻炼和营养，需要时长期家庭氧疗或家庭无创呼吸机治疗等，以改善患者的生命质量。

（1）积极治疗和改善基础支气管、肺疾病，延缓基础疾病进展。对于具有明显气流受限的患者，使用吸入激素（ICS）联合长效 β 受体激动剂（LABA）和（或）长效 M 受体阻滞剂（LAMA）吸入，如可使用沙美特罗/氟替卡松 50/500μg 或布地奈德/福莫特罗 320/9μg 和（或）噻托溴铵吸入剂。如患者咳嗽、痰多不易咳出，可使用化痰药物如盐酸氨溴索或 N‐乙酰半胱氨酸等制剂。

（2）增强患者的免疫功能，预防感染：每年进行流感疫苗接种，对于反复发生肺炎者，接种肺炎疫苗。

（3）加强康复锻炼，坚持每周进行至少 5 天的康复锻炼，根据自身情况选择不同的锻炼方式。①可通过功率自行车或快步行走的方法进行，并量力循序渐进，保证在运动时 $SpO_2>90\%$。②可以做八段锦或太极拳等运动。③每天进行上肢肌肉锻炼，如做哑铃操，立位无法完成时，可采取坐位或卧位的方法进行。④进行呼吸操锻炼，如缩唇呼气、腹式呼吸等，2次/天，每次5分钟，改善呼吸肌肉的调节能力。

（4）血氧分压＜60mmHg者，使用家庭氧疗或家庭无创呼吸机治疗。家庭氧疗应采用持续低流量吸氧，氧流量＜2L/min，每日氧疗时间在15小时以上，为保证氧疗时间及白天的活动时间，晚间需吸氧睡眠。使用无创呼吸机治疗的患者要注意气道湿化问题，以呼吸机管路及面罩内不干燥但又不产生水滴为最佳。

（5）对于吸烟的患者，积极劝导戒烟。

2. 急性加重期的治疗

对于急性加重期的患者，最好留院观察或住院治疗。治疗原则为积极控制急性加重的诱发因素，通畅呼吸道，改善呼吸功能，纠正缺氧和（或）二氧化碳潴留，控制心力衰竭，防治并发症。

（1）治疗和去除肺心病急性加重的诱发因素　呼吸系统感染是引起慢性肺心病急性加重，致肺、心功能失代偿的常见原因，如存在感染征象，需积极控制感染。

（2）控制呼吸衰竭　根据基础病因的不同，采取相应措施，纠正呼吸衰竭，减轻心脏负荷。以慢阻肺导致的肺心病为例，给予扩张支气管、祛痰等治疗，通畅呼吸道，改善通气功能。合理氧疗纠正缺氧，需要时给予无创正压通气或气管插管有创正压通气治疗。

（3）控制心力衰竭　对于慢性支气管-肺疾病导致的肺心病，一般在积极控制感染、改善呼吸功能、纠正缺氧和二氧化碳潴留后，心力衰竭便能得到改善，患者尿量增多，水肿消退，不需常规使用利尿药和正性肌力药。但对经上述治疗无效或严重心力衰竭的患者，可适当选用利尿药、正性肌力药或扩血管药物。对于肺血管疾病，如动脉性肺动脉高压、栓塞性肺动脉高压的患者，利尿治疗是改善右心功能的基础治疗方法，通常需要根据患者的液体出入量情况常规给予利尿药物。

①利尿药：通过抑制肾脏钠、水重吸收而起到增加尿量、消除水肿、减少血容量、减轻右心前负荷的作用。但是利尿药应用后易出现低钾、低氯性碱中毒，痰液黏稠不易排出和血液浓缩，应注意预防。因此，对于肺心病急性期的患者，需要记录患者的出入量，采用量出为入的原则用药，控制液体入量，当患者尿少、入量明显大于出量或患者经治疗后水肿情况未减轻时，可使用利尿剂治疗。原则上宜选用作用温和的利尿药，联合保钾利尿药，小剂量、短疗程使用。如氢氯噻嗪25mg，1～3次/天，联用螺内酯20～40mg，1～2次/天。使用利尿剂后需要注意患者的电解质情况，防止发生电解质紊乱。②正性肌力药：慢性肺心病患者由于慢性缺氧及感染，对洋地黄类药物的耐受性低，易致中毒，出现心律失常。且正性肌力药物对改善患者的总体预后并无显著获益，因此不推荐常规应用。应用指征有：感染已控制，呼吸功能已改善，利尿治疗后右心功能无改善者；以右心衰竭为主要表现而无明显感染的患者；合并室上性快速心律失常，如室上性心动过速、心房颤动（心室率＞100次/分）者；合并急性左心衰竭的患者。原则上选用作用快、排泄快的洋地黄类药物，小剂量（常规剂量的1/2或2/3）静脉给药，常用毒毛花苷K 0.125～0.250mg，或毛花苷丙0.2～0.4mg加入10%葡萄糖液内静脉缓慢注射。另外，也可选择多巴酚丁胺、米力农等。③血管扩张药：前列环素类药物（如曲前列尼尔）、内皮素受体拮抗剂（如波生坦、安立生坦、马

昔腾坦）、磷酸二酯酶－5抑制剂（如西地那非、他达拉非）、可溶性尿苷酸环化酶激活剂等均已经上市，对于治疗肺血管病变本身导致的肺动脉高压（即动脉性肺动脉高压）具有较好的疗效，某些慢性血栓栓塞性肺动脉高压继发的肺心病也可应用，但对慢性肺部疾病继发的肺动脉高压及肺心病的疗效尚不满意。血管扩张药在扩张肺动脉的同时也扩张体动脉，往往造成体循环血压下降，反射性产生心率增快、氧分压下降、二氧化碳分压上升等不良反应，因而限制了血管扩张药在慢性肺心病的临床应用。

3. 防治并发症

（1）酸碱失衡及电解质紊乱　慢性肺心病失代偿期常合并各种类型的酸碱失衡及电解质紊乱。呼吸性酸中毒以通畅气道、纠正缺氧和解除二氧化碳潴留为主。呼吸性酸中毒并代谢性酸中毒通常需要补碱治疗，尤其当 pH <7.2 时，先补充5%碳酸氢钠100ml，然后根据血气分析结果酌情处理。呼吸性酸中毒并代谢性碱中毒常合并低钠、低钾、低氯等电解质紊乱，应根据具体情况进行补充。低钾、低氯引起的代谢性碱中毒多是医源性的，应注意预防。

（2）心律失常　多表现为房性期前收缩及阵发性室上性心动过速，一般的心律失常经过控制诱发急性加重因素，纠正缺氧、酸碱失衡和电解质紊乱后，心律失常可自行消失。如果持续存在，可根据心律失常的类型选用药物。

（3）静脉血栓栓塞症　慢性肺心病患者由于心功能不全、活动受限以及年龄等因素常存在静脉血栓栓塞症风险，且研究显示，应用普通肝素或低分子肝素可预防肺微小动脉原位血栓形成及深静脉血栓形成。对于急性加重住院患者，如无禁忌证，建议常规预防性应用抗凝药物。

（4）消化道出血　慢性肺心病由于感染，呼吸衰竭致缺氧和二氧化碳潴留，心力衰竭致胃肠道淤血以及应用糖皮质激素等，常常并发消化道出血。因此，除了针对消化道出血的治疗外，还需病因治疗和预防治疗。

（韩　翔　贺　蓓）

第五章　支气管扩张症

支气管扩张症（简称"支扩"）是由于多种原因引起支气管树病理性、永久性的扩张，导致反复化脓性感染及气道慢性炎症性疾病，临床上表现为持续或反复地咳嗽、咳痰，有时伴有咯血，症状反复发作，可导致呼吸功能障碍及慢性肺源性心脏病。支气管扩张症可分为先天性与继发性两种。先天性支气管扩张较少见，继发性支气管扩张症的发病基础多为反复感染、支气管阻塞及支气管壁的炎性损伤。炎症造成阻塞，阻塞又导致感染或引起感染的持续存在，最终导致支气管管壁平滑肌、弹力纤维甚至软骨的破坏，逐渐形成支气管持久性扩张。下呼吸道感染，尤其是婴幼儿时期下呼吸道感染、支气管和肺结核是支气管扩张最常见的病因，还应注意排除支气管异物、误吸、免疫缺陷病、纤毛功能异常等少见病因。

【诊断要点】

支气管扩张的诊断应根据既往病史、临床表现、体征及实验室检查等资料综合分析确定，胸部高分辨CT（HRCT）是诊断支气管扩张的主要手段。明确诊断后还需要通过病史和相应的检查了解有无相关的基础疾病。

1. 临床表现

咳嗽是支扩最常见的症状，且多伴有咳痰，痰常为脓性，清晨为多，可伴有呼吸困难。半数患者可出现咯血，多与感染相关，咯血量大小不等，可痰中带血至大量咯血。仅有咯血而无咳嗽及咳痰的称干性支气管扩张。原有症状中任一症状加重（痰量增加或脓性痰、呼吸困难加重、咳嗽增加、肺功能下降、疲劳乏力加重）或出现新症状（发热、胸膜炎、咯血）、需要抗菌药物治疗往往提示感染导致的急性加重。反复发作者可有食欲减退、消瘦和贫血等全身症状。

听诊时于病变部位闻及粗糙的湿啰音是支气管扩张特征性的表现，以肺底部最为多见，多自吸气早期开始，吸气中期最响亮，一直持续至吸气末，且部位固定，不易消失。1/3的患者也可闻及哮鸣音或粗大的干啰音。杵状指（趾）较常见。

常见的并发症有反复肺部感染、脓胸、气胸和肺脓肿等，小部分患者可出现肺心病。

2. 辅助检查

（1）胸部X线检查　X线胸片诊断支扩的敏感性及特异性均较差，病程早期胸片可能正常；也可有特征性的气道扩张和增厚，表现为类环形阴影或轨道征，囊性支气管扩张时可出现特征性的卷发样阴影；也可表现为同一部位反复出现炎症或炎症消散缓慢。

（2）胸部HRCT　胸部HRCT诊断支气管扩张症的敏感性和特异性均达到了90%以上，可代替支气管碘油造影确诊支气管扩张。支扩在HRCT上的主要表现为支气管内径与其伴行动脉直径对比的增大（正常比值为 0.62 + 0.13），称为"印戒征"，此外还可见到支气管呈柱状及囊状改变（呈"双轨征"或"串珠"状）、气道壁增厚、黏液阻塞，细支气管炎时可出现树芽征及马赛克征。

（3）支气管碘油造影　可明确支气管扩张的部位、性质和范围，但由于此检查为创伤性检查，合并症较多，现已逐渐被胸部 HRCT 所取代，临床上很少应用。

（4）支气管镜检查　有助于除外异物堵塞等病因，通过支气管镜检查获取下呼吸道分泌物有助于明确病原菌，经支气管冲洗可清除气道内分泌物，解除气道阻塞。

（5）肺功能检查　所有患者均建议行肺通气功能检查并至少每年复查一次，多数患者表现为阻塞性通气功能障碍，弥散功能下降，33%～76% 的患者存在气道高反应性。合并气流阻塞者应行舒张试验评价用药后肺功能改善情况。

（6）实验室检查　血炎症标记物（血常规白细胞和中性粒细胞计数、ESR、CRP、PCT）可反映疾病活动性及感染导致的急性加重严重程度；血清免疫球蛋白（IgG、IgA、IgM）测定和血清蛋白电泳可除外体液免疫缺陷；血清 IgE 测定、烟曲霉过敏原皮试及烟曲霉特异性 IgE、IgG 测定有助于除外变应性支气管肺曲霉菌病；必要时可检测类风湿因子、抗核抗体、ANCA 除外结缔组织病；血气分析可判断是否合并低氧血症和（或）高碳酸血症。

（7）微生物学检查　所有支扩患者均常规留取合格痰标本行微生物学检查，急性加重时应在使用抗菌药物前留取痰标本。痰培养及药敏试验对抗菌药物的选择具有重要的指导意义。

（8）其他检查　糖精试验和（或）鼻呼出气一氧化氮测定可用于筛查纤毛功能异常，疑诊者需进行鼻和支气管黏膜活检的电镜检查；2 次汗液氯化物检测及 CFTR 基因突变分析有助于除外囊性纤维化。

【治疗原则】

支气管扩张症的治疗目的为确定并治疗潜在病因以阻止疾病进展，维持或改善肺功能，减少日间症状和急性加重次数以改善生活质量。

1. 病因治疗

积极查找并治疗导致支气管扩张症的基础疾病，如合并体液免疫功能低下者可定期输注免疫球蛋白。

2. 物理治疗

包括排痰和康复训练，可单独或联合应用体位引流、震动拍击、主动呼吸训练、雾化吸入盐水、胸壁高频震荡技术等祛痰技术，每日 1～2 次，每次持续时间不应超过 20～30 分钟，急性加重期可酌情调整持续时间和频度。

3. 对症治疗

（1）黏液溶解剂　临床常用的祛痰药如氯化铵、溴己新、盐酸氨溴索、乙酰半胱氨酸、羧甲司坦等或吸入高渗药物如高张盐水均可促进痰液排出，短期吸入甘露醇疗效尚不明确，不推荐吸入重组人 DNA 酶。

（2）支气管舒张剂　支气管扩张症患者常常合并气流阻塞及气道高反应性，可应用支气管舒张剂缓解症状，治疗前应进行支气管舒张试验评价气道对 β_2 受体激动剂或抗胆碱能药物的反应性以指导用药。

（3）氧疗 对合并呼吸衰竭有氧疗指证的患者应给予氧疗。

（4）无创通气 合并慢性呼吸衰竭的支扩患者应用无创通气可改善生活质量，缩短住院时间。

4. 抗菌药物治疗

支气管扩张症患者出现急性加重合并局部症状恶化［咳嗽、痰量增加或性状改变、脓痰增加和（或）喘息、气急、咯血］和（或）出现发热等全身症状时应考虑应用抗菌药物。急性加重一般是由定植菌群引起，最常分离出的细菌为流感嗜血杆菌和铜绿假单胞菌。应当定期评估患者支气管细菌定植状况，根据有无铜绿假单胞菌感染的危险选择抗菌药物。若有一种以上的病原菌，应尽可能选择能覆盖所有致病菌的抗菌药物。若因耐药无法单用一种药物，可联合用药。急性加重期抗菌药物治疗疗程应不少于 14 天。

5. 抗炎治疗

慢性气道炎症是支气管扩张症重要的发病机制。吸入糖皮质激素可拮抗气道慢性炎症，减少痰量，改善生活质量，铜绿假单胞菌定植者改善更为明显，但对肺功能及急性加重次数并无影响。长期应用小剂量大环内酯类药物也有抗炎的作用，尚需有效证据支持。

6. 咯血的治疗

参见本书第二十七章咯血。

7. 外科手术治疗

大多数支气管扩张症患者不需要手术治疗。手术适应证包括：①积极药物治疗仍然难以控制症状；②大咯血危及生命，或经药物、介入治疗无效者；③局限支气管扩张，术后至少能保留 10 个肺段。手术的相对禁忌证为非柱状支气管扩张、痰培养出铜绿假单胞菌、切除术后残余病变及非局限性病变。

8. 预防

加强锻炼，改善营养可增强体质；接种流感疫苗、肺炎疫苗可减少急性加重次数；免疫调节如气管炎疫苗、卡介苗提取素可能对预防支气管扩张症的感染有效。

9. 患者教育管理

教育的主要内容是使其了解支气管扩张症的特征并及早发现疾病的急性加重；还应向其介绍支气管扩张症治疗的主要手段，包括排痰技术、药物治疗及感染控制，并制订个性化的随访及监测方案；还应向其解释痰检的重要性；不建议患者自备抗菌药物自行治疗。

（马艳良）

第六章 支气管哮喘

支气管哮喘是由多种细胞，如嗜酸粒细胞、肥大细胞、T淋巴细胞、中性粒细胞、气道上皮细胞、气道平滑肌细胞等和细胞组分参与的气道慢性炎症性疾患。这种慢性炎症导致气道高反应性，通常出现广泛多变的可逆性气流受限，反复发作性的喘息、气急、胸闷或咳嗽等症状，常在夜间和（或）清晨发作、加剧，多数患者可自行缓解或经治疗缓解。随着病程的延长可导致一系列气道结构的改变，即气道重塑。此外，近年来还认识到哮喘是一种异质性疾病。

【诊断要点】

1. 临床表现

（1）大多数哮喘起病于婴幼儿，诱发哮喘的原因主要是吸入过敏原、病毒性上呼吸道感染、剧烈活动或接触某些刺激性气味及冷空气。

（2）诱发哮喘的原因 包括家养猫、犬、鸟等宠物，真菌，花粉，食物添加剂（酒石黄、亚硝酸盐），职业性致敏因子，病毒性上呼吸道感染，异体蛋白（鱼、虾、蟹、鸡蛋、牛肉）、芝麻、腰果，香烟烟雾，剧烈运动，吸入冷空气，气候剧烈变化（寒冷、低气压），药物（心得安、阿司匹林类），月经前期，胃食管返流，杀虫剂（DDV、蚊香），来苏儿，油漆，汽油，涂料，化妆品，厨房内油烟。

职业性哮喘：某些哮喘患者的哮喘发作或加剧与其职业有关，临床上称之为职业性哮喘。现阶段我国职业性哮喘诊断标准规定的范围包括：①异氰酸酯类；②苯酐类；③胺类；④铂复合盐类；⑤剑麻。

（3）部分患者起病可出现发作先兆，如流清鼻涕、频繁喷嚏、鼻咽部发痒、眼部发痒、胸闷。

（4）哮喘严重程度不同的患者临床表现可有很大差异，典型哮喘发作为呼气性呼吸困难，表现为气憋、喘息，轻者表现为胸闷或顽固性咳嗽（咳嗽变异性哮喘）。

（5）大多数哮喘患者发作具有明显昼夜节律，即夜间或清晨发作或加剧。

（6）某些哮喘患者哮喘发作具有季节规律，如过敏性哮喘常在夏秋季发作。

（7）早期患者脱离过敏原后症状可以迅速缓解，或给予正规治疗后缓解。典型发作者双肺可闻及散在或弥漫性以呼气相为主的哮鸣音，不同程度的急性发作体征可有很大差异。

2. 辅助检查

（1）血液常规 嗜酸粒细胞增多（>3%，<10%），合并感染时WBC或嗜中性粒细胞增多，全身使用GCS后可使WBC、Ne%增多。

（2）痰液检查 如患者无痰咳出时可通过诱导痰方法进行检查。涂片在显微镜下可见较多嗜酸性粒细胞。

（3）动脉血气分析 哮喘发作时由于气道阻塞且通气分布不均，通气/血流比值失衡，可致肺泡－动脉血氧分压差（A－aDO$_2$）增大；严重发作时可有缺氧，PaO$_2$降低，由于过度通气可使 PaCO$_2$ 下降，pH 上升，表现呼吸性碱中毒。若病情进一步发展，气道阻塞严重，可出现缺氧及 CO$_2$ 滞留，PaCO$_2$ 上升，表现呼吸性酸中毒。若缺氧明显，可合并代谢性酸中毒。

（4）呼吸功能检查

①通气功能检测：在哮喘发作时呈阻塞性通气功能改变，呼气流速指标均显著下降，1 秒钟用力呼气容积（FEV$_1$）、1 秒率（1 秒钟用力呼气量占用力肺活量比值 FEV$_1$/FVC%）以及呼气峰流速（PEF）均减少。肺容量指标可见用力肺活量减少、残气量增加、功能残气量和肺总量增加，残气占肺总量百分比增高。缓解期上述通气功能指标可逐渐恢复。病变迁延、反复发作者，其通气功能可逐渐下降。

②支气管激发试验（BPT）：一般适用于通气功能在正常预计值的 70% 以上的患者。通过剂量反应曲线计算使 FEV$_1$ 较基础值下降 20% 时的吸入药物累积剂量（PD$_{20}$－FEV$_1$）或累积浓度（PC$_{20}$－FEV$_1$），可对气道反应性增高的程度作出定量判断。

③支气管舒张试验（BDT）：用以测定气道阻塞可逆性。阳性诊断标准：FEV$_1$ 较用药前增加 12% 或以上，且其绝对值增加 200ml 或以上；PEF 较治疗前增加 60L/min 或增加 ≥20%。

④呼气峰流速（PEF）及其变异率测定：若 24 小时内 PEF 或昼夜 PEF 波动率 ≥20%，也符合气道可逆性改变的特点。

（5）胸部 X 线及胸部 CT 检查　早期在哮喘发作时可见两肺透亮度增加，呈过度通气状态；在缓解期多无明显异常。如并发呼吸道感染，可见肺纹理增加及炎性浸润阴影。同时要注意肺不张、气胸或纵隔气肿等并发症的存在。

（6）特异性变应原的检测　哮喘患者大多数伴有过敏体质，对众多的变应原和刺激物敏感。测定变应性指标结合病史有助于对患者的病因诊断和脱离致敏因素的接触。

①体外检测：可检测患者的特异性 IgE，过敏性哮喘患者血清特异性 IgE 可较正常人明显增高。

②在体试验：皮肤过敏原测试：需根据病史和当地生活环境选择可疑的过敏原进行检查，可通过皮肤点刺等方法进行，皮试阳性提示患者对该过敏原过敏。

3. 诊断步骤和要求

（1）明确有无支气管哮喘。

（2）确定其诱因。

（3）临床分期、分度。

（4）评估哮喘控制水平。

4. 诊断标准

（1）反复发作喘息、气急、胸闷或咳嗽，多与接触变应原、冷空气、物理或化学性刺激、病毒性上呼吸道感染、运动等有关。

（2）发作时在双肺可闻及散在或弥漫性、以呼气相为主的哮鸣音，呼气相延长。

（3）上述症状可经治疗缓解或自行缓解。

（4）症状不典型者（如无明显喘息或体征）应至少具备以下一项试验阳性：①支

气管激发试验或运动试验阳性；②支气管舒张试验阳性［一秒钟用力呼气容积（FEV_1）增加 12% 以上，且 FEV_1 增加绝对值 >200ml］；③呼气峰流速（PEF）日内变异率或昼夜波动率≥20%。

（5）除外其他疾病所引起的喘息、气急、胸闷和咳嗽。

符合（1）~（3）、（5）条者或（4）、（5）条者可诊断为支气管哮喘。根据哮喘发作规律和临床表现，哮喘可分为急性发作期、慢性持续期及缓解期。

（6）支气管哮喘可分为急性发作期、非急性发作期。

①急性发作期：是指气促、咳嗽、胸闷等症状突然发生或症状加重，常有呼吸困难，以呼气流量降低为其特征，常因接触变应原等刺激物或治疗不当所致。哮喘急性发作时其程度轻重不一，病情加重可在数小时或数天内出现，偶尔可在数分钟内即危及生命，故应对病情作出正确评估，以便给予及时有效的紧急治疗。哮喘急性发作时严重程度可分为轻度、中度、重度和危重 4 级，见表 6-1。

②非急性发作期（亦称慢性持续期）：许多哮喘患者即使没有急性发作，但在相当长的时间内仍有不同频度和（或）不同程度地出现症状（喘息、咳嗽、胸闷等），肺通气功能下降。过去曾以患者白天、夜间哮喘发作的频度和肺功能测定指标为依据，将非急性发作期的哮喘病情严重程度分为间歇性、轻度持续、中度持续和重度持续 4 级，目前则认为长期评估哮喘的控制水平是更为可靠和有用的严重性评估方法，对哮喘的评估和治疗的指导意义更大。哮喘控制水平分为控制、部分控制和未控制 3 个等级，每个等级的具体指标见表 6-2。

5. 鉴别诊断

（1）慢性支气管炎　多发生在中老年，有长期吸烟史，表现为冬春季反复发作的咳嗽、咳痰，多以上呼吸道感染为诱因，起病缓慢，查体有散在湿啰音或干啰音，缓解速度慢，或缓解期仍有症状。发作期外周血和痰中白细胞及中性粒细胞升高。肺功能检测支气管舒张试验阴性，PEF 变异率小于 15%。

（2）肺气肿　中老年发病，多有长期大量吸烟史，一般体力活动可诱发加重，休息后可以缓解，临床表现为气短，气不够用，肺气肿体征可长期存在，X 线检查有肺气肿征象。肺功能表现为支气管舒张试验阴性，RV、TLC、RV/TLC% 均增高，DLco 降低。

（3）急性左心衰竭　见于有高血压、冠心病、糖尿病等心血管疾病病史的中老年人，发病季节性不明显，感染、劳累、输液过多过快为诱因。可有夜间憋醒，坐起后症状缓解。查体可发现双肺底湿啰音、心脏增大、奔马律等。坐起，应用快速洋地黄、利尿剂、扩血管药物可以缓解。X 线可见柯氏 B 线、蝶形阴影。心电图有心律失常或房室扩大。超声心动图可发现心脏解剖学上异常。外周血 BNP 和 NT-pro BNP 水平升高。

（4）上气道内良、恶性肿瘤，上气道内异物，其他原因引起的上气道阻塞。

（5）肺嗜酸性粒细胞增多症（PIE）、变态反应性支气管肺曲菌病（ABPA）、嗜酸细胞性支气管炎、肉芽肿性肺病（Churg-Strauss 综合征）。

（6）弥漫性泛细支气管炎（DPB）、肺栓塞。

（7）支气管肺癌、纵隔肿瘤等。

6. 哮喘的评估

（1）评估患者是否有合并症　如变应性鼻炎、鼻窦炎、胃-食管反流、肥胖、阻塞性睡眠呼吸暂停低通气综合征、抑郁和焦虑等。

（2）评估哮喘的触发因素　包括从事的职业、环境因素、气候变化、应用药物和剧烈运动等。

（3）评估哮喘患者药物使用情况　包括以往使用的药物的种类、哮喘患者药物吸入技术是否正确、长期用药的依从性，以及药物的不良反应。

（4）评估哮喘的临床控制水平　正确评估哮喘控制水平是制定治疗方案和调整治疗药物以维持哮喘控制水平的基础，应根据患者的症状、用药情况、肺功能检查结果等指标综合评估，将患者分为良好控制（或临床完全控制）、部分控制和未控制（表6-1）。

表6-1　哮喘控制水平分级

哮喘症状控制	哮喘症状控制水平		
	良好控制	部分控制	未控制
过去4周，患者存在： 　日间哮喘症状>2次/周　　是□ 否□ 　夜间因哮喘憋醒　　是□ 否□ 　使用缓解药次数>2次/周　　是□ 否□ 　哮喘引起的活动受限　　是□ 否□	无	存在1~2项	存在3~4项

此外，目前还常用哮喘控制测试问卷（ACT）评估哮喘控制的水平，具体见表6-2。

表6-2　哮喘控制测试（ACT）问卷及其评分标准

问题	1分	2分	3分	4分	5分
过去4周内，在工作、学习或家中，有多少时候哮喘妨碍您进行日常活动	所有时间	大多数时间	有些时候	极少时候	没有
过去4周内，您有多少次呼吸困难	每天不止1次	每天1次	每周3~6次	每周1~2次	完全没有
过去4周内，因为哮喘症状（喘息、咳嗽、呼吸困难、胸闷或疼痛），您有多少次在夜间醒来或早上比平时早醒	每周4个晚上或更多	每周2~3个晚上	每周1次	每周1~2次	没有
过去4周内，您有多少次使用急救药物治疗（如沙丁胺醇）	每天3次以上	每天1~2次	每周2~3次	每周1次或更少	没有
您如何评估过去4周内您的哮喘控制情况	没有控制	控制很差	有所控制	控制良好	完全控制

注：第1步：记录每个问题的得分。第2步：将每一题的分数相加得出总分。第3步（ACT评分的意义）：评分20~25分，代表哮喘控制良好；16~19分，代表哮喘控制不佳；5~15分，代表哮喘控制很差

（5）哮喘急性发作时病情严重程度的评估　系指对本次哮喘发作的严重程度进行评定，判断标准见表6-3。

表 6-3　哮喘急性发作期分度的诊断标准

临床特点	轻度	中度	重度	危重
气短	步行、上楼时	稍事活动	休息时	
体位	可平卧	喜坐位	端坐呼吸	
讲话方式	连续成句	单词	单字	不能讲话
精神状态	可有焦虑尚安静	时有焦虑或烦燥	常有焦虑烦躁	嗜睡或意识模糊
出汗	常无	有	大汗淋漓	
呼吸频率	轻度增加	增加	常 >30 次/分	
辅助呼吸肌活动及三凹征	常无	可有	常有	胸腹矛盾运动
哮鸣音	散在，呼吸末期	响亮、弥漫	响亮、弥漫	减弱、乃至无
脉率	<100 次/分	100~120 次/分	>120 次/分	脉率变慢或不规则
奇脉	无，<10mmHg	可有，10~25mmHg	常有，>25mmHg	无，提示呼吸肌疲劳
使用 β_2 受体激动剂后 PEF 预计值或个人最佳值%	>80%	60%~80%	<60% 或 <100L/min 或作用时间 <2h	
PaO_2（吸空气）	正常	≥60mmHg	<60mmHg	
$PaCO_2$	<45mmHg	≤45mmHg	>45mmHg	
SaO_2（吸空气）	>95%	91%~95%	≤90%	
pH				降低

【治疗原则】

（一）哮喘急性发作期的处理

哮喘急性发作的治疗取决于发作的严重程度以及对治疗的反应。治疗的目的在于尽快缓解症状、解除气流受限和低氧血症，同时还需要制定长期治疗方案以预防再次急性发作。

对于具有哮喘相关死亡高危因素的患者，需要给予高度重视，这些患者应当尽早到医疗机构就诊。高危患者包括：①曾经有过气管插管和机械通气的濒于致死性哮喘的病史；②在过去 1 年中因为哮喘而住院或急诊诊疗；③正在使用或最近刚刚停用口服激素；④目前未使用吸入激素；⑤过分依赖速效 β_2 受体激动剂，特别是每个月使用沙丁胺醇（或等效药物）超过 1 支的患者；⑥有心理疾病或社会心理问题，包括使用镇静剂；⑦有对哮喘治疗计划不依从的历史。

1. 轻、中度哮喘急性发作的处理

轻度和部分中度急性发作可以在家庭中或社区中治疗。家庭或社区中的治疗措施主要为重复吸入速效 β_2 受体激动剂，在第一小时每 20 分钟吸入 2~4 喷。随后根据治疗反应，轻度急性发作可调整为每 3~4 小时吸入 2~4 喷，中度急性发作每 1~2 小时吸入 6~10 喷。如果对吸入性 β_2 受体激动剂反应良好（呼吸困难显著缓解，PEF 占预计值 >80% 或个人最佳值，且疗效维持 3~4 小时），通常不需要使用其他的药物。如果治疗反应不完全，尤其是在控制性治疗的基础上发生的急性发作，应尽早口服激素（泼尼松龙 0.5~1mg/kg 或等效剂量的其他激素），必要时到医院就诊。

如患者在家中自我处理后症状无明显缓解或症状持续加重，应立即到医院就诊，治疗措施包括：反复吸入 SABA 是最有效的办法，第一小时内每隔 20 分钟吸入 4 ~ 10 喷，随后根据治疗反应进行调整。轻度急性发作可调整为每 3 ~ 4 小时吸入 2 ~ 4 喷，中度急性发作每 1 ~ 2 小时重复吸入 6 ~ 10 喷。对初始吸入 SABA 反应良好的，且疗效维持 3 ~ 4 小时者，通常不需要使用其他药物；对 SABA 初始治疗反应不佳或在控制药物治疗基础之上发生急性发作者，推荐使用泼尼松龙 0.5 ~ 1mg/kg，或等效剂量的其他全身口服激素 5 ~ 7 天，症状减轻后可迅速减量和完全停药。

研究结果显示成人雾化吸入激素改善 PEF 较全身应用激素起效快，耐受性和安全性良好。

经过以上处理后应再次评估病情，如病情持续恶化应收入院内治疗。病情好传和稳定者可回家继续治疗。

2. 中重度急性发作的处理

（1）急诊室或医院内处理

①支气管舒张剂的应用：首选吸入 SABA，给药方式可用压力定量气雾剂经储雾器给药，或使用 SABA 的雾化溶液经喷射雾化装置给药。初始治疗阶段推荐每 20 分钟一次，或连续雾化给药。然后根据需要间断给药（每 4 小时一次）。吸入型 SABA 较口服和静脉用药起效更快，不良反应更少。急性重度哮喘患者或经 SABA 治疗效果不佳的患者，推荐使用短效抗胆碱能药物。重度哮喘患者还可联用静脉滴注氨茶碱，一般氨茶碱每日剂量不超过 0.8g，不推荐静脉推注氨茶碱。

②全身激素的应用：中重度哮喘急性发作时应尽早使用全身激素，特别是推 SABA 初始治疗反应不佳或疗效不能维持者，以及在口服激素基础之上仍然出现急性发作者，口服激素吸收好，起效时间与静脉给药相似。中重度急性加重患者，首选口服激素，推荐用法：泼尼松龙 0.5 ~ 1.0mg/kg，或等效的其他糖皮质激素。严重的急性发作患者，或不宜口服糖皮质激素的患者也可静脉给药，推荐用法：甲泼尼龙 80 ~ 160mg/d，或氢化可的松 400 ~ 1000mg/d，地塞米松因半衰期较长，对肾上腺皮质功能抑制作用较强，一般不推荐使用。静脉和口服用药后实施序贯疗法可减少激素的用量和不良反应，如静脉应用激素 2 ~ 3 天后，继之口服激素 3 ~ 5 天不等。

③氧疗：对于 $SaO_2 < 90\%$ 和呼吸困难者可给予控制性氧疗，使患者的 SaO_2 维持在 93% ~ 95%。

④其他：大多数哮喘患者急性发作并非由细菌感染引起，因此应严格控制抗菌药物的使用，除非有明确的细菌感染证据，如发热、脓痰以及肺炎的影像学证据时，方可使用敏感抗菌药物。

（2）急性重度和危重哮喘的处理

急性重度和危重哮喘患者经过上述药物治疗如临床症状和肺功能没有改善，甚至恶化应及时给予机械通气治疗。其主要指证包括：患者意识改变、呼吸肌疲劳、$PaO_2 \geqslant$ 45mmHg，对部分较轻的患者可试用经鼻（面）罩行无创机械通气，若无创通气无改善，则应及早行气管插管进行机械通气。

（3）治疗后的评估和后续处理

经初始足量支气管舒张剂和激素治疗后，如果病情持续恶化需要进行再评估，考虑是否需要转入 ICU 治疗，初始治疗后症状显著改善，PEF 或 FEV_1 占预计值百分比恢复到个人最佳值 60% 以上者，可回家继续治疗。PEF 或 FEV_1 占预计值为 40% ~ 60%

者，应在监护下回家或社区医疗继续治疗。

哮喘患者出院时应当检查患者治疗依从性是否良好，能否正确使用吸入药物装置，找出急性发作的诱因和避免接触过敏原的措施，同时升级过去的治疗方案。对于以往没有采取规范控制治疗的患者，应当帮助其制定详细的长期治疗计划，给予适当的指导和示范，并长期随访。哮喘急性发作患者院内处理流程见图6-1。

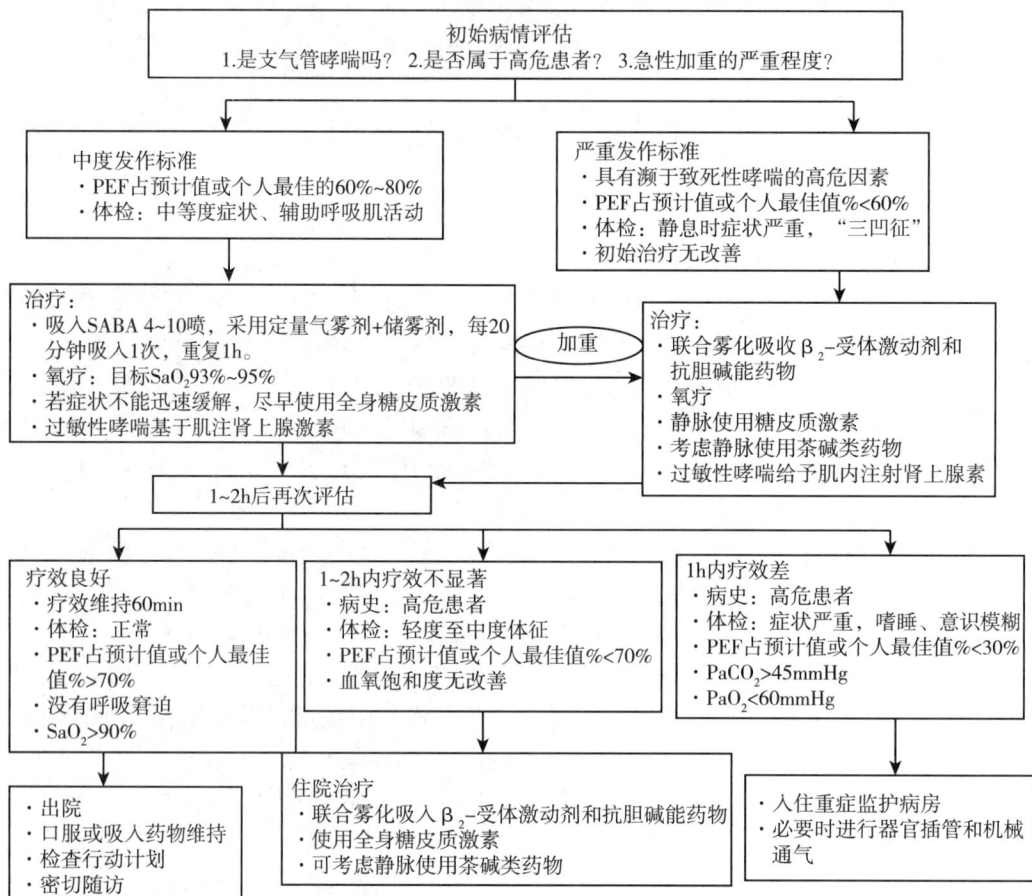

初始病情评估
1.是支气管哮喘吗？ 2.是否属于高危患者？ 3.急性加重的严重程度？

中度发作标准
· PEF占预计值或个人最佳的60%~80%
· 体检：中等度症状、辅助呼吸肌活动

严重发作标准
· 具有濒于致死性哮喘的高危因素
· PEF占预计值或个人最佳值%<60%
· 体检：静息时症状严重，"三凹征"
· 初始治疗无改善

治疗：
· 吸入SABA 4~10喷，采用定量气雾剂+储雾剂，每20分钟吸入1次，重复1h。
· 氧疗：目标SaO₂93%~95%
· 若症状不能迅速缓解，尽早使用全身糖皮质激素
· 过敏性哮喘基于肌注肾上腺激素

加重

治疗：
· 联合雾化吸收β₂-受体激动剂和抗胆碱能药物
· 氧疗
· 静脉使用糖皮质激素
· 考虑静脉使用茶碱类药物
· 过敏性哮喘给予肌内注射肾上腺素

1~2h后再次评估

疗效良好
· 疗效维持60min
· 体检：正常
· PEF占预计值或个人最佳值%>70%
· 没有呼吸窘迫
· SaO₂>90%

1~2h内疗效不显著
· 病史：高危患者
· 体检：轻度至中度体征
· PEF占预计值或个人最佳值%<70%
· 血氧饱和度无改善

1h内疗效差
· 病史：高危患者
· 体检：症状严重，嗜睡、意识模糊
· PEF占预计值或个人最佳值%<30%
· PaCO₂>45mmHg
· PaO₂<60mmHg

· 出院
· 口服或吸入药物维持
· 检查行动计划
· 密切随访

住院治疗
· 联合雾化吸入β₂-受体激动剂和抗胆碱能药物
· 使用全身糖皮质激素
· 可考虑静脉使用茶碱类药物

· 入住重症监护病房
· 必要时进行器官插管和机械通气

图6-1　哮喘急性发作患者的院内治疗流程

（二）慢性哮喘的治疗

1. 哮喘治疗的目标与一般原则

哮喘治疗的目标在于达到哮喘症状的良好控制维持正常的活动水平，同时尽可能减少未来发作、肺功能不可逆性损害和药物相关不良反应的风险。

哮喘慢性持续期的治疗原则是以患者病情严重程度和控制水平为基础选择相应治疗方案，并为每例初诊患者制定书面哮喘防治计划，定期随访、定期监测，并根据哮喘患者控制水平及时调整治疗以达到并维持哮喘控制。

哮喘治疗方案的选择既要考虑群体水平也要兼顾患者个体差异，包括患者的临床特征、喜好、吸入技术、依从性、经济能力和医疗资源等。

目前推荐哮喘治疗的长期方案（阶梯治疗方案），分为五级：

（1）第一级治疗　按需吸入缓解药物。

①推荐治疗方案：按需吸入 SABA。

②其他治疗方案：对于存在危险因素者，除按需使用 SABA 外，可考虑使用低剂量 ICS。

（2）第二级治疗　低剂量控制性药物＋按需使用缓解药物。

①推荐治疗方案：低剂量 ICS＋按需使用缓解药物。

②其他治疗方案：白三烯调节药物可用于不能或不愿接受 ICS 治疗、对 ICS 反应不良或不耐受，或合并过敏性鼻炎、咳嗽变异性哮喘、运动性哮喘，阿司匹林以及其他药物诱发哮喘的初始治疗。

（3）第三级治疗　一种或两种控制性药物＋按需使用缓解药物。

①推荐治疗方案：选择性低剂量 ICS/LABA 复合制剂＋SABA 作为缓解治疗。含有福莫特罗的 ICS＋LABA 复合制剂可以采用维持＋缓解治疗。

②其他治疗方案：包括增加 ICS 到中高剂量，低剂量 ICS 联合白三烯调节药物或缓释茶碱。

（4）第四级治疗　两种或两种以上控制性药物＋按需使用缓解药物。

①推荐治疗方案：低剂量 ICS/福莫特罗维持＋缓解治疗，或中等剂量 ICS/LABA 复合制剂＋按需使用 SABA。

②其他治疗方案：如果采用中等剂量 ICS/LABA 控制不佳可考虑再增加一种控制药物，如白三烯调节药物、控释型茶碱，对中等剂量 ICS/LABA 和或加用第三种控制药物仍不能起到良好控制的哮喘患者可用高剂量 ICS/LABA 进行试验治疗。其他选择还包括增加 ICS 到中等和高剂量。

（5）第五级治疗　较高水平的治疗或叠加治疗。

①推荐治疗方案：抗胆碱能药物，部分重症哮喘患者可在 ICS/LABA 基础上加 LAMA。

②抗 IgE 治疗：抗 IgE 单克隆抗体，推荐用于第四级治疗仍不能控制的中重度过敏性哮喘。

③支气管热成形术：经支气管镜射频消融气道平滑肌治疗哮喘可减少哮喘患者支气管平滑肌数量，降低支气管收缩能力和气道高反应性。

④叠加低剂量口服激素：＜7.5mg/d，泼尼松或其他等效剂量的口服糖皮质激素，仅限于第四级治疗不能控制且吸入用药技术正确依从性良好的成年患者，应密切监测激素不良反应，预期使用超过 3 个月的患者需要预防骨质疏松。

2. 调整治疗方案

哮喘治疗方案的调整策略主要是根据症状控制水平和风险因素，对哮喘阶梯治疗方案进行升级或降级。

（1）升级治疗　如果目前级别的治疗方案不能控制哮喘应给予升级治疗，选择更高级别的治疗方案达到哮喘控制为止。升级治疗前需排除和纠正下列影响哮喘控制的因素：①药物吸入方法不正确。②依从性差。③持续暴露于触发因素，如变应原、烟草、空气污染、某些药物等。④存在合并症。⑤哮喘诊断错误。

哮喘的升级治疗分为三种方式：

①持久性升级：适用于当前治疗级别没有取得控制而且排除了上述影响哮喘控制的因素，应考虑升高到上一级别的治疗方案，2～3 个月后再进行评估。

②短程加强治疗：适用于部分哮喘患者，出现短期症状加重，如发生病毒性上呼

吸道感染，或季节性变应原暴露，可选用增加维持用药剂量 1~2 周的方式。

③日常调整治疗：可以根据患者哮喘症状情况在日常使用含有福莫特罗的 ICS/LA-BA 复合制剂时按需增加上述药物的剂量作为缓解症状用。

（2）降级治疗　当哮喘症状得到控制并至少维持 3 个月，且肺功能恢复并维持稳定，可考虑降级治疗，降级治疗的最佳时机、顺序、剂量等应因人而异，主要根据患者目前治疗的情况、风险因素和个人偏好等。

降级治疗的原则：

①哮喘症状控制且肺功能稳定 3 个月以上可考虑降级治疗，如果存在急性发作风险，SABA 用量每月多于 1 支（200 喷）、依从性差或吸入技术不佳，FEV1 占预计值百分比低于 60%，吸烟或暴露于变应原、痰或血嗜酸粒细胞高于正常，存在合并症（鼻炎、鼻窦炎等），或有重大心理或社会经济性问题，或存在固定性气流受限等，一般不建议推荐降级治疗，如需降级治疗应在严密医学监督管理下进行。

②降级治疗应选择适当时机，需要避开呼吸道感染、妊娠、外出旅行。

③通常每 3 个月减少 ICS 25~50% 是安全可行的。

④每一次降级治疗都应当视为一次试验，需要密切观察患者症状的控制情况、PEF 的变化情况，诱发哮喘的因素等，并告知患者一旦症状恶化，则需要恢复原来的治疗方案。

推荐的药物减量方案，通常是先减激素用量，再减少使用次数，然后再减去与激素同时应用的控制药物，最后以最低剂量的 ICS 维持治疗，直到最终的停止治疗。

降级治疗的具体方法参见表 6-4。

表 6-4　降级治疗参考方案

当前治疗级别	当前药物和剂量	降级选择	证据等级
第 5 级	高剂量 ICS/LABA 加口服激素	继续高剂量 ICS/LABA 和减少口服激素	D
		根据诱导痰分析结果减少口服激素	B
第 4 级	高剂量 ICS/LABA 加其他药物	隔日口服激素	D
		高剂量 ICS 替代口服激素	D
	中或高剂量 ICS/LABA 维持治疗	按专家建议	D
第 3 级	中等剂量 ICS、福莫特罗维持和缓解治疗	继续 ICS/LABA，减少 50% ICS	B
	高剂量 ICS 加第二控制药物	停用 LABA（可能导致恶化）	A
第 2 级	低剂量 ICS/LABA 维持治疗	减少 ICS/福莫特罗至低剂量维持量	D
	低剂量 ICS/福莫特罗维持和缓解治疗	继续按需使用 ICS/福莫特罗作为缓解治疗	B
	中或高剂量 ICS	减少 50% ICS，继续保留第二控制药物	D
	低剂量 ICS	ICS/LABA 减至每日 1 次	A
	低剂量 ICS 或 LTRA	停用 LABA（可能导致恶化）	C
		维持剂量 ICS/福莫特罗减至每日 1 次，继续按需使用低剂减少 50% ICS	B
		减至每日一次（布地奈德、氟替卡松、环索奈德、莫米松）	A
		无症状 6~12 个月且无危险因素，可停用控制药物，但需指定随访计划密切监测	D
		不建议成人患者完全停用 ICS（增加急性发作风险）	A

哮喘的阶梯治疗和升级、降级管理方案见图 6-2 和表 6-5。

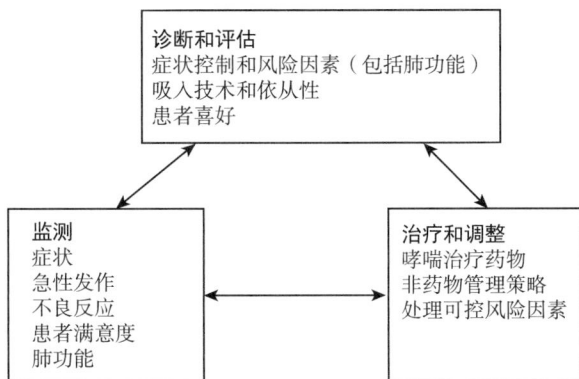

图 6 - 2　基于控制水平的哮喘治疗和管理策略

表 6 - 5　根据哮喘病情控制分级制定治疗方案

步骤 1	步骤 2	步骤 3	步骤 4	步骤 5
哮喘教育、环境控制				
按需使用短效 β_2 受体激动剂				

	选用一种	选用一种	加用一种或以上	加用一种或两种
控制性药物	低剂量的 ICS *	低剂量的 ICS 加 LABA ♣	中、高剂量的 ICS 加 LABA	口服最小剂量的糖皮质激素
	白三烯调节剂	中高剂量的 ICS	或白三烯调节剂	抗 IgE 治疗
		低剂量的 ICS 加白三烯调节剂	或缓释茶碱	
		低剂量的 ICS 加缓释茶碱		

注：＊吸入性糖皮质激素

♣长效 β_2 受体激动剂

（三）治疗和管理目标

（1）达到并维持哮喘症状的控制。

（2）防哮喘的急性发作。

（3）尽可能使肺功能维持在接近正常水平。

（4）保持正常活动（包括运动）的能力。

（5）避免哮喘药物的不良反应。

（6）防止哮喘导致的死亡。

（何权瀛）

第七章 肺 炎

第一节 总 论

肺炎是指肺实质的炎症，可分为感染性肺炎和非感染性肺炎。广义的感染性肺炎是指各种病原微生物，如细菌、非典型病原体、病毒、真菌、结核分枝杆菌及原虫等引起的肺实质感染性炎症；非感染性肺炎泛指病原微生物感染以外的肺实质炎症，如慢性嗜酸粒细胞肺炎、放射性肺炎、过敏性肺炎、药物性肺炎、隐源性机化性肺炎等。本章肺炎是指病原微生物所致的感染性肺炎。

肺炎的发生与宿主免疫力降低、病原微生物的大量入侵及其毒力有关，入侵的途径包括误吸、吸入、血源性播散和毗邻组织器官感染的蔓延与扩散。肺炎按发病的场所分为社区获得性肺炎（CAP）和医院获得性肺炎（HAP）。两者在病原菌构成、对抗菌药物的敏感性，以及抗菌药物选择等方面有显著不同。此外，有些患者虽然在社区发病，但在发病前90天内曾住院治疗、30天内接受静脉抗菌药物、长期居住养老护理院、存在免疫抑制性疾病或接受免疫抑制剂治疗以及有误吸者，病原菌的构成及其对抗菌药物耐药性与CAP有所不同，或更接近HAP。肺炎的诊断应尽量明确感染的病原菌及其对抗菌药物的敏感性，如葡萄球菌肺炎、肺炎克雷伯杆菌肺炎、铜绿假单胞菌肺炎、军团菌肺炎、病毒性肺炎等。根据肺炎的严重程度可分为轻度肺炎、中度肺炎和重症肺炎，对决定治疗的场所和抗菌药物的选择至关重要。

肺炎曾经是人类死亡的罪魁祸首。近年来随着人口老龄化、免疫受损人群增多、抗菌药物的过度使用，以及病原体变迁和抗菌药耐药率上升等原因，使肺炎的治疗越来越困难，花费越来越多。因此，初始依据流行病学资料给予经验性抗菌治疗，以及明确感染的病原菌及其对抗菌药物的敏感性后给予针对性抗菌治疗对提高肺炎的治愈率，避免过度使用抗菌药物十分重要。与社区获得性肺炎相比，医院获得性肺炎在不同国家、不同地区，或不同医院及科室之间病原菌构成及对抗菌药物的敏感性可能有明显差别。北京市人口多，密度大，流动人口多，集聚着几十家大型医疗机构，不仅收治本地病人，每年还会从外地转诊大量重症肺炎患者，这些特点决定北京市肺炎的病原菌构成可能与欠发达地区有所不同，对抗菌药物的耐药率可能更高，经验性抗菌素使用有所不同。北京市一些边远及农村地区与市内也有所不同。因此，经验性抗菌素选择应根据患者的来源、临床特点，以及本地、本医院及具体科室的流行病学资料，而不是盲目根据其他大城市、大医院及国外的资料选择抗菌药物。

一、社区获得性肺炎

社区获得性肺炎（CAP）是指在医院外罹患的感染性肺实质（含肺泡壁，即广义上的肺间质）炎症，包括具有明确潜伏期的病原体感染而在入院后潜伏期内发病的肺炎。广义的 CAP 包括所有病原微生物引起的肺炎，本文社区获得性肺炎是指细菌、非典型病原体及病毒引起的肺炎。

CAP 是威胁人类健康的常见感染性疾病之一，据 2013 年中国卫生统计年鉴资料，2008 年我国肺炎 2 周的患病率为 1.1‰，较 2003 年的 0.9‰有所上升。2012 年我国肺炎的死亡率平均为 17.46/10 万，1 岁以下人群为 32.07/10 万，25～39 岁人群 <1/10 万，65～69 岁人群为 23.55/10 万，>85 岁人群高达 864.17/10 万。尽早明确 CAP 的诊断并及时给予初始经验性治疗，一旦明确感染的病原菌，即进行针对性抗菌治疗至关重要。此外，正确评价 CAP 的病情严重性，对选择治疗场所、使用抗菌药物，以及是否给予呼吸及循环支持也十分重要。

【诊断要点】

（一）临床表现

1. 发热

绝大多数 CAP 可出现发热，甚至高热，多呈急性起病，并可伴有畏寒或寒战。

2. 呼吸道症状

咳嗽是最常见的症状，大多伴有咳痰。病情严重者可有呼吸困难，病变累及胸膜时可出现胸痛，随深呼吸和咳嗽加重，少数患者出现咯血，多为痰中带血，或少量咯血。一般细菌引起的肺炎咳痰量较多，且多为黄脓痰，并可伴有异味，而病毒和非典型病原体引起的肺炎多为干咳。真菌引起的肺炎咯血较其他病原菌常见，且可出现大咯血。少数 CAP 患者，尤其是老年人可完全没有呼吸道症状。

3. 其他症状

常见症状包括头痛、乏力、纳差、肌肉酸痛、出汗等。相对少见症状有咽痛、恶心、呕吐、腹泻等。老年人肺炎呼吸道症状少，而精神不振、神志改变、活动能力下降、食欲不振、心悸、憋气及血压下降多见。

4. 体征

常呈热性病容，重者有呼吸、脉搏加快，甚至出现紫绀及血压下降。典型者胸部检查视诊可有患侧呼吸运动减弱、触觉语颤增强、叩诊浊音、听诊闻及支气管呼吸音或支气管肺泡呼吸音，语音传导增强，消散期常有湿啰音。如果病变累及胸膜可闻及胸膜摩擦音，出现胸腔积液则有相应体征。胸部体征常随病变部位、范围、实变程度、是否累及胸膜等情况而异。CAP 并发中毒性心肌炎或脑膜炎时出现相应的异常体征。

（二）辅助检查

1. 实验室检查

细菌引起者血常规白细胞总数及嗜中性粒细胞计数多升高，病情严重者血清降钙素原（PCT）水平亦可升高；非典型病原体引起者白细胞及嗜中性粒细胞计数多正常或轻度升高；病毒引起者白细胞及嗜中性粒细胞计数则正常或偏低。可出现血沉加快、C－反应蛋白升高，部分患者可出现心肌酶、肝酶增高，肌酐、尿素氮升高，以及电解质紊乱。

2. 病原学检查

CAP 患者的病原学检查应遵循以下原则：

（1）门诊治疗的轻、中度患者不必普遍进行病原学检查，只有当初始经验性治疗无效时才需进行病原学检查。

（2）住院患者应同时进行常规血培养和呼吸道标本的病原学检查。凡合并胸腔积液并能够进行穿刺者，均应进行诊断性胸腔穿刺，抽取胸腔积液行胸腔积液常规、生化及病原学检查。

（3）侵袭性诊断技术获得标本，包括经支气管镜或人工气道吸引的下呼吸道分泌物，保护性支气管肺泡灌洗标本（BALF），保护性毛刷下呼吸道采集的标本（PSB）和肺穿刺活检标本，仅选择性地适用于以下 CAP 患者：①经验性治疗无效或病情仍然进展者，特别是已经更换抗菌药物 1 次以上仍无效时；②怀疑特殊病原体感染，而采用常规方法获得的呼吸道标本无法明确病原菌时；③免疫抑制宿主罹患 CAP 经抗菌药物治疗无效时；④需要与非感染性肺部浸润性病变鉴别诊断者。

有关 CAP 病原体检测的标本、采集方法、送检、实验室检测方法及结果判定请参考中华医学会呼吸病学分会制定的社区获得性肺炎诊断和治疗指南。值得提出的是呼吸道标本，尤其是痰标本容易受到口咽部细菌的污染，因此必须有痰标本的质检。此外，不同的病原菌对培养基及培养方法的要求也不同，培养的阳性率差别很大。故呼吸道标本应尽量进行定量或半定量培养，培养结果应密切结合临床进行判断。此外，考虑非典型病原体（肺炎支原体、军团菌及肺炎衣原体）感染者应进行急性期和恢复期双份血清抗体检测，呼吸道标本核酸检测和特定培养基的培养与分离鉴定；怀疑病毒感染者应进行病毒抗原检测（DFA，胶体金法）、呼吸道标本核酸检测、急性期和恢复期双份特异性抗体检测，以及呼吸道标本的病毒分离培养；怀疑真菌感染者应进行血清 1，3－β－D 葡聚糖抗原检测试验（G 试验）和血清及支气管灌洗液曲霉菌特异性抗原半乳甘露聚糖检测试验（GM 试验），以及支气管和肺部病变的组织的培养及病理学检查等。

3. 影像学表现

影像学形态表现为肺部浸润性渗出影，呈片状或斑片状、实变及毛玻璃样阴影，个别患者可出现球形阴影，伴或不伴有胸腔积液，出现实变征者实变影内可见支气管充气征。其他 X 线表现尚可有间质性改变、粟粒或微结节改变、团块状改变、空洞形成等，但均少见。不同病原体所致肺炎的影像学表现可以有一些不同，但缺乏特异性，也不能作为病原学诊断的依据。CAP 病变范围不一，轻者仅累及单个肺段或亚段，重者整个肺叶或多肺叶受累，甚至累及双侧肺脏。个别粒细胞严重缺乏、严重脱水、严重肺气肿、肺大疱的患者，其发病初期肺部可没有浸润影。

大多数患者普通胸部 X 线正侧位片就可确定肺炎的诊断，不足之处是容易漏掉近纵隔处、心脏后方及双侧膈肌后病变，以及较小、较淡薄的渗出影。胸部 CT 不仅可克服胸部 X 线平片的不足，且可清楚显示病变的形态、密度、分布及伴随的其他异常表现，对诊断及鉴别诊断更有意义。

（三）诊断标准

1. CAP 的临床诊断依据

（1）社区发病。

（2）肺炎的相关临床表现 ①新近出现的咳嗽、咳痰或原有呼吸道疾病症状加重，并出现脓性痰，伴或不伴胸痛；②发热；③肺实变体征和（或）闻及湿性啰音；④WBC $> 10 \times 10^9/L$ 或 $< 4 \times 10^9/L$，伴或不伴核左移。

（3）胸部 X 线检查 显示片状、斑片状浸润性阴影或间质性改变，伴或不伴胸腔积液。

符合（1）（3）及（2）中的任何一项，并除外肺结核、肺部肿瘤、非感染性肺间质性疾病、肺水肿、肺不张、肺栓塞、肺嗜酸性粒细胞浸润症及肺血管炎等后，可建立临床诊断。

2. CAP 的诊治思路

第 1 步：判断 CAP 的诊断是否成立。按照上述诊断标准，许多肺部其他疾病也可符合 CAP 的诊断标准。因此，除外其他肺部疾病对确立 CAP 的诊断十分重要。

（1）根据临床资料、初步实验室检查结果及影像学表现，除外其他病原微生物引起的肺部炎症，如肺结核、肺部真菌病及肺吸虫病等。必要时给予进一步实验室检查、病原学诊断，以及病理诊断。

（2）除外肺部非感染性疾病，如隐源性机化性肺炎、过敏性肺炎、嗜酸粒细胞肺炎、其他类型的特发性间质性肺炎、风湿免疫病相关性肺疾病、免疫检查点抑制剂相关性肺炎等免疫性肺炎、肺部肿瘤、肺水肿、肺不张及肺栓塞等。有些肺部非感染性疾病在发病初期很难与 CAP 鉴别。在按 CAP 治疗效果不佳时应积极进行相应实验室检查、BALF 细胞总数及分类，以及病理学检查，尽早明确诊断。

（3）如上所述，个别粒细胞严重缺乏、严重脱水、严重肺气肿、肺大疱患者，以及发病初期肺部可没有肺部浸润影，或肺部浸润影与全身炎症反应不符。此时不应轻易否定 CAP 的诊断，而应复习患者发病前影像学资料，并适时复查胸部 CT，尽快明确或否定诊断。此外，有些患者接诊前曾在其他医疗机构就诊，当时的临床表现、初步诊断、治疗方法及病情演变对确立或排除 CAP，以及抗菌药物选择也具有重要参考价值。

第 2 步：评估 CAP 严重程度及决定治疗场所满足下列标准之一，尤其是两个或两个以上条件并存时病情较重，建议住院治疗。

（1）年龄≥65 岁。

（2）存在以下基础疾病或相关因素之一 ①慢性阻塞性肺疾病；②糖尿病；③慢性心、肾功能不全；④恶性实体肿瘤或血液病；⑤获得性免疫缺陷综合征（AIDS）；⑥吸入性肺炎或存在容易发生误吸因素；⑦近 1 年内曾因 CAP 住院；⑧精神状态异常；⑨脾切除术后；⑩器官移植术后；⑪慢性酗酒或营养不良；⑫长期应用免疫抑制剂。

（3）存在以下异常体征之一 ①呼吸频率≥30 次/分；②脉搏≥120 次/分；③动脉收缩压 < 90 mmHg（1mmHg $= 0.133$ kPa）；④体温≥40℃或 < 35℃；⑤意识障碍；⑥存在肺外感染病灶，如败血症、脑膜炎。

（4）存在以下实验室和影像学检查异常之一 ①WBC $> 20 \times 10^9/L$ 或 $< 4 \times 10^9/L$，或中性粒细胞计数 $< 1 \times 10^9/L$；②呼吸空气时 $PaO_2 < 60$ mmHg，$PaO_2/FiO_2 < 300$，或 $PaCO_2 > 50$ mmHg；③血肌酐（Scr）> 106 μmol/L 或血尿素氮（BUN）> 7.1 mmol/L；④血红蛋白 < 90 g/L 或红细胞比容（HCT）$< 30\%$；⑤血浆白蛋白 < 25 g/L；⑥有败血

症或弥漫性血管内凝血（DIC）的证据，如血培养阳性、代谢性酸中毒、凝血酶原时间（PT）和部分凝血活酶时间（APTT）延长、血小板减少；⑦X线胸片显示病变累及1个肺叶以上、出现空洞、病灶迅速扩散或出现胸腔积液。不具备上述条件的患者为轻－中度肺炎，可门诊治疗并严密观察治疗反应，以节约医疗资源。

符合下列1项主要标准或≥3项次要标准者诊断为重症肺炎，病死率高，需密切观察，积极救治，有条件时，建议收住ICU治疗。主要标准有：①需要气管插管行机械通气治疗；②脓毒症休克经积极液体复苏后仍需血管活性药物治疗。次要标准有：①呼吸频率≥30次/分；②氧合指数≤250mmHg；③多肺叶浸润；④意识障碍和（或）定向障碍；⑤血尿素氮≥7.14mmol/L；⑥动脉收缩压<90mmHg需要积极的液体复苏。

第3步：推测可能的病原体及其耐药风险。CAP病原菌的构成和耐药性在不同国家和地区有明显差异，且随时间的推移而发生变迁。肺炎支原体和肺炎链球菌目前仍然是我国重要病原菌，其他病原菌包括流感嗜血杆菌、肺炎克雷伯杆菌、金黄色葡萄球菌、大肠埃希菌及卡他莫拉菌；铜绿假单胞菌、鲍曼不动杆菌少见。仅有少量报道我国社区获得性肺炎中致病菌为耐甲氧西林金黄色葡萄球菌（CA－MRSA）。我国成人CAP中病毒检出率为15.0%～34.9%，流感病毒占首位，其他病毒包括副流感病毒、腺病毒、鼻病毒、人偏肺病毒及呼吸道合胞病毒等。病毒检测阳性的患者中5.8%～65.7%合并细菌或非典型病原体感染。

我国成人CAP中肺炎支原体对大环内酯类抗菌素的耐药率明显高于其他国家。其中，对红霉素的耐药率达58.9%～71.7%，对阿奇霉素的耐药率达54.9%～60.4%。北京朝阳医院报道的肺炎支原体对阿奇霉素的耐药率为69%。耐药肺炎支原体感染可使患者发热时间及抗感染疗程延长，病死率一般不增加。对成人耐大环内酯类药物肺炎支原体感染可给予喹诺酮类药物或多西环素及米诺环素治疗。

我国成人CAP中肺炎链球菌对大环内酯类药物的耐药率显著高于欧美国家。2003～2005年两项全国多中心成人CAP调查结果显示：我国肺炎链球菌对大环内酯类药物的耐药率为63.2%～75.4%。近期我国两项城市三级医院多中心成人社区获得性呼吸道感染病原菌耐药性监测（CARTIPS）结果表明，肺炎链球菌对阿奇霉素的耐药率高达88.1%～91.3%（最低抑菌浓度MIC_{90}为32～256mg/L），对克拉霉素耐药率达88.2%。而欧美国家肺炎链球菌对红霉素和阿奇霉素的耐药率分别为12.9%～39%和4.3%～33%。此外，我国肺炎链球菌对口服青霉素的耐药率为24.5%～36.5%，对二代头孢菌素的耐药率为39.9%～50.7%，但对注射用青霉素和三代头孢菌素的耐药率较低（1.9%和13.4%）。

CAP耐药菌或特定病原菌感染的危险因素：①耐青霉素的肺炎链球菌易发生于下列患者：年龄<65岁；近3个月内应用过β－内酰胺类抗生素治疗；酗酒；多种临床合并症；患有免疫抑制性疾病（包括应用糖皮质激素治疗）；接触日托中心的儿童。②军团菌属感染多见于吸烟、细胞免疫缺陷（如器官移植）、肾功能衰竭或肝功能衰竭、糖尿病及恶性肿瘤患者。③肠道革兰阴性菌感染多发生于居住在养老院，有心、肺基础病，多种临床合并症，近期应用过抗生素治疗的患者。④结构破坏性肺疾病（如：支气管扩张、肺囊肿、弥漫性泛细支气管炎等），应用糖皮质激素（泼尼松>10mg/d），过去1个月内应用广谱抗生素>7天，营养不良，外周血中性粒细胞计数

$<1 \times 10^9$/L的患者容易感染铜绿假单胞菌。⑤接触鸟类者应想到鹦鹉热衣原体、新型隐球菌感染的可能。⑥有吸入因素者多合并厌氧菌感染。此外,入院前使用抗菌药物的种类、剂量、用法、疗程及效果对判断感染的病原菌及其耐药性亦非常重要。

第4步:合理安排病原学检查,及时启动经验性抗感染治疗。

第5步:动态评估CAP经验性抗感染效果,初始治疗失败使时应分析原因,并进一步除外非感染性疾病,及时调整治疗方案。

第6步:健康宣教及随访。

【治疗原则】

1. 初始经验性抗菌治疗

经验性抗菌药物治疗应覆盖CAP常见病原菌,并根据患者的年龄、有无基础疾病,以及病情的严重性合理选择药物。参考2016年中华医学会呼吸病分会推荐CAP经验性抗菌药物治疗原则,并结合本市的特点推荐初始抗菌药物,见表7-1。鉴于肺炎链球菌和肺炎支原体是CAP最常见的致病菌,且如上所述肺炎链球菌对大环内酯类的高耐药率,耐青霉素肺炎链球菌的增多,以及肺炎支原体对大环内酯类的高耐药率,本文推荐的初始抗菌药物治疗与上述中华医学会呼吸分会推荐的CAP经验性抗菌药物治疗有所不同。CAP的诊断确定后应尽快给予抗菌药物治疗。对于需要住院或入住ICU的中度、重度患者,入院后4~6小时内开始治疗可提高临床疗效,降低病死率,缩短住院时间。

表7-1　不同人群CAP患者初始经验性抗感染治疗的建议

不同人群		常见病原体	初始经验性治疗的抗菌药物选择
门诊治疗的患者	无基础疾病的青壮年	肺炎链球菌、肺炎支原体、流感嗜血杆菌、肺炎衣原体、流感病毒、腺病毒、卡他莫拉菌等	①口服阿莫西林、阿莫西林/克拉维酸钾,或联合口服大环内酯类;②二代、三代头孢菌素口服,或联合口服大环内酯类;③多西环素或米诺环素;④呼吸喹诺酮类口服
	有基础疾病的患者或老年人	肺炎链球菌、流感嗜血杆菌、肺炎克雷伯杆菌等肠杆菌科细菌、肺炎支原体、肺炎衣原体、流感病毒、呼吸道合胞病毒、卡他莫拉菌等	①阿莫西林、阿莫西林/克拉维酸钾,联合多西环素、米诺环素或大环内酯类;②二代、三代头孢菌素联合多西环素、米诺环素大环内酯类;③呼吸喹诺酮类口服
需入院、但不必收住ICU的患者	无基础疾病的青壮年	肺炎链球菌、肺炎支原体、流感嗜血杆菌、卡他莫拉菌、金黄色葡萄球菌、肺炎衣原体、流感病毒、腺病毒,其他呼吸道病毒	①静脉注射呼吸喹诺酮类;②第二代头孢菌素单用或联用静脉注射大环内酯类;③头孢噻肟、头孢曲松单用或联用注射大环内酯类;④静脉注射β-内酰胺类/β-内酰胺酶抑制剂联用注射大环内酯类或联合呼吸喹诺酮
	有基础疾病的患者或老年人	肺炎链球菌、流感嗜血杆菌、肺炎克雷伯杆菌等肠杆菌科细菌、流感病毒、RSV病毒、卡他莫拉菌、厌氧菌、军团菌	①静脉注射呼吸喹诺酮类;②第二代头孢菌素单用或联用静脉注射大环内酯类;③头孢噻肟、头孢曲松单用或联用注射大环内酯类;④静脉注射β-内酰胺类/β-内酰胺酶抑制剂联用注射大环内酯类或联合呼吸喹诺酮;⑤厄他培南或厄他培南联合大环内酯类

不同人群		常见病原体	初始经验性治疗的抗菌药物选择
需人住ICU的重症患者	A组：无铜绿假单胞菌感染的危险因素	肺炎链球菌、需氧革兰阴性杆菌、嗜肺军团菌、肺炎支原体、流感嗜血杆菌、金黄色葡萄球菌、厌氧菌、流感病毒、RSV病毒等	①静脉注射呼吸喹诺酮类；②头孢曲松或头孢噻肟联合静脉注射大环内酯类；③静脉注射β-内酰胺类/β-内酰胺酶抑制剂（如阿莫西林/克拉维酸、哌拉西林/他唑巴坦、头孢哌酮/舒巴坦）联合静脉注射大环内酯类或呼吸喹诺酮类；④注射厄他培南，或注射厄他培南联合静脉注射大环内酯类或呼吸喹诺酮类
	B组：有铜绿假单胞菌感染的危险因素	A组常见病原体＋铜绿假单胞菌	①具有抗假单胞菌活性的β-内酰胺类抗生素（如头孢他啶、头孢吡肟、哌拉西林/他唑巴坦、头孢哌酮/舒巴坦、亚胺培南、美罗培南等）联合静脉注射大环内酯类，必要时，还可同时联用氨基糖苷类；②具有抗假单胞菌活性的β-内酰胺类抗生素联合静脉注射喹诺酮类

2. 针对性抗菌治疗

明确 CAP 感染的病原菌后，应参考体外抗菌药物敏感性试验结果及时调整抗菌药物。由于呼吸道标本易受口咽部定植菌的污染，以及 CAP 常见病原菌肺炎链球菌、流感嗜血杆菌和肺炎支原体培养的阳性率较低，肺炎支原体抗体多在发病一周后显著升高，故呼吸道标本培养结果应密切结合临床，如初始经验性治疗效果显著，即使培养出的细菌对所选抗菌素耐药，也不应马上更改治疗方案；反之，如培养出的病原菌对所用抗菌药物敏感，但临床无效，应考虑培养出的细菌并非致病菌，或为混合感染。

3. 其他治疗

在抗菌治疗的同时应给予休息、对症支持治疗，痰液黏稠不易咳出者，应给予祛痰药，并发呼吸、循环衰竭者应给予相应治疗。

4. 疗效评价

初始治疗后 48～72h 应对治疗效果进行评价，治疗后体温下降，一般状况改善，呼吸道症状好转，白细胞总数及嗜中性粒细胞计数逐渐恢复，CRP、PCT 明显下降表明治疗有效，X 线胸片病灶吸收多滞后于临床改善。凡症状明显改善者仍可维持原有治疗，或给予口服序贯治疗。初始治疗 72h 后症状无改善或一度改善又恶化，视为治疗无效，其常见原因和处理如下：①药物未能覆盖致病菌或细菌耐药，应结合病原菌检测结果调整抗感染药物，并重复病原学检查。②特殊病原体感染，如分枝杆菌、真菌、肺孢子菌、包括 SARS 和人禽流感在内的病毒或地方性感染性疾病。应重新对有关资料进行分析并进行相应检查，包括对通常细菌的进一步检测，必要时采用侵袭性检查技术，明确病原学诊断并调整治疗方案。③出现并发症（脓胸、迁徙性病灶等）或存在影响疗效的宿主因素（如免疫损害），应进一步检查和确认，进行相应处理。④CAP 诊断有误时，应重新核实 CAP 的诊断，明确是否为非感染性疾病。

5. 疗程及出院标准

CAP 治疗的疗程取决于患者的基础疾病、病情严重性及致病菌，不宜将肺部阴影完全吸收作为停用抗菌药物的指证。对于普通细菌性感染，如肺炎链球菌，用药至患者热退后 72h 即可；对于金黄色葡萄球菌、铜绿假单胞菌、克雷伯杆菌属或厌氧菌等容易导致肺组织坏死的致病菌所致的感染，建议抗菌药物疗程≥2 周。对于非典型病原体，疗程应略长，如肺炎支原体、肺炎衣原体感染的建议疗程为 10~14 天，军团菌属感染的疗程建议为 10~21 天。

经有效治疗后，患者病情明显好转，同时满足以下 6 项标准时，可以出院（原有基础疾病可影响到以下标准判断者除外）：①体温正常超过 24~72 小时；②平静时心率≤100 次/分；③平静时呼吸≤24 次/分；④收缩压≥90mmHg；⑤不吸氧情况下，动脉血氧饱和度正常；⑥可以接受口服药物治疗，无精神障碍等情况。

6. 预防

合理饮食、锻炼身体、增强体质、避免过度劳累和受凉，以及健康的生活方式，如戒烟、避免酗酒有助于减少肺炎的发生。预防接种肺炎链球菌疫苗可减少肺炎链球菌肺炎的发生，接种流感疫苗可减少流感及并发肺炎的可能性。

（文仲光）

二、医院获得性肺炎

医院获得性肺炎（HAP）是指患者住院期间没有接受有创机械通气、未处于病原感染的潜伏期，而于入院 48 小时后新发生的肺炎。

呼吸机相关性肺炎（VAP）是 HAP 的特殊类型，指气管插管或气管切开患者接受机械通气 48 小时后发生的肺炎，机械通气撤机、拔管后 48 小时内出现的肺炎也属于 VAP 范畴。

医疗护理相关性肺炎（HCAP），由于此概念既不能提示多重耐药致病菌（MDR）感染的风险，并指导经验性抗菌药物治疗，也不能缩短 HCAP 患者的住院时间和临床稳定时间，因此，2018 年相关指南不采用 HCAP 这一概念。

既往认为发病时间 <5 天者为早发性 HAP 或 VAP，≥5 天者为晚发性 HAP 或 VAP。早发与迟发 HAP/VAP 的致病菌构成情况和核心致病菌的分离率非常近似，且早发 HAP/VAP 中 MDR 菌感染也并不少见。因此，发病时已住院时间的长短对耐药菌感染风险的影响相对较小。而发生 HAP/VAP 前 90 天内经静脉注射使用过抗菌药物是导致耐药菌感染最重要的危险因素。

【诊断要点】

1. 临床诊断标准

目前尚无临床诊断的"金标准"。胸部 X 线或 CT 显示新出现或进展性的浸润影、实变影或磨玻璃影，加上下列 3 种临床症候中的 2 种或以上，可建立临床诊断：①发热，体温 >38℃；②气道脓性分泌物；③外周血白细胞计数 $>10 \times 10^9$/L 或 $<4 \times 10^9$/L。

影像学是诊断 HAP/VAP 的重要基本手段，应常规行 X 线胸片检查，尽可能行胸部 CT 检查。对于危重症或无法行胸部 CT 的患者，有条件的单位可考虑床旁肺超声检查。

2. 病原学诊断

在临床诊断的基础上，若同时满足以下任一项，可作为确定致病菌的依据。

（1）合格的下呼吸道分泌物（中性粒细胞数 >25 个/低倍镜视野，上皮细胞数 <10 个/低倍镜视野，或二者比值 >2.5∶1）、经支气管镜防污染毛刷（PSB）、支气管肺泡灌洗液（BALF）、肺组织或无菌体液培养出病原菌，且与临床表现相符。

（2）肺组织标本病理学、细胞病理学或直接镜检见到真菌并有组织损害的相关证据。

（3）非典型病原体或病毒的血清 IgM 抗体由阴转阳或急性期和恢复期双份血清特异 IgG 抗体滴度呈 4 倍或 4 倍以上变化。呼吸道病毒流行期间且有流行病学接触史，呼吸道分泌物相应病毒抗原、核酸检测或病毒培养阳性。

3. 鉴别诊断

由于 HAP/VAP 的临床表现和影像学缺乏特异性，需与住院后发生的其他发热伴肺部阴影疾病相鉴别，包括其他感染性和非感染性疾病。

（1）其他感染性疾病累及肺部　①系统性感染累及肺脏，如导管相关性血流感染、感染性心内膜炎可继发多个肺脓肿；②毗邻器官及组织局灶性感染累及肺脏，如膈下脓肿、肝脓肿等。

（2）易与 HAP 相混淆的常见非感染性疾病　①急性肺血栓栓塞症伴肺梗死；②肺不张；③急性呼吸窘迫综合征（ARDS）；④心源性肺水肿；⑤其他疾病：如肿瘤、支气管扩张、药物性肺病、结缔组织病及神经源性发热等。

【治疗原则】

1. 抗感染治疗

（1）抗感染治疗前或调整方案前尽可能送检合格的病原学标本，并评估检查结果，排除污染或定植菌的干扰。

（2）评估　MDR 菌感染的危险因素：HAP 致病菌的常见耐药菌感染危险因素见表 7－2。几种常见 MDR 菌感染相对特定的危险因素见表 7－3。

表 7－2　HAP 和 VAP 中 MDR 菌感染的危险因素

分类	MDR 菌感染危险因素
证据充分的耐药危险因素	
HAP	前 90 天内曾静脉使用过抗菌药物
VAP	前 90 天内曾静脉使用过抗菌药物
	住院 5 天以上发生的 VAP
	病情危重，合并感染性休克
	发生 VAP 前有 ARDS
	接受持续肾脏替代治疗等
可能的耐药危险因素	
HAP/VAP	有 MDR 菌感染或定植史
	反复或长期住院病史
	入住 ICU
	存在结构性肺病
	重度肺功能减退
	接受糖皮质激素，或免疫抑制剂治疗，或存在免疫功能障碍
	在耐药菌高发的医疗机构住院
	皮肤黏膜屏障破坏（如气管插管、留置胃管或深静脉导管等）

注：MDR：多重耐药；HAP：医院获得性肺炎；VAP：呼吸机相关性肺炎

表 7-3　常见 MDR 菌感染相对特定的危险因素

耐药菌类别	耐药菌感染相对特定危险因素
产 ESBLs 肠杆菌科细菌	有产 ESBLs 菌感染或定植史，近 90 天内曾经使用三代头孢菌素
MRSA	呼吸道存在 MRSA 定植，所在医疗单元内 MRSA 分离率高
铜绿假单胞菌	皮肤黏膜屏障破坏，免疫功能低下，慢性结构性肺病，重度肺功能减退等
鲍曼不动杆菌	严重基础疾病，鲍曼不动杆菌定植
CRE	CRE 定植，近 90 天内使用过碳青霉烯类药物、高龄、病情危重、外科手术等

注：ESBLs：超广谱 β - 内酰胺酶；MRSA：耐甲氧西林金黄色葡萄球菌；CRE：碳青霉素烯类耐药肠杆菌科细菌

（3）初始经验性治疗　选择合适的抗菌药物（表 7-4、表 7-5）

表 7-4　HAP（非 VAP 的初始经验性抗感染治疗建议）

非危重患者		危重患者 *
MDR 菌感染低风险	MDR 菌感染高风险	
单药治疗 抗铜绿假单胞菌青霉素类（哌拉西林等）	单药或联合治疗[b,c] 抗铜绿假单胞菌 β - 内酰胺酶抑制剂合剂（哌拉西林/他唑巴坦、头孢哌酮/舒巴坦等）	联合治疗[b,c] 抗铜绿假单胞菌 β - 内酰胺酶抑制剂合剂（帕拉西林/他唑巴坦、头孢哌酮/舒巴坦等）
或 β - 内酰胺酶抑制剂合剂（阿莫西林/卡拉维酸、哌拉西林/他唑巴坦、头孢哌酮/舒巴坦等）	或 抗铜绿假单胞菌头孢菌素类（头孢他啶、头孢吡肟、头孢噻利等）	或 抗铜绿假单胞菌碳青霉烯类（亚胺培南、美罗培南、比阿培南等） 以上药物联合下列中的一种 抗铜绿假单胞菌喹诺酮类（环丙沙星、左氧氟沙星）
或 第三代头孢菌素（头孢噻肟、头孢曲松、头孢他啶等）	或 抗铜绿假单胞菌碳青霉烯类（亚胺培南、美罗培南、比阿培南等） 以上药物单药或联合下列中的一种 抗铜绿假单胞菌喹诺酮类（环丙沙星、左氧氟沙星等）	或 氨基糖苷类（阿米卡星、异帕米星等） 有 XDR 阴性菌感染风险时可联合下列药物 多黏菌素（多黏菌素 B、多黏菌素 E）
或 第四代头孢菌素（头孢吡肟、头孢噻利等） 或 氧头孢烯类（拉氧头孢、氟氧头孢等） 或 喹诺酮类（环丙沙星、左氧氟沙星、莫西沙星等）	或 氨基糖苷类（阿米卡星、异帕米星等） 有 MRSA 感染风险时可联合 糖肽类（万古霉素、去甲万古霉素、替考拉宁等） 或 利奈唑胺	或 替加环素 有 MRSA 感染风险时可联合 糖肽类（如万古霉素、去甲万古霉素、替考拉宁等） 或 利奈唑胺

注：MDR：多重耐药，XDR：广泛耐药；[a] 危重患者包括需要机械通气和感染性休克患者；[b] 通常不采用 2 种 β - 内酰胺类药物联合治疗；[c] 氨基糖苷类药物仅用于联合治疗

表 7-5　VAP 患者的初始经验性抗感染治疗建议

MDR 菌感染低风险	MDR 菌感染高风险
单药或联合治疗[a] 抗铜绿假单胞菌青霉素类（哌拉西林等） 或	联合治疗[a] 抗铜绿假单胞菌 β - 内酰胺酶抑制剂合剂（哌拉西林/他唑巴坦、头孢哌酮/舒巴坦等） 或

MDR 菌感染低风险	MDR 菌感染高风险
抗铜绿假单胞菌的第三四代头孢菌素（头孢他啶、头孢吡肟、头孢噻利等）	抗铜绿假单胞菌第三四代头孢菌素（头孢他啶、头孢吡肟、头孢噻利等）
或	或
β-内酰胺酶抑制剂合剂（哌拉西林/他唑巴坦、头孢哌酮/舒巴坦等）	氨曲南
或	或
抗铜绿假单胞菌碳青霉烯类（亚胺培南、美罗培南、比阿培南等）	抗铜绿假单胞菌碳青霉烯类（亚胺培南、美罗培南、比阿培南等）
或	或
喹诺酮类（环丙沙星、左氧氟沙星等）	抗假单胞菌喹诺酮类（环丙沙星、左氧氟沙星等）
或	或
氨基糖苷类（阿米卡星、异帕米星等）b	氨基糖苷类（阿米卡星、异帕米星等）
	有 XDR 阴性菌感染风险时可联合下列药物
	多黏菌素类（多黏菌素 B、多黏菌素 E）
	或
	替加环素
	有 MRSA 感染风险时可联合
	糖肽类（万古霉素、去甲万古霉素、替考拉宁）
	或
	利奈唑胺

注：ᵃ 特殊情况下才使用 2 种 β-内酰胺类药物联合治疗；ᵇ 氨基糖苷类药物仅用于联合治疗

（4）呼吸道存在耐甲氧西林金黄色葡萄球菌（MRSA） 定植或住在 MRSA 分离率高的医疗单元内的患者，建议经验性覆盖 MRSA。

（5）对于具有 MDR 铜绿假单胞菌和其他 MDR 革兰阴性杆菌感染的危险因素或死亡风险较高的 HAP 患者，建议联合使用两种不同类别的抗菌药物；对于非危重、无 MDR 感染危险因素的 HAP 患者，经验性治疗时可只使用一种抗菌药物。

（6）建议多黏菌素和替加环素仅用于具有广泛耐药（XDR）革兰阴性菌感染风险的患者。

（7）经验性治疗 48～72 小时应进行疗效评估，获得明确的病原学结果后，应尽早转为目标治疗或降阶梯治疗（由联合治疗转为单药治疗，或由广谱抗菌药物转为窄谱抗菌药物），抗感染疗程一般为 7 天或以上，对于初始抗感染治疗无效、病情危重、XDR 或全耐药菌（PDR）感染、肺脓肿或坏死性肺炎者，应酌情延长疗程。

（8）抗菌药物治疗的停药指征 根据患者的临床症状和体征、影像学和实验室检查［特别是降钙素原（PCT）］等结果决定停药时机。

（9）抗菌药物的吸入治疗 HAP 是由 MDR 肺炎克雷伯杆菌、铜绿假单胞菌、鲍曼不动杆菌等所致；单纯全身用药可能肺炎部位药物浓度不足，疗效不佳；选择对致病菌敏感抗菌药物，在全身抗菌药物治疗的基础上，联合吸入治疗。可用于吸入的抗菌药物主要为氨基糖苷类（包括妥布霉素和阿米卡星）和多黏菌素 E，推荐 30～60mg 基质（相当于 100～200 万 IU），溶于 2～4ml 生理盐水中，8～12 小时 1 次。阿米卡星推荐 400mg，2 次/天或 25mg/kg，1 次/天；妥布霉素推荐 300mg，1 次/12 小时。

2. 辅助支持治疗

（1）对症处理 包括吸氧、退热、止咳、化痰、机械通气、体外膜肺氧合（ECMO）、液体管理、血糖控制、营养支持等处理。

（2）免疫治疗 酌情应用免疫球蛋白 $0.5 \sim 1.0 g/(kg \cdot d)$，可能有助于控制炎症反应。免疫调节剂胸腺肽对治疗脓毒症、改善免疫麻痹状态可能有一定作用。

（3）经验治疗无效的常见原因 表现为类似肺炎的非感染性疾病（如肺不张、肺栓塞、肺出血或肿瘤等）；未知病原或耐药病原菌；抗菌药物剂量不足或用法不正确；并发肺外感染，如脓胸、肺脓肿等并发症。

3. 预防

（1）强化医院感染控制措施。

（2）开展 ICU 医院感染监测。

（3）预防误吸 采用半卧位（床头抬高 $30° \sim 45°$）。

（4）减少口咽部和上消化道细菌定植与吸入（优选经口气管插管，做好口腔护理，半卧位，声门下分泌物引留等）；

（5）对于器官移植、粒细胞减少症等严重免疫功能抑制患者，应进行保护性隔离；对有耐药菌感染或定植者，应采取接触隔离措施；

（6）维护胃黏膜完整性与功能（尽可能采用肠内营养，应用胃黏膜保护剂预防消化道应激性溃疡，治疗休克和低氧血症等）。

（7）减少外源性污染；

（8）控制高血糖、合理输血。

（肖　燕）

第二节 肺炎链球菌肺炎

肺炎链球菌肺炎是由肺炎链球菌（亦称肺炎球菌或肺炎双球菌）引起的急性肺部炎症，病变常呈叶、段分布，通常称大叶性肺炎。肺炎链球菌常寄生在人体鼻咽部，其荚膜多糖为分型的特异性抗原，共有 91 个血清型，其中部分菌株致病力很强。这种细菌引起的肺炎在当前社区获得性肺炎中仍占首位。近年由于抗菌药物的广泛应用，致使本病的起病方式、症状及 X 线改变均不典型。

【诊断要点】

1. 临床表现

（1）发病前常有受凉、淋雨、疲劳或上呼吸道感染等诱因，多有上呼吸道感染的前驱症状。发病急骤，高热（$38.0 \sim 40.0℃$）、寒战，伴全身肌肉酸痛、乏力等。可有患侧胸痛，放射至肩部或腹部，咳嗽或深呼吸时加剧。咳嗽，咳黏痰或脓性痰，血性痰或呈铁锈色痰。病变广泛者可有呼吸困难。部分患者可有消化道症状及神经系统症状。严重病例可发生感染性休克及中毒性心肌炎。

（2）体格检查 急性病容，呼吸急促，部分患者口角可有疱疹，病变广泛时可出现发绀。有败血症者，可出现皮肤、黏膜出血点，巩膜黄染。早期肺部体征常无明显异常。肺实变时叩诊呈浊音，语颤增强，有支气管呼吸音，语音传导增强。消散期可闻及湿啰音。严重感染时可伴休克、急性呼吸窘迫综合征（ARDS）及神经精神症状。

2. 辅助检查

（1）血常规　白细胞计数（10～20）×10^9/L，中性粒细胞多在80%以上，可有核左移，细胞内可见中毒颗粒。血小板减少，凝血酶原时间延长。

（2）痰涂片及痰培养　可查见肺炎链球菌。部分患者血培养阳性。聚合酶链反应（PCR）及荧光标记抗体检测可提高病原学诊断率。如合并胸腔积液，可抽取积液进行细菌培养。

（3）血生化检查　可见血清酶学升高，部分患者可有血胆红素增高。动脉血气分析可正常，严重病例可有PaO_2及$PaCO_2$减低，pH增高，呈低氧及呼吸性碱中毒。休克合并代谢性酸中毒则pH降低。

（4）胸部X线检查　早期肺部有均匀淡片状阴影，典型表现为大片均匀致密阴影，可见支气管充气征，呈叶、段分布。可有少量胸腔积液。老年患者容易形成机化性肺炎。

【治疗原则】

1. 抗菌药物治疗

目前首选仍然是青霉素，虽然耐青霉素的肺炎链球菌在我国已达20%，但高耐药株<2%，因此，对于普通耐药株通过提高青霉素剂量，依然有效。青霉素剂量可用至1000万～2000万U/d。对青霉素过敏、耐青霉素者可用呼吸喹诺酮类（左氧氟沙星、莫西沙星）、头孢噻肟、头孢曲松或厄他培南等药物，多重耐药菌株感染者可用万古霉素、替考拉宁、利奈唑胺等。

由于目前我国大多数地区肺炎链球菌对大环内酯耐药率高达70%，故对于已明确诊断的肺炎链球菌肺炎不推荐应用大环内酯类药物。

抗菌药物标准疗程通常为7～10天或更长，或在退热后3天停药，或由静脉用药改为口服，维持数日。

2. 支持治疗

患者应卧床休息，注意补充足够蛋白质、热量、水及维生素。

3. 积极防治并发症

如肺外感染（脓胸、心肌炎、关节炎等）及感染性休克。

4. 预后

大部分病例经过治疗可痊愈，甚至还能自愈。发生感染性休克者，病死率较高，经过积极治疗，大部分仍可治愈。合并菌血症的病死率为30%～76%，极少数发生ARDS者，病死率高。

5. 预防

我国使用的肺炎球菌疫苗为"多价肺炎球菌疫苗"。该疫苗经一次注射后，2～3周产生保护性抗体，保护期至少持续五年，必要时，在一次注射后第六年再注射一次。

（陈杭薇　李建东　李　勇）

第三节 葡萄球菌肺炎

葡萄球菌肺炎是由葡萄球菌引起的急性肺部化脓性炎症。主要分为原发性金黄色葡萄球菌肺炎和血源性金黄色葡萄球菌肺炎。金黄色葡萄球菌是葡萄球菌属中最重要的致病菌，致病力极强，其耐药菌株逐渐增多。人体是金黄色葡萄球菌在自然界的主要宿主之一，通常葡萄球菌主要定植于鼻前庭黏膜、腋窝、阴道、会阴及皮肤破损处等部位。近年来，不但金黄色葡萄球菌肺炎呈增多趋势，而且其他葡萄球菌肺炎亦有增加。葡萄球菌肺炎一般病情重，病死率高，尤其是耐甲氧西林的金黄色葡萄球菌（MRSA）引起的肺炎，治疗困难，预后差，应引起临床的重视。

【诊断要点】

1. 临床表现

（1）常发生于有基础疾病（如糖尿病、血液病、艾滋病、肝病、营养不良、酒精中毒、静脉吸毒）或原有支气管肺疾病者。起病多急骤，寒战，高热，体温多高达39.0～40.0℃，咳嗽，咳脓痰，带血丝或脓血痰，胸痛，呼吸困难等。毒血症状明显时，全身肌肉、关节酸痛，体质衰弱，精神萎靡，病情重者可早期出现周围循环衰竭。院内感染病例通常起病较隐匿，但亦有高热、脓痰等。老年人症状多不典型。

（2）体格检查　体征在早期不明显，其后可出现两肺散在湿啰音。病灶较大或融合时可有肺实变体征，气胸或脓气胸时则有相应体征。

（3）血源性葡萄球菌肺炎　常有皮肤伤口、疖痈和中心静脉导管置入等，或有静脉吸毒史，咳脓痰较少。应注意肺外病灶，静脉吸毒者多有皮肤针口和三尖瓣赘生物，可闻及心脏病理性杂音。

2. 辅助检查

（1）外周血细胞计数　明显升高，中性粒细胞比例增加，核左移并出现毒性颗粒。

（2）痰涂片　可见成堆的葡萄球状菌及脓细胞，痰培养发现葡萄球菌，如凝固酶阳性，可诊断为金黄色葡萄球菌。血行感染时血培养阳性率高。

（3）胸部X线检查　①多发性肺段浸润或肺叶实变，可形成空洞，或呈小叶样浸润，其中有单个或多发的液气囊腔。②肺部浸润、肺脓肿、脓胸、脓气胸为金黄色葡萄球菌肺炎的四大X线征象。③X线阴影的易变性是金黄色葡萄球菌肺炎的另一重要特征。表现为一处炎性浸润消失而另一处出现新病灶，或很小的单一病灶发展为大片阴影。

【治疗原则】

早期清除引流原发病灶，选用敏感的抗菌药物。

1. 抗菌治疗

金黄色葡萄球菌多为凝固酶阳性葡萄球菌，近年来对青霉素 G 耐药率已高达 90% 左右。对甲氧西林敏感株（MSSA）首选耐青霉素酶的半合成青霉素或头孢菌素，如苯唑西林、氯唑西林单用或联合利福平、阿米卡星。替代：头孢唑林、头孢呋辛、克林霉素、呼吸喹诺酮类，联合氨基糖苷类如阿米卡星等。β-内酰胺类/β-内酰胺酶抑制剂：阿莫西林/克拉维酸，氨苄西林/舒巴坦。对甲氧西林耐药株（MRSA）可用万古霉素、去甲万古霉素，替考拉宁，利奈唑胺等。万古霉素每日 1~2g 静脉滴注，不良反应有静脉炎、皮疹、药物热、耳聋和肾损害等，替考拉宁首日 0.8 静点，以后 0.4/d，偶有药物热、皮疹、静脉炎等不良反应。利奈唑胺 600mg 2 次/日静脉滴注，注意监测血小板。近年来在院内感染中，凝固酶阴性葡萄球菌感染逐渐增多，如表皮葡萄球菌、溶血性葡萄球菌等，这些凝固酶阴性葡萄球菌所致肺炎发病及症状虽不如金黄色葡萄球菌凶险，但其对抗菌药物的耐药率则有过之而无不及，抗菌治疗原则同金黄色葡萄球菌肺炎。并发脓胸、脑膜炎、心内膜炎，以及肾、脑、心肌转移性脓肿时，可选用上述药物，并要对脓腔作适当引流。

临床选择抗菌药物时可参考细菌培养的药物敏感试验。

抗菌治疗的疗程视病情而定，一般疗程 2~4 周，如严重感染或有脓胸等并发症需4~8 周，甚至更长。

2. 其他治疗

包括吸氧以及对症处理、营养支持治疗，以及对脓胸、脓气胸，循环衰竭等并发症的处理。血源性金黄色葡萄球菌肺炎需要积极治疗原发病以消除感染灶。

3. 预后

一般病死率为 30%~40%，大多数病人有严重的合并症。部分健康成人在流感后患葡萄球菌肺炎，病情发展快，最后导致死亡，抗菌药物疗效起效慢，恢复期长。

4. 预防

医护人员应严格无菌操作技术，做好病区内消毒隔离，接触每一个病人后要洗手。

（陈杭薇　李建东　李　勇）

第四节　肺炎克雷伯杆菌肺炎

肺炎克雷伯杆菌肺炎是由肺炎克雷伯杆菌引起的肺部炎症，亦称肺炎杆菌肺炎。克雷伯杆菌在自然界普遍存在，是机会致病菌。本病多发生于中老年、慢性阻塞性肺疾病、酗酒、糖尿病、大手术、静脉置管、气管插管、鼻饲及全身衰竭等患者，是常见的医院获得性肺炎之一，病原传播迅速，可导致医院内爆发感染。该菌的耐药问题日益严重，成为防治中的难点。病死率较高。

【诊断要点】

1. 临床表现

（1）常有慢性肺部疾病及近期手术史。急性发病者起病急骤，寒战、高热、咳嗽，痰黏稠，呈黄棕色脓性，可带血，典型者为棕红色黏稠胶冻状痰，伴胸痛，气急、心悸。严重病例有呼吸衰竭，周围循环衰竭。慢性病程者表现为咳嗽、咳痰、衰弱、贫血等。

（2）体格检查　呈急性病容，严重者有发绀，血压下降。典型病例肺部有实变体征，有时仅有呼吸音减弱和湿啰音。

2. 辅助检查

（1）外周血　白细胞计数增高，中性粒细胞数多有增高，可有中毒颗粒及核左移现象。但约 1/4 的病人白细胞总数正常或减少，白细胞减少症常是预后不良的征兆，病人常合并有贫血。

（2）痰涂片　可见革兰氏阴性带荚膜的杆菌，痰培养连续 2 次或 2 次以上阳性有助于诊断。但它受到很多因素的影响：①病理情况下，肺炎克雷伯杆菌的咽部定植率很高，易形成口咽部的标本污染；②单一肺炎克雷伯杆菌肺炎减少，多种菌混合感染增多（尤其是院内感染），常无法确定主要病原菌。血培养或胸腔积液培养获得阳性，可确立肺炎克雷伯杆菌肺炎诊断。

（3）胸部 X 线检查　有大叶实变、小叶浸润、脓肿形成。大叶实变：内有不规则透光区，以右上叶、双肺下叶多见，由于炎性渗出物量多，黏稠且重，叶间裂呈弧形下坠。炎症浸润中见脓肿、胸腔积液，少数呈支气管肺炎。

【治疗原则】

1. 抗菌治疗

及早使用有效抗菌药物是治愈的关键。社区获得性肺炎克雷伯杆菌肺炎一般首选头孢菌素，第二代、第三代头孢菌素均有较好疗效。也可联合氨基糖苷或氟喹诺酮类。如头孢噻肟钠或头孢他啶静滴合并阿米卡星或妥布霉素肌注或静滴。但对于院内获得性克雷伯杆菌肺炎，该菌多产生超广谱 β - 内酰胺酶（ESBLs），因此可能对所有头孢菌素类都耐药。对于产 ESBLs 的肺炎克雷伯杆菌，可选用 β - 内酰胺抗生素/β - 内酰胺酶抑制剂（哌拉西林/他唑巴坦）或碳青霉烯类抗菌药物治疗，或根据药敏试验结果来选择其他抗菌药物。

由于感染易于复发，抗菌药物治疗至少持续 2~3 周，主要取决于 X 线和临床治疗反应。对于肺脓肿和脓胸的治疗应持续 4~6 周或更长时间。

2. 支持治疗

肺炎克雷伯杆菌肺炎患者一般病情危重，应给予吸氧，排痰等对症处理，必要时可给予机械通气辅助呼吸治疗等。

3. 并发症的防治

并发症包括脓胸、气胸、慢性肺炎、感染性休克及脑膜炎，应给予积极防治。重症多有肺组织损伤，慢性病例有时需行肺叶切除。

4. 预后

本病预后较差，因其多为院内感染，并且对多种抗菌药物耐药，治疗棘手。在有效抗菌药物治疗前，其病死率为 50%~97%，强有力抗菌药物治疗后仍有 20%~50%死亡。血源性感染者病死率高达 80%。当混有其他革兰阴性菌感染时，预后更差。

5. 预防

（1）医务人员应严格执行无菌操作及消毒与隔离制度。

（2）保护患者胃部酸性屏障。

（陈杭薇　李建东　李　勇）

第五节　铜绿假单胞菌肺炎

铜绿假单胞菌肺炎是由铜绿假单胞菌（又称绿脓杆菌）引起的肺部炎症。铜绿假单胞菌是一种条件致病菌，在正常人皮肤、呼吸道和肠道均存在。铜绿假单胞菌肺炎常发生于免疫功能低下或有基础疾病的患者，是一种严重而又常见的医院获得性肺炎，治疗棘手，病死率很高，已成为临床肺部感染中的一大顽症。

【诊断要点】

1. 临床表现

（1）常为医院内感染。多见于原有慢性心肺疾病，长期使用抗菌药物、肾上腺糖皮质激素、抗癌药物以及免疫功能低下的患者，或有应用呼吸机、雾化器的治疗史。起病可急可慢，有的呈隐匿起病。重症者全身中毒症状明显，寒战、高热，体温波动大，部分患者伴相对缓脉。咳嗽，咳大量黄脓痰，典型者咳翠绿色脓性痰。呼吸困难、进行性发绀。严重可出现呼吸衰竭、周围循环衰竭、意识障碍。

（2）体检　体征不典型。肺部可闻及湿性啰音。部分患者可并发脓胸。

2. 辅助检查

（1）外周血白细胞计数轻度增高，中性粒细胞增多不明显，可有核左移或胞质内出现中毒颗粒。血生化可出现低钾、低钠、低氯。

（2）痰涂片可见成对或短链状排列的革兰氏阴性杆菌，并经培养及生化试验鉴定为铜绿假单胞菌，或连续3次以上痰培养阳性，且药敏试验相同，估计为同一株铜绿假单胞菌时才有助于诊断。痰培养为铜绿假单胞菌，不一定是铜绿假单胞菌感染，而可能是定植，尤其是在长期建立人工气道的患者。血、胸水培养可阳性。

（3）胸部X线检查多为弥漫性双侧支气管肺炎，可累及多个肺叶。病变呈结节状浸润，后期可融合成直径更大的模糊片状实变阴影，其间可见小透亮区并可有多发性小脓肿，以下叶常见。少数患者可有胸腔积液征象。

【治疗原则】

1. 抗菌治疗

轻症患者可单独选用抗菌药治疗，重症患者联合用药。一旦获得细菌学培养及药敏试验结果后，可据此调整用药。

铜绿假单胞菌耐药情况比较严重，建议选用如下抗菌药物治疗：首选氨基糖苷类、抗假单胞菌 β - 内酰胺类（哌拉西林/他唑巴坦、替卡西林/克拉维酸、美洛西林、头孢他啶、头孢哌酮/舒巴坦钠等）及氟喹诺酮类（氧氟沙星、左氧氟沙星、环丙沙星，其中环丙沙星敏感性最高）。替代：氨基糖苷类，可联合氨曲南、亚胺培南、美罗培南。

抗菌治疗的疗程根据病情严重程度、基础疾病而定，一般疗程3~4周。

2. 其他治疗

铜绿假单胞菌肺炎多见于院内感染，合并基础疾病及重症患者较多。因此除抗感染治疗外应加强营养支持及其他各项对症治疗措施。

3. 预后

本病预后差，病死率高。目前文献报道病死率多在50%～81%。

4. 预防

（1）严格执行各项操作和规章制度，切断交叉感染的途径。

（2）加强对昏迷患者口咽部护理，必要时可定期用2%多黏菌素软膏涂布颊部和口咽部黏膜，以防铜绿色假单胞菌上呼吸道感染。

（3）严格消毒医用器械，包括人工呼吸器、雾化器、气管插管等。

（4）合理使用广谱抗生素，严格掌握使用皮质激素的指征。

（陈杭薇　李建东　李　勇）

第六节　军团菌肺炎

军团菌肺炎是嗜肺军团菌引起的以肺炎表现为主，可能合并肺外其他系统损害的感染性疾病，是军团菌病的一种临床类型。军团菌肺炎在非典型肺炎中是病情最重的一种，未经有效治疗者的病死率高达45%。目前已发现军团菌有50种70个血清型，接近50%已经证明对人类有致病性。中国曾发现有小规模流行，几乎在全国各省市都有散发病例报道。军团菌为水源中常见的微生物，暴发流行多见于医院、旅馆、建筑工地等公共场所。吸烟、患有慢性肺疾病和免疫低下是发生军团菌肺炎的3大危险因素。

【诊断要点】

1. 临床表现

军团菌肺炎除有高热、寒战、咳嗽等表现外，尚伴有全身其他系统的表现：如20%患者可有相对缓脉，25%可有恶心、呕吐和水样腹泻，25%～50%患者有蛋白尿、30%有血尿，半数患者有低钠血症。严重者有神经精神症状，如感觉迟钝、谵妄，并可出现呼吸衰竭和休克。

本病的临床症状无特异性，但某些线索有提示作用：①持续高热超过40℃；②痰革兰染色可见较多中性粒细胞而细菌很少；③低钠血症；④对β内酰胺类药物治疗无效。当临床肺炎患者出现上述情况时，应考虑军团菌感染的可能。

2. 影像学检查

胸部X线检查主要表现为迅速进展的非对称性、边缘不清的肺实质性浸润阴影。约30%的患者可见胸腔积液。

3. 诊断标准

参照1992年中华医学会呼吸病分会制订的诊断标准如下：①临床表现：发热、寒战、咳嗽、胸痛等呼吸道感染症状。②X线胸片具有浸润性阴影或胸腔积液。③呼吸道分泌物、痰、血或胸水在活性炭酵母浸液琼脂培养基（BCYE）或其他特殊培养基培养有军团菌生长。④呼吸道分泌物直接荧光法（DFA）检查阳性。⑤血间接荧光法（IFA）：前后 2 次检测抗体滴度呈 4 倍或以上增高，达 1∶128 或以上。血试管凝集试验（TAT）：前后 2 次检测抗体滴度呈 4 倍或以上增高，达 1∶160 或以上。微量凝集试验（MAA）：前后 2 次检测抗体滴度呈 4 倍或以上增高，达 1∶64 或以上。凡具有①、②项，同时以具有③、④、⑤项中任何一项者，诊断为军团菌肺炎。

【治疗原则】

临床可用于治疗军团菌肺炎的药物，首选大环内酯类或氟喹诺酮类，四环素类、利福平等也有效。

1. 大环内酯类

①阿奇霉素：500mg，每日 1 次静脉滴注或口服。②红霉素：500mg 静脉滴注，每 6 小时 1 次；常见副作用有胃肠道反应、静脉炎、可逆性耳聋、Q－T 间期延长。

2. 氟喹诺酮类

①左氧氟沙星：500mg，静脉滴注或口服，每日 1 次。②吉米沙星：0.32g，口服，每日 1 次。③莫西沙星：400mg，每日 1 次，口服或静脉滴注。

次选抗感染药物包括多西环素、克拉霉素、米诺环素、SMZ－TMP 等，或者上述喹诺酮类＋利福平或阿奇霉素。但当喹诺酮联合大环内酯类药物治疗时需警惕心脏电生理异常的潜在风险。

（陈良安）

第七节　支原体肺炎

支原体有 100 多种，与人类疾病关系最大的有三种支原体，即肺炎支原体、人型支原体和解脲支原体。肺炎支原体是明确的人类病原体，人型支原体和解脲支原体一般认为是机会性感染病原体。我国有关社区获得性肺炎的流行病学调查中，肺炎支原体肺炎是重要的致病原。

【诊断要点】

1. 临床症状

肺炎支原体肺炎的突出症状是干咳或刺激性咳嗽。发热，有时可伴畏寒，但很少有寒战。有些患者可有肺部以外的并发症，如皮疹、心包炎、溶血性贫血、关节炎、脑膜脑炎和外周神经病变。

2. 影像学检查

X 线显示双肺斑片状浸润影，中下肺野明显，有时呈网状、云雾状，而且多变。仅有 5%～20% 的肺炎支原体感染者有胸膜渗出。肺炎支原体肺炎有时表现为 X 线胸片与临床症状不相符合，X 线胸片表现重而临床症状轻。

3. 病原学检查

（1）培养　肺炎支原体培养较为困难，需要特殊营养培养基，且生长需要 4～24

天。急性感染后数个月内上呼吸道仍可排出肺炎支原体，故培养阳性并不能确定就是急性感染。

（2）间接血凝抗体试验　主要是 IgM，晚期可见 IgG。间接血凝抗体阳性可保持 1 年以上。抗体阳性是支原体感染的指标，但阴性时不能排除支原体感染。酶联免疫吸附试验（ELISA）检测血清抗体有重要诊断价值。

（3）急性期、恢复期双份血清进行抗体测定　补体结合试验：起病 10 天后出现，恢复期效价 1∶64 或以上，或恢复期抗体效价与前相比有 4 倍或以上升高，有助于确诊。

（4）冷凝集反应　效价 1∶32 或以上为阳性，肺炎支原体感染时有 30% ~ 80% 的阳性率，感染后第 1 周末或第 2 周初效价上升，第 4 周达高峰，此后下降。但其他感染和非感染性疾病也可以引起升高，应注意鉴别。

4. 鉴别诊断

（1）细菌性肺炎　临床表现较肺炎支原体肺炎重，X 线肺部浸润阴影也更明显，且白细胞计数及中性值一般明显升高。

（2）病毒性肺炎　如流感病毒性肺炎发生在流行季节，起病较急，肌肉酸痛明显，可能伴胃肠道症状。腺病毒肺炎多见于军营，常伴腹泻。

（3）军团菌肺炎和肺炎衣原体肺炎　临床鉴别诊断较为困难，应通过病原学加以鉴别。

【治疗原则】

1. 抗菌药物

临床可用于肺炎支原体肺炎治疗的药物有大环内酯类、氟喹诺酮类、四环素类等。

（1）首选大环内酯类　①红霉素：250 ~ 500mg，口服，每 6 ~ 8 小时一次；或 1 ~ 2g 分次静脉滴注。疗程 2 ~ 3 周。②阿奇霉素：500mg，每日 1 次口服或静脉滴注。因半衰期长，连用 5 天后停 2 天再继续，疗程一般为 10 ~ 14 天；③罗红霉素：150mg，每日 2 次。疗程常为 10 ~ 14 天。

（2）氟喹诺酮类　①左氧氟沙星：500mg，每日 1 次口服或静脉滴注。②莫西沙星：400mg，每日 1 次口服或静脉滴注。疗程常为 7 ~ 14 天。

（3）四环素类　①多西环素：首剂 200mg 口服，后继以 100mg 口服，每日 2 次；②米诺环素：100mg，口服，每日 2 次。

（4）红霉素和四环素　虽然有效，但用药后痰内肺炎支原体仍可持续存在达数月之久，约 10% 肺炎可复发，故少数症状迁延，肺阴影反复发生者，应延长抗菌药物疗程，或换用另一种抗生素。

2. 对症治疗

镇咳药物，化痰药物，雾化吸入治疗。

3. 其他

发生严重肺外并发症，给予相应处理。

（陈良安）

第八节 衣原体肺炎

衣原体属，包括 4 种衣原体，即沙眼衣原体、鹦鹉热衣原体、肺炎衣原体和家畜衣原体。沙眼衣原体引起人类沙眼、包涵体性结膜炎、非淋球菌尿道炎、宫颈炎等。鹦鹉热衣原体引起人类的鹦鹉热，表现为呼吸道感染或以呼吸系统为主的全身性感染。家畜衣原体尚无引起人类疾病的报道。血清流行病学调查显示，人类的肺炎衣原体感染是世界普遍性的，成人有一半以上感染过肺炎衣原体，即血清存在肺炎衣原体特异性 IgG 抗体。

【诊断要点】

1. 病史

追问鹦鹉、家禽、鸟类饲养或接触史。

2. 临床症状

衣原体肺炎的症状无特异性，有时表现为无症状，有时症状较重，表现为发热、咳嗽等。有些患者可出现喘息或哮喘，成人肺炎患者多较严重，可发生呼吸衰竭。

3. 影像学检查

X 线检查显示双肺片状浸润，胸膜渗出不常见。鹦鹉热衣原体肺炎患者肺内阴影吸收缓慢，有报道治疗 7 周后尚有 50% 的患者病灶不能完全吸收。

4. 病原学检查

（1）微生物学培养　肺炎衣原体培养需要通过细胞培养，细胞内包涵体在 72 小时以后出现，可通过特异性荧光抗体检测加以证实。

（2）微量免疫荧光法　IgG≥512 和（或）IgM≥1∶32，在排除类风湿因子影响后提示近期感染。

（3）急性期恢复期（发病后第2～3周）双份血清进行抗体测定　后者抗体效价与前者相比有 4 倍或以上升高，有助于确诊。

【治疗原则】

1. 抗菌药物

（1）首选四环素类或大环内酯类　①多西环素：首剂 200mg，以后 100mg，口服，每日 2 次。②红霉素：500mg，口服，每 6 小时一次。疗程均为 3 周。复发者可进行第 2 疗程。③阿奇霉素：在细胞内半衰期更长，胃肠道副作用少，逐渐取代红霉素的治疗。首剂 500mg，每日 1 次，以后 4 天每次 250mg，每日 1 次口服。④罗红霉素：150mg，每日 2 次。疗程常为 21 天。

（2）氟喹诺酮类　对肺炎衣原体也有效。

2. 其他

注意隔离和对症治疗。

（陈良安）

第九节 病毒性肺炎

病毒是引起呼吸道感染的常见病原体，病程通常为自限性。病毒性肺炎患者多为婴幼儿、免疫功能缺陷的患者和老年人，健康成人少见。引起病毒性肺炎的病毒有：①原发性引起呼吸道感染的病毒，包括流感病毒、呼吸道合胞病毒、副流感病毒、麻疹病毒、鼻病毒、冠状病毒、腺病毒；②机会性引起呼吸道感染的病毒，包括巨细胞病毒、水痘–带状疱疹病毒、单纯疱疹病毒和 EB 病毒。病毒性肺炎的临床表现和 X 线影像学改变无特异性。上呼吸道感染后咳嗽加重和进行性呼吸困难提示肺炎的发生。病毒性肺炎的诊断依靠流行病学、影像学特征，排除细菌、支原体和衣原体等其他病原体引起的肺炎。病原学检查包括病毒分离、血清学检查、病毒及病毒病原检测，是确诊的依据。本节重点介绍见于成人的病毒性肺炎，包括流感病毒肺炎、单纯疱疹病毒肺炎、巨细胞病毒肺炎及新型冠状病毒肺炎。

一、流感病毒肺炎

【诊断要点】

1. 流行病学

在流感流行季节，会出现一个单位或地区发生大量上呼吸道感染患者，或医院门诊、急诊上呼吸道感染患者明显增加。流感病毒是成人病毒性肺炎最常见的病因。

2. 临床表现

单纯的原发性病毒性肺炎少见，易累及有心脏病的患者，尤其是二尖瓣狭窄的患者。常表现为持续高热，进行性呼吸困难，肺部可闻及湿性啰音。少数病例病情进展迅速，出现休克、心力衰竭、急性呼吸窘迫综合征（ARDS）、多脏器功能障碍综合征。患者原有的基础疾病亦可被诱发加重，呈现相应的临床表现。X 线胸片显示双肺弥漫性间质性渗出性病变，重症者两肺中下野可见弥漫性结节性浸润，少数可有肺实变。抗生素治疗无效。患者常因心力衰竭或呼吸衰竭死亡。

3. 病原学检查

（1）病毒特异抗原及其基因检查　取患者呼吸道标本，采用免疫荧光或酶联免疫法检测甲型、乙型流感病毒型特异的核蛋白（NP）或基质蛋白（M1）及亚型特异的血凝素蛋白。RT – PCR 法检测编码上述蛋白的特异基因片段。

（2）病毒分离　从患者呼吸道标本中分离到流感病毒。

（3）将呼吸道标本接种到马达犬肾细胞过夜增殖后，进行病毒特异抗原及其基因检查。

（4）血清学检查　急性期（发病后 7 天内采集）和恢复期（间隔 2～3 周采集）双份血清进行抗体测定，后者抗体效价与前者相比有 4 倍或以上升高，有助于确诊。

【治疗原则】

（1）及早应用抗流感病毒药物治疗　抗流感病毒药物治疗只有早期（起病 1～2 天

内）使用，才能取得最佳疗效。

①离子通道 M 阻滞剂：包括金刚烷胺及金刚乙胺，对甲型流感病毒有活性。金刚烷胺：成人 100mg，每日 2 次。65 岁及以上老人每天不超过 100mg。金刚乙胺：成人 100mg，每日 2 次。65 岁及以上老人每天 100mg 或 200mg。肌酐清除率≤50ml/min 时酌情减少用量，必要时停药。

②神经氨酸酶抑制剂：能有效治疗和预防甲型、乙型流感。奥司他韦 75mg，每天 2 次，连服 5 天，应在症状出现 2 天内开始用药。肾功能不全的患者肌酐清除率＜30ml/min 时，应减量至 75mg，每天 1 次。

（2）要注意流感病毒肺炎可能同时合并有细菌性肺炎，根据情况选用相应的抗菌药物。

（3）重症流感病毒肺炎合并呼吸衰竭时应给予呼吸支持，首选无创正压通气。

（4）合并休克时给予相应抗休克治疗。出现其他脏器功能损害时，给予相应支持治疗。

（5）中医中药辨证治疗。

二、单纯疱疹病毒肺炎

【诊断要点】

1. 成人单纯疱疹病毒肺炎

主要见于免疫功能缺陷患者，如骨髓抑制及实体脏器移植应用免疫抑制剂的患者，一般发生在移植后的 2 个月内。咳嗽和呼吸困难是最常见的症状，大多数患者有发热，胸部 X 线表现为多灶性浸润病变，常伴有口腔和面部疱疹。严重者有低氧血症。

2. 病原学检查

①病毒分离是诊断单纯疱疹病毒感染的主要依据。②通过支气管镜毛刷、灌洗和活检取得下呼吸道样本进行细胞学和组织学检查，发现多核巨细胞和核内包涵体有助于诊断。③抗体检测有助于原发性感染的诊断，对复发性感染的诊断价值不大。

【治疗原则】

阿昔洛韦和阿糖腺苷对单纯疱疹病毒感染有效，首选阿昔洛韦。免疫缺陷者单纯疱疹病毒感染时，阿昔洛韦的剂量为 5mg/kg，静脉注射，q8~12h，根据肾功能调整剂量，疗程至少 7 天。

三、巨细胞病毒肺炎

【诊断要点】

成人巨细胞病毒（CMV）肺炎多发生于器官移植后数月内。

（1）体温超过 38℃，持续 3 天以上。

（2）干咳、呼吸困难及低氧血症进行性加重。

（3）X 线胸片或 CT 有磨玻璃影伴结节影及斑片状渗出等改变。

（4）病原学检测阳性　肺泡灌洗液分离到 CMV 病毒；酶联免疫吸附法（ELISA）检测血清中 CMV IgM 阳性；定量 CMV – DNA 含量≥10^4/ml 基因拷贝数；CMV pp65 抗原阳性。

（5）细菌、真菌、支原体、衣原体、肺孢子菌及结核菌等检查均为阴性。

【治疗原则】

（1）调整或停用免疫抑制剂。

（2）抗病毒治疗　首选更昔洛韦。①诱导期：静脉滴注 5mg/kg，每 12 小时 1 次，每次静滴 1 小时以上，疗程 14～21 日，肾功能减退者剂量应酌减。②维持期：静脉滴注 5mg/kg，每日 1 次，静滴 1 小时以上，维持期的时间应根据患者的病情。与 CMV 免疫球蛋白联用可提高疗效。阿昔洛韦、阿糖腺苷或干扰素的疗效不确切。

（3）根据病情甲泼尼龙 40～80mg 静脉注射，每天 1～2 次。

（4）可应用免疫球蛋白。

（5）合并呼吸衰竭时应给予呼吸支持，首选无创正压通气。

四、新型冠状病毒肺炎

新型冠状病毒肺炎（新冠肺炎，COVID – 19）为新发急性呼吸道传染病，已成为全球性重大的公共卫生事件。通过积极防控和救治，我国境内疫情已基本得到控制，仅在个别地区出现局部暴发和少数境外输入病例。但是由于全球疫情仍在蔓延，且有可能较长时期存在，新冠肺炎在我国传播和扩散的风险也将持续存在，我们要在发热和肺炎的诊断鉴别中特别加以注意。

【诊断要点】

1. 疑似病例

结合下述流行病学史和临床表现综合分析：有流行病学史中的任何 1 条且符合临床表现中的任意 2 条；或无明确流行病学史的，符合临床表现中的任意 2 条，同时新型冠状病毒特异性 IgM 抗体阳性；或符合临床表现中的 3 条。

（1）流行病学史　①发病前 14 天内有病例报告社区的旅行史或居住史；②发病前 14 天内与新型冠状病毒感染的患者或无症状感染者有接触史；③发病前 14 天内曾接触过来自有病例报告社区的发热或有呼吸道症状的患者；④聚集性发病（2 周内在小范围，如家庭、办公室、学校班级等场所，出现 2 例及以上发热和（或）呼吸道症状的病例）。

（2）临床表现　①发热和（或）呼吸道症状等新冠肺炎相关临床表现；②具有新冠肺炎影像学特征；③发病早期白细胞总数正常或降低，淋巴细胞计数正常或减少。

2. 确诊病例

疑似病例同时具备以下病原学或血清学证据之一者：①实时荧光 RT – PCR 检测新型冠状病毒核酸阳性；②病毒基因测序与已知的新型冠状病毒高度同源；③新型冠状病毒特异性 IgM 抗体和 IgG 抗体阳性；④新型冠状病毒特异性 IgG 抗体由阴性转为阳性或恢复期 IgG 抗体滴度较急性期呈 4 倍及以上升高。

【病原学及血清学检查】

1. 病原学检查

采用 RT‑PCR 和（或）NGS 方法在鼻咽拭子、痰和其他下呼吸道分泌物、血液、粪便、尿液等标本中可检测出新型冠状病毒核酸。检测下呼吸道标本（痰、气道分泌物或 BALF）更加准确。核酸检测会受到病程、标本采集、检测过程、检测试剂等因素的影响，为提高检测阳性率，应规范采集标本，标本采集后尽快送检。

2. 血清学检查

新型冠状病毒特异性 IgM 抗体、IgG 抗体阳性，但是在发病 1 周内阳性率较低。由于试剂本身阳性判断值原因，或者体内存在干扰物质（类风湿因子、嗜异性抗体、补体、溶菌酶等），或者标本原因（标本溶血、标本被细菌污染、标本贮存时间过长、标本凝固不全等），抗体检测可能会出现假阳性。一般不单独以血清学检测作为诊断依据，需结合流行病学史、临床表现和基础疾病等情况进行综合判断。

【治疗原则】

1. 根据病情确定治疗场所

（1）疑似及确诊病例 应在具备有效隔离条件和防护条件的定点医院隔离治疗，疑似病例应单人单间隔离治疗，确诊病例可多人收治在同一病室。

（2）危重型病例 尽早收入 ICU 治疗。

2. 一般治疗

（1）卧床休息，加强支持治疗，保证充分能量摄入；注意水、电解质平衡，维持内环境稳定；密切监测生命体征、指氧饱和度等。

（2）根据病情监测血常规、尿常规、CRP、生化指标（肝酶、心肌酶、肾功能等）、凝血功能、动脉血气分析、胸部影像学等。有条件者可行细胞因子检测。

（3）及时给予有效氧疗措施，包括鼻导管、面罩给氧和经鼻高流量氧疗。有条件可采用氢氧混合吸入气（H_2/O_2：66.6%/33.3%）治疗。

3. 抗病毒治疗

具有潜在抗病毒作用的药物应在病程早期使用，建议重点应用于有重症高危因素及有重症倾向的患者，但要注意上述药物的不良反应、禁忌症以及与其他药物的相互作用等问题。对孕产妇的治疗应考虑妊娠周数，尽可能选择对胎儿影响较小的药物，以及考虑是否终止妊娠后再进行治疗，并知情告知。

（1）α‑干扰素 成人每次 500 万 U 或相当剂量，加入灭菌注射用水 2ml，每日 2 次，雾化吸入，疗程不超过 10 天。

（2）利巴韦林 建议与干扰素（剂量同上）或洛匹那韦/利托那韦（成人 200mg/50mg/粒，每次 2 粒，每日 2 次）联合应用，成人 500mg/次，每日 2~3 次静脉输注，疗程不超过 10 天。

（3）磷酸氯喹 用于 18~65 岁的成人。体重 >50kg 者，每次 500mg，每日 2 次，疗程 7 天；体重 <50kg 者，第 1~2 天每次 500mg，每日 2 次，第 3~7 天每次 500mg，每日 1 次。

（4）阿比多尔　成人200mg，每日3次，疗程不超过10天。

4. 免疫治疗

（1）康复者恢复期血浆　适用于病情进展较快、重型和危重型患者。

（2）静注COVID-19人免疫球蛋白　可应急用于病情进展较快的普通型和重型患者。推荐剂量为普通型20ml、重型40ml，静脉输注，根据患者病情改善情况，可隔日再次输注，总次数不超过5次。

（3）托珠单抗　对于双肺广泛病变者及重型患者，且实验室检测IL-6水平升高者，可试用。具体用法：首次剂量4~8mg/kg，推荐剂量400mg，0.9%生理盐水稀释至100ml，输注时间>1小时；首次用药疗效不佳者，可在首剂应用12小时后追加应用一次（剂量同前），累计给药次数最多为2次，单次最大剂量不超过800mg。注意过敏反应，有结核等活动性感染者禁用。

5. 糖皮质激素治疗

对于氧合指标进行性恶化、影像学进展迅速、机体炎症反应过度激活状态的患者，酌情短期内（一般建议3~5日，不超过10日）使用糖皮质激素。建议药物及剂量：甲泼尼龙0.5~1mg/kg/日。

6. 重型、危重型病例的治疗

（1）治疗原则　在上述治疗的基础上，积极防治并发症，治疗基础疾病，预防继发感染，及时进行器官功能支持。

（2）呼吸支持

①鼻导管或面罩吸氧：$PaO_2/FiO_2 < 300mmHg$的重型患者均应立即给予氧疗。若1~2小时呼吸窘迫和（或）低氧血症无改善，应使用经鼻高流量氧疗（HFNC）或无创通气（NIV）。

②经鼻高流量氧疗或无创通气：$PaO_2/FiO_2 < 200mmHg$应给予经鼻高流量氧疗（HFNC）或无创通气（NIV）。接受HFNC或NIV的患者，无禁忌症的情况下，建议同时实施俯卧位通气，即清醒俯卧位通气，俯卧位治疗时间应>12小时。

若1~2小时治疗后病情无改善，特别是接受俯卧位治疗后，低氧血症仍无改善，或呼吸频数、潮气量过大或吸气努力过强等，往往提示HFNC或NIV治疗疗效不佳，应及时进行有创机械通气治疗。

③有创机械通气：一般情况下，$PaO_2/FiO_2 < 150mmHg$，应考虑气管插管，实施有创机械通气。但鉴于重症新型冠状病毒肺炎患者低氧血症的临床表现不典型，应结合患者的临床表现和器官功能情况实时进行评估。

早期恰当的有创机械通气治疗是危重型患者重要的治疗手段。实施肺保护性机械通气策略。对于中重度急性呼吸窘迫综合征患者，或有创机械通气$FiO_2 > 50\%$时，可采用肺复张治疗。并根据肺复张的反应性，决定是否反复实施肺复张手法。

④气道管理：加强气道湿化，建议采用主动加热湿化器，有条件的使用环路加热导丝保证湿化效果；建议使用密闭式吸痰，必要时气管镜吸痰；积极进行气道廓清治疗，如振动排痰、高频胸廓振荡、体位引流等；在氧合及血流动力学稳定的情况下，尽早开展被动及主动活动，促进痰液引流及肺康复。

⑤体外膜肺氧合（ECMO）：在最优的机械通气条件下（$FiO_2 \geqslant 80\%$，潮气量为6ml/kg理想体重，$PEEP \geqslant 5cmH_2O$，且无禁忌症），且保护性通气和俯卧位通气效果不

佳，并符合以下之一，应尽早考虑评估实施 ECMO：

$PaO_2/FiO_2 < 50mmHg$ 超过 3 小时；

$PaO_2/FiO_2 < 80mmHg$ 超过 6 小时；

动脉血 pH < 7.25 且 $PaCO_2 > 60mmHg$ 超过 6 小时，且呼吸频率 > 35 次/分；

呼吸频率 > 35 次/分时，动脉血 pH < 7.2 且平台压 > $30cmH_2O$；

合并心源性休克或者心脏骤停。

ECMO 模式选择：仅需呼吸支持时选用静脉 – 静脉方式 ECMO（VV – ECMO），是最为常用的方式；需呼吸和循环同时支持则选用静脉 – 动脉方式 ECMO（VA – EC-MO）；VA – ECMO 出现头臂部缺氧时可采用 VAV – ECMO 模式。实施 ECMO 后，严格实施肺保护性肺通气策略。推荐初始设置：潮气量 < 4～6ml/Kg 理想体重，平台压 ≤ $25cmH_2O$，驱动压 < $15cmH_2O$，PEEP 5～$15cmH_2O$，呼吸频率 4～10 次/分，$FiO_2 <$ 50%。对于氧合功能难以维持或吸气努力强、双肺重力依赖区实变明显或需积极气道分泌物引流的患者，可联合俯卧位通气。

儿童心肺代偿能力较成人弱，对缺氧更为敏感，需要应用比成人更积极的氧疗和通气支持策略。

（3）循环支持 危重型患者可合并休克，应在充分液体复苏的基础上，合理使用血管活性药物，密切监测患者血压、心率和尿量的变化，以及乳酸和碱剩余。必要时进行血流动力学监测，指导输液和血管活性药物的使用，改善组织灌注。

（4）抗凝治疗 重型或危重型患者合并血栓栓塞风险较高。对无抗凝禁忌症者，同时 D – 二聚体明显增高者，建议预防性使用抗凝药物。发生血栓栓塞事件时，按照相应指南进行抗凝治疗。

（5）急性肾损伤和肾替代治疗 危重型患者可合并急性肾损伤，应积极寻找病因，如低灌注和药物等因素。在积极纠正病因的同时，注意维持水、电解质、酸碱平衡。连续性肾替代治疗（CRRT）的指征包括：高钾血症；严重酸中毒；利尿剂无效的肺水肿或水负荷过多。

（6）血液净化治疗 血液净化系统包括血浆置换、吸附、灌流、血液/血浆滤过等，能清除炎症因子，阻断"细胞因子风暴"，从而减轻炎症反应对机体的损伤，可用于重型、危重型患者细胞因子风暴早中期的救治。

（7）儿童多系统炎症综合征 治疗原则是多学科合作，尽早抗炎、纠正休克和出凝血功能障碍、脏器功能支持，必要时抗感染治疗。有典型或不典型川崎病表现者，与川崎病经典治疗方案相似，以静脉用丙种球蛋白（IVIG）、糖皮质激素及口服阿司匹林等治疗为主。

（8）其他治疗措施 可考虑使用血必净治疗；可使用肠道微生态调节剂，维持肠道微生态平衡，预防继发细菌感染；儿童重型、危重型病例可酌情考虑使用 IVIG。妊娠合并重型或危重型患者应积极终止妊娠，剖宫产为首选。患者常存在焦虑恐惧情绪，应当加强心理疏导，必要时辅以药物治疗。

7. 中医治疗

中医中药辨证治疗。

（陈良安 谭星宇）

第八章 肺真菌病

肺真菌病属深部真菌感染，占内脏真菌感染的首位，为50%～60%，可由条件致病真菌或原发性致病真菌所致。条件致病真菌是宿主的正常菌群成员，主要包括：念珠菌、曲霉菌、毛霉菌、隐球菌等。条件致病真菌只有当宿主的抵抗力降低（特别是细胞免疫力降低）才可致病。原发性致病真菌在正常体内并不存在，主要有：组织胞浆菌、球孢子菌、芽生菌和马尔尼菲青霉菌等。一般经肺入侵，引起的症状并不明显，有自愈倾向，只有少数患者可发展为急慢性感染，或引起全身播散，严重者可引起死亡。

一、肺念珠菌病

念珠菌包括白色念珠菌、光滑念珠菌、近平滑念珠菌、热带念珠菌、克柔念珠菌、季也蒙念珠菌和葡萄牙念珠菌等，广泛存在于自然界，还是人体正常菌群，常寄生于人类皮肤、口腔、上呼吸道、胃肠道和阴道等处。因此，念珠菌病多为机会（条件）致病，常可侵入下呼吸道而迅速繁殖生长致病。除呼吸道外，还可侵入血循环引起血行播散，致心内膜、中枢神经、泌尿系统等器官感染。

【诊断要点】

1. 临床表现

（1）根据病情和发展情况不同，可分为以下两种类型。

①支气管炎型：咳嗽、咳痰，阵发性刺激性咳嗽，痰量多时为白色泡沫塑料状稀痰，痰稠如干浆糊，偶有血丝痰，多不发热。

②肺炎型：咳白色泡沫黏痰或呈胶胨状且黏稠易拉长丝，偶有咯血，可伴有呼吸困难、胸痛等。全身症状主要表现为原因不明的发热，抗菌治疗无效或者症状好转后再次出现发热，尤其是伴有中性粒细胞减少时。常伴有鹅口疮、皮疹、肌肉酸痛，严重感染时可伴休克、急性呼吸窘迫综合征及神经精神症状。

（2）体征 往往较少，部分患者口咽部可见鹅口疮或散在白膜，早期肺部常无明显异常体征，双肺呼吸音粗，可有干鸣音，少数可闻湿啰音。肺实变时叩诊呈浊音，语颤、语音增强，有支气管呼吸音。重症患者出现急性病容，呼吸急促，病变广泛时可出现发绀。

2. 辅助检查

（1）气道分泌物培养 上气道念珠菌定植常见。气道分泌物，包括痰和支气管肺泡灌洗液（BALF）培养阳性不能作为肺部侵袭性感染的证据。怀疑念珠菌肺炎的患者在呼吸道标本检测的同时应做血液真菌培养，若血培养分离出念珠菌与呼吸道分泌物培养结果相一致，有助于肺念珠菌病并发念珠菌血症的诊断。

（2）1，3-β-D-葡聚糖（G试验） 可作为早期临床诊断肺部念珠菌感染的微生物学依据，在临床实践中必须连续动态检测，据此制定相应的治疗方案及对治疗效果作出判断。

（3）影像学表现　肺念珠菌病的影像表现多种多样，无特异性。支气管炎型X线常有双肺中下野肺纹理增粗。肺炎型可见两肺中下野呈弥漫性点片状阴影，有时融合成较大斑片阴影或广泛的实变阴影，可形成空洞，偶并发渗出性胸膜炎。少数患者影像学表现为肺间质性病变，胸部CT可以提高检查的阳性率，但同样没有特异性。

（4）组织病理学检查　是诊断肺念珠菌病的金标准。经皮肺穿刺活检或经支气管镜黏膜活检和肺活检，直接取得肺组织标本做病理学检查和特殊染色，可以明确是否为肺念珠菌病。

【治疗原则】

（1）轻症患者，给予消除诱因（如广谱抗生素、激素、免疫抑制剂，以及体内放置的导管），治疗原发病和提高免疫功能后，多可自行缓解。呼吸道分泌物分离出念珠菌通常为定植，一般不需要抗真菌治疗。

（2）肺念珠菌病药物治疗遵循的原则

①对于确诊肺念珠菌病的患者应尽快进行抗真菌治疗。对于存在肺念珠菌病危险因素，临床有不明原因发热和肺部出现新的浸润阴影的重症患者，无论有无病原学依据，都应考虑经验性抗真菌治疗，特别是合并血流动力学不稳定者更应采取积极的抗真菌治疗策略，治疗可选择棘白菌素类药物、氟康唑或两性霉素B。

②非中性粒细胞减少患者的治疗原则：血流动力学稳定且未曾使用三唑类药物的患者首选氟康唑［剂量6mg/（kg·d）］或棘白菌素类药物；对于合并念珠菌血症或已使用过三唑类药物的中重度患者首选棘白菌素类药物（如卡泊芬净、米卡芬净、阿尼芬净），病情缓解或血培养转阴后可序贯氟康唑治疗，光滑念珠菌或克柔念珠菌感染序贯治疗应选用大剂量氟康唑［剂量12mg/（kg·d）］或伏立康唑［剂量6~8mg/（kg·d）］；如果对上述药物耐药或不能耐受时可选用两性霉素B。

③中性粒细胞减少患者的治疗原则：首选棘白菌素类药物或两性霉素B，血流动力学稳定且没有使用过唑类者可选用氟康唑［剂量6mg/（kg·d）］。考虑同时覆盖霉菌感染时应选择伏立康唑［剂量6~8mg/（kg·d）］。克柔念珠菌感染可选择棘白菌素类药物、两性霉素B或伏立康唑。

④合并中枢神经系统感染：初始治疗选择脂质体两性霉素B［剂量5mg/（kg·d）］联用氟胞嘧啶（剂量25mg/kg，每日4次），序贯应用氟康唑治疗［剂量6~12mg/（kg·d）］。

⑤疗程：初始抗真菌治疗疗程为2周，序贯治疗应持续至症状消失，或支气管分泌物真菌培养连续2次阴性，或者肺部病灶大部分吸收、空洞闭合。

（3）积极治疗原发病、纠正粒细胞缺乏及加强对症支持治疗。

二、肺曲霉菌病

曲霉菌包括烟曲菌、黄曲菌、黑曲菌、白曲菌、棒曲菌、灰绿曲菌、土曲菌、构巢曲菌和聚多曲菌等。曲霉菌广泛存在于自然界，空气中到处有其孢子，大量吸入时可能引起肺曲霉菌病。本病是常见的机会性真菌感染，仅次于念珠菌。

【诊断要点】

1. 临床表现

肺曲霉菌病按临床表现分为 5 种不同的类型：

（1）变应性支气管肺曲霉病（ABPA）　由曲霉菌引起的一种慢性气道变态反应性疾病，以哮喘、血清总 IgE 和曲霉菌特异性 IgE（IgG）升高、曲霉抗原皮试速发反应阳性、中心型支气管扩张等为特征。详见本书第十九章第四节。

（2）腐生型肺曲霉病（肺曲菌球）　为曲霉菌丝繁殖在肺原有空腔病变中形成的团块球状物，常继发于支气管囊肿、支气管扩张、肺脓肿和肺结核空洞、癌性空洞等病变。常有刺激性咳嗽，反复咯血，甚至发生威胁生命的大咯血，但也可无任何症状。曲菌球可增大、缩小、消失，也可演变为侵袭性或半侵袭性，故亦需适当治疗。

（3）慢性坏死性肺曲霉菌病（亚急性侵袭性肺曲霉菌病）　1982 年 Binder 首先提出它是一个独立的疾病，能局部侵袭肺组织，多见于肺部基础疾病患者，常不伴免疫功能低下，影像学可见空洞或曲霉球形成、空洞周围浸润影、胸膜增厚等，一般病程 3 个月以上，肺功能进行性恶化，临床容易误诊为肺结核。

（4）侵袭性肺曲霉病（IPA）　发生于免疫功能正常者，谓之原发性 IPA，多因职业关系长期暴露于大量曲霉菌孢子的环境中吸入过量的曲霉菌孢子，超过机体防御能力时发病。继发性 IPA 常发生于全身情况差、免疫功能低下，如粒细胞缺乏、血液系统恶性肿瘤、造血干细胞移植、实体器官移植、先天或获得性免疫功能缺陷、接受广谱抗生素、肿瘤放化疗及糖皮质激素治疗的患者，病情往往十分严重，典型表现为发热、咳嗽、咳黏液脓性痰及血性痰、胸痛、呼吸困难等，对血管侵袭性很强，咯血被认为是本病最普遍的症状；严重者可引起血栓形成，导致急性坏死性化脓性肺炎，也可侵入胸膜引起胸膜炎及脓胸。一旦致病，发展迅速，为曲霉菌中致病力最强的一型。

（5）肺曲霉菌也可以通过血液播散至其他器官，其中以脑最常见，可引起癫痫、脑梗死、颅内出血、脑膜炎和硬膜外脓肿等。此外，还可累及心脏、骨关节、眼、皮肤、食管、胃肠道、腹膜、肝脏、肾、甲状腺等，引起相应症状。

2. 辅助检查

（1）气道分泌物涂片及培养　痰涂片及培养是确诊肺曲霉菌病的可靠依据，但痰中找到菌丝或孢子不一定就是肺曲霉菌病。若多次培养阳性，则有助于诊断。因 IPA 患者痰检阴性率高达 70%，建议采用支气管肺泡灌洗液（BALF）涂片或对周围性浸润性病变行穿刺作组织培养均有助于发现病原体。

（2）抗原半乳甘露聚糖（GM 试验）　血清及 BALF GM 试验对 IPA 早期诊断具有重要价值，尤其是血液系统恶性肿瘤和造血干细胞移植患者（敏感性70%），但在实体器官移植、合并慢性肉芽肿性疾病患者以及无咯血的曲菌球、慢性曲霉菌感染患者中敏感性偏低。ELISA 法检测血清 GM 指数（GMI）的诊断阈值为 0.5，GMI 超过 2 时死亡风险增加近 5 倍；BALF GMI 诊断阈值尚未确定，诊断阈值越高敏感性越低。连续血清 GM 检测（每周 1 次）可用于评估疗效，GMI 持续降低提示治疗反应良好。应用 β-内酰胺类抗生素（如哌拉西林/他唑巴坦）等药物可引起假阳性反应。GM 试验阴性不能排除镰刀霉、接合菌和着色真菌的感染。

（3）G 试验　可用于多种真菌感染的诊断，包括念珠菌、镰刀霉、卡氏肺孢子菌和曲霉菌等，对曲霉菌感染诊断特异性差，应用某些头孢菌素、碳氢酶烯抗生素也可导致假阳性，因此在免疫抑制患者中应用价值较大。

（4）曲霉菌特异性 IgG 抗体　慢性坏死性肺曲霉菌病常明显增高。

（5）PCR 检测　敏感性高于真菌培养，但由于曲霉菌常在肺内定植，导致特异性明显降低，但 PCR 检测阴性预计值超过 95%，对除外 IPA 诊断均有重要意义，因此 PCR 的诊断价值尚未明确，应联合临床表现及其他检测手段。

（6）影像学表现　X 线胸片敏感性较低，早期改变缺乏特征性。常见表现有结节影，胸膜下肺浸润；后期出现肺空洞性病变和含气新月体；胸水很少见。胸部 CT 具有较高诊断价值，典型表现为：①多发结节影。②晕轮征：中心密度较高而周围密度较低的阴影。③新月征：在块影的偏上方有新月状透光区。④病变基底靠近胸壁的楔形阴影，中心有空洞，胸膜渗出或任何新的肺内病变。

（7）气管镜检查　怀疑 IPA 应尽早行气管镜检查，BALF 应同时进行真菌培养、组织细胞学检查及 GM 检测。

（8）组织病理学检查　通过胸腔镜或开胸肺活检取得肺组织获得组织学诊断仍然是诊断 IPA 的金标准。镜下可见侵袭肺组织的菌丝粗细一致，菌丝有许多横隔，常分支、呈锐角，常呈定向排列。活检的组织标本曲霉菌培养阳性。

【治疗原则】

（1）侵袭性曲霉病的预后差，病死率高，对于高度怀疑 IPA 的患者，在进行诊断性评估的同时，尽早开始抗真菌治疗。早期诊断和早期治疗能明显改善 IPA 的预后。近年来临床专家提出侵袭性真菌感染的治疗策略，分为预防性治疗、经验性治疗和针对性治疗（目标治疗）。

（2）侵袭性肺曲霉病和播散型曲霉菌病的治疗首选伏立康唑、两性霉素 B 及艾沙康唑。棘白菌素类一般不作为首选药物，除非患者不耐受唑类及多烯类药物。不推荐联合用药作为初始治疗，在个别患者中可考虑补救治疗时在当前治疗的基础上另外添加抗真菌药物，或者联用不同种类抗真菌药物（如伏立康唑和棘白菌素类的联用）。成功治疗 IPA 的关键在于免疫抑制状态的逆转（如皮质激素用量的减少或停用）或粒缺的纠正，抗真菌治疗疗程至少 6～12 周，免疫抑制状态持续存在应在 IPA 治愈后进行预防治疗。

（3）预防治疗　患者处于免疫抑制状态［如长时间粒缺（＞10 天）、GVHD 治疗期间、长期或大剂量糖皮质激素］时推荐选用泊沙康唑、伏立康唑、米卡芬净、卡泊芬净及伊曲康唑预防真菌感染。

（4）经验性治疗　长时间粒缺伴发热、应用广谱抗生素无效的患者建议经验性抗真菌治疗，推荐选用两性霉素 B、棘白菌素类药物或伏立康唑。

（5）慢性坏死性肺曲霉菌病　口服伊曲康唑、伏立康唑，泊沙康唑作为二线用药，疗程 6 个月以上，治疗失败或唑类耐药可应用两性霉素 B、棘白菌素类药物；疾病持续进展需延长用药时间，甚至终生服药；反复咯血、唑类耐药烟曲霉菌感染、治疗反应差的可考虑外科手术切除病变组织。

（6）曲菌球反复咯血、病变与大血管或心包相邻、单个病灶引起的咯血以及病变侵及胸腔或肋骨时，外科切除曲霉菌感染组织可能是有效的。手术有禁忌者可全身和局部并用抗真菌药物。

（7）治疗原发病，应尽力减少诱发因素的影响，对肺结核、慢性支气管炎、支气管哮喘、支气管扩张等原发病应予积极治疗。同时还应注意加强支持疗法，提高免疫功能。

三、肺隐球菌病

肺隐球菌病是由隐球菌引起的肺部感染，它可以单独存在于肺，也可以是全身播散性隐球菌感染的肺部表现。隐球菌属有 37 个种和 8 个变种，但致病菌主要是新型隐球菌，该菌广泛存在于土壤与鸽粪中。对于免疫功能正常的宿主，肺隐球菌病可以仅有影像学异常，而无症状。但对于免疫抑制状态，如恶性肿瘤的放疗、化疗、器官移植、获得性免疫缺陷综合征（AIDS）的患者，肺部损害通常为全身播散性隐球菌病的局部表现，偶尔还可出现严重的呼吸系统症状甚至呼吸衰竭。

【诊断要点】

1. 临床表现

隐球菌病虽为全身性感染，但以中枢神经系统感染最为多见。肺部感染虽也多见，但常因症状不明显而被忽视，皮肤、骨骼或其他内脏的损害则较少见。

（1）肺隐球菌病在临床表现上无特异性，症状轻重不一。通常根据临床表现的轻重缓急可以分为三种情况：①无症状型：正常宿主中绝大多数的病例是在接受胸部X线透视时偶然发现的。这些患者中大部分没有任何临床症状。②慢性型：常为隐匿性起病，表现为咳嗽、咳痰、胸痛、发热、盗汗、气急、体重减轻、全身乏力和咯血。查体一般无阳性发现。③急性型：多见于 AIDS 患者，临床上表现为高热、显著的气促和低氧血症。

（2）体征　查体除了气促和紫绀外，有时双肺可闻及细湿性啰音，极少数患者并发胸腔积液而出现相应临床体征。

（3）少见临床表现　上腔静脉阻塞、Pancoast 综合征、Horner 综合征、嗜酸性粒细胞性肺炎、气胸、纵隔气肿，以及累及胸壁等。肺隐球菌病可以发生全身播散，出现中枢神经系统、皮肤和骨、关节症状，肾、肾上腺、肝、脾、淋巴结、肌肉、胰腺、前列腺等的隐球菌病常为全身性感染的一部分，均较少见。

2. 辅助检查

（1）血液学检查　白细胞计数可以正常，也可轻度或中度增高，部分患者血沉可加快及 C 反应蛋白升高，中后期可出现血红蛋白及红细胞数减少。G 实验阴性。

（2）脑脊液检查　70% 的脑膜炎患者脑脊液压力增加，一般为 $200 \sim 400mmH_2O$，外观清澈、透明或微混。白细胞计数轻至中度增多，少数可超过500/mm^3，常以淋巴细胞占优势。蛋白含量呈轻至中度增高，糖定量和氯化物含量轻至中度减低。病原学检查墨汁染色涂片阳性率可达85%以上。

（3）呼吸道标本　传统的真菌镜检和培养是肺部隐球菌感染诊断的重要依据，但痰培养和涂片阳性率一般低于 25%。

（4）免疫学试验　抗体检测特异性不强，假阳性率高，临床价值不高。临床常用的是乳胶凝集试验检测新型隐球菌荚膜多糖抗原，是一种简便、快捷而有效的诊断方法。抗原滴度超过 1∶4 提示有隐球菌感染，滴度越高对于诊断的价值越大。患者体内若存在类风湿因子，则可出现假阳性。

（5）影像学表现　变化多样，且非特异性，可有如下几种表现：①结节或团块状损害：可为单个或多个，也可以为单侧或双侧，常位于胸膜下，结节大小不一，直径为 1～10cm。边界可以清楚锐利，也可模糊或带有小毛刺。这种表现主要见于免疫功能正常的患者。②肺实质浸润：可以为单侧或双侧性，这种表现绝大多数见于免疫功能低下的宿主，合并有急性呼吸衰竭的患者或 AIDS 患者在 X 线上通常都为这种表现。③空洞性病变：空洞内壁一般较光滑，局灶性空洞是隐球菌性肺炎的放射学特征之一。④胸腔积液：常伴随胸膜下结节，以免疫功能低下的宿主多见。⑤肺门淋巴结肿大：表现与肺门淋巴结结核相似，但一般没有钙化。⑥间质性改变：少数患者可表现为磨玻璃样改变和微小结节性损害，与粟粒型肺结核很相似。

（6）组织病理学检查　如标本取自肺穿刺活检或细针抽吸或经支气管镜防污染毛刷标本，镜检和（或）培养出新型隐球菌则具有诊断价值。

【治疗原则】

1. 药物治疗

肺隐球菌病的危险不在肺部病变本身，而是有可能发生全身播散，特别是引起中枢神经系统的感染。因此，对肺隐球菌病患者，必须首先就机体免疫状态和有无全身播散进行评估，然后再根据呼吸系统症状的轻重程度进行分级治疗。

（1）免疫功能正常的肺隐球菌病患者　①症状轻度到中度，口服氟康唑 400mg/d，6～12 个月，氟康唑不耐受可口服伊曲康唑、伏立康唑。②重症患者，按照中枢神经系统隐球菌感染方案治疗。

（2）免疫功能低下的肺隐球菌病患者　①对肺部感染合并中枢神经系统或播散至其他脏器的感染，以及重症肺隐球菌病患者按照中枢神经系统隐球菌感染方案治疗。②呼吸道症状属于轻到中度、无弥漫性肺浸润、免疫功能轻度抑制，以及无播散的肺隐球菌病者，口服氟康唑 400mg/d，6～12 个月。

（3）中枢神经系统隐球菌感染治疗方案

①初始治疗（包括诱导和巩固治疗）：首选两性霉素 B 脱氧胆酸 0.7～1mg，或两性霉素 B 脂质体 3～4mg/（kg·d），或两性霉素 B 脂质复合物 5mg/（kg·d）联用氟胞嘧啶 100mg/（kg·d），2～4 周，然后口服氟康唑 400～800mg/d，至少 8 周。还可选择单用两性霉素 B 4～6 周；或两性霉素 B 联用氟康唑 2 周，然后口服氟康唑至少 8 周；或氟康唑联用氟胞嘧啶口服 6 周；或单用大剂量氟康唑口服 10～12 周；或口服伊曲康唑 10～12 周作为替代治疗。

②维持治疗：氟康唑 200mg/d，或伊曲康唑 400mg/d 口服，维持治疗 6～12 个月。

2. 手术治疗

开胸切除病变组织能够有效治愈孤立性的肺部结节。但手术切除的主要原因往往是为了排除肺部恶性疾病。目前，除了怀疑有肿瘤的可能性以外，并不推荐手术治疗。对于肺部隐球菌病，一旦确诊，即使当时未出现中枢神经系统感染的症状，也必须进行脑脊液的常规检查，并在手术后给予足够疗程的系统抗真菌药物治疗，以免出现隐球菌性脑膜炎。

四、肺孢子菌病

肺孢子菌病曾被称为卡氏肺孢子菌病（PCP）。近年研究发现肺孢子菌基因及其编码的蛋白与真菌特别接近，2001 年国际原生生物会议将感染人的肺孢子菌更名为伊氏肺孢子菌，又称为伊氏肺孢子菌，明确其为真菌属性。肺孢子菌感染多见于免疫缺陷症、艾滋病、器官移植、肿瘤及长期肾上腺糖皮质激素治疗等免疫低下的病人，重症病例可播散累及肝、脾、淋巴结、骨髓等。

【诊断要点】

1. 临床表现

临床表现一般分成两种类型。

（1）流行型　亦称经典型或婴幼儿型。此型病人目前比较少见，发病者多为早产儿，营养不良、体质虚弱或患先天性免疫缺陷综合症的婴幼儿，高发于出生后 6 个月内。起病缓慢，初期出现全身不适、体温正常或轻度升高、呼吸快、干咳、进行性呼吸困难、鼻翼扇动、紫绀、心动过速等表现。本型的特征是全身症状虽重，但肺部体征相对较轻。严重时呼吸困难和紫绀，常因呼吸衰竭而死亡。

（2）散发型　亦称现代型或儿童 – 成人型。患者多为成人和儿童。本型的高危人群包括艾滋病患者、器官移植术后长期接受免疫抑制剂者、接受放（化）疗的恶性肿瘤病人以及因其他原因引起的体弱和免疫力下降者，其中艾滋病患者最为常见。潜伏期多为 1~2 个月，为亚急性或急性起病，多数患者以干咳、少痰为起病的重要临床特征，体温正常或低热，进而出现高热不退，80% 有呼吸困难，伴有严重低氧血症。10% 的肺孢子菌病病程呈急进性，最终可进展为呼吸衰竭，需要呼吸机治疗，未治疗者数日内死亡，病死率约为 50%。体格检查肺部的体征往往十分轻微或呈阴性，或可闻及散在的干湿啰音，体征与疾病症状的严重程度往往不成比例，这是本病的重要特征。

2. 辅助检查

（1）血液学检查　白细胞正常，少数可以偏高。乳酸脱氢酶（LDH）及血管紧张素转换酶升高。血清 KL – 6 抗原水平升高及 G 试验阳性，对诊断有一定提示意义。

（2）病原学检测　确诊仍依靠检出肺孢子菌。取材可用痰液、BALF 和经皮肺穿刺或开胸肺组织活检等。痰液检查简便安全，无损伤，但肺孢子菌病患者多为干咳，较难收集足量的痰液标本，检出率低，仅 30% 左右。诱导痰的方法可使病原体检出率达到 60%~70%。经气管镜获取 BALF 检出阳性率可达 75%。经皮肺穿刺活检阳性率约60%，开胸肺组织活检可达 95%，但两法均对患者有一定损伤，并发症亦较多，一般不宜首先采用。

①细胞化学染色方法：通过细胞化学染色方法使肺孢子菌包囊和（或）滋养体着

色后进行病原学检测，特异性好，操作简单，费用低廉。常用的染色方法包括六甲基四胺银（GMS）染色、甲苯胺蓝（TBO）染色、吉姆萨染色以及瑞氏染色等。其中GMS和TBO染色使肺孢子菌包囊着色，菌体容易辨认，因而应用最广。荧光染色法简便易行，耗时短，是一种很有价值的肺孢子菌检测法。

②免疫学检查：免疫学方法近年来已开始用于检测痰液、BALF及肺活检组织中的肺孢子菌滋养体和包囊，亦用于检测血清中的肺孢子菌特异性抗体。但假阳性和假阴性率高，同传统细胞化学染色法相比具有耗时、费用高等缺点，未能在临床上广泛开展。

③分子生物学检查：利用PCR的方法可检测痰液、血液、BALF中的肺孢子菌DNA，但不同的标本肺孢子菌检出的阳性率和敏感性不同。虽然具有较高的敏感性和特异性，但假阳性的可能性有所增加。

（3）影像学表现　肺孢子菌病初期，胸片不易发现肺实质浸润，往往在起病1周以后肺门周边区域出现双侧、对称的细网格状间质浸润影，随感染的加重，病变由肺门向外扩展，迅速融合形成弥漫、均一的蝶状阴影，但很少累及肺尖和肺底部。10%～40%的患者X线胸片无异常改变。高分辨CT（HRCT）较普通胸片更敏感。典型的HRCT扫描示两肺弥漫对称性分布的磨玻璃影，主要分布在肺门周围，而边缘肺野及肺尖清晰。较为少见的表现为斑片状、颗粒结节状阴影及实变影，可融合成大片致密阴影。10%～35%的患者可出现双侧多发的肺气囊，严重病例可发生自发性气胸、纵隔气肿。

【治疗原则】

1. 常用的抗肺孢子菌的治疗药物

（1）磺胺甲基异噁唑-甲氧苄胺嘧啶（SMZ-TMP，复方新诺明）　TMP 15～20mg/（kg·d），SMZ 75～100mg/（kg·d），分3～4次口服，疗程14～21天。SMZ-TMP是目前临床最常用的防治肺孢子菌病的一线药物。对艾滋病并发肺孢子菌病的治疗有效率为80%～95%，治疗非艾滋病肺孢子菌病患者的有效率为60%～80%。主要副作用有：皮疹、口炎、胃肠反应和骨髓抑制，可有血清转氨酶、肌酐升高，偶发Steven-Johnson综合征、中毒性表皮融解坏死（TEN）等。

（2）戊烷脒　3～4mg/（kg·d），深部肌内注射；重症者静脉滴注，4mg/（kg·d），疗程14～21天。有效率60%～70%。主要不良反应有：发热、出汗、胃肠反应，肝肾功能损害，白细胞减少，低血糖，高血钾及心律失常，注射局部疼痛，肿块或脓肿形成。此药应慎用。

（3）苯胺砜　100mg/d，口服，qd，同时口服TMP。副作用有：溶血性贫血、高铁血红蛋白症、粒细胞减少、肝功能异常等。

（4）三甲曲沙　1.0～1.5mg/（kg·d），静滴，同时加用甲酰四氢叶酸，疗程21天。主要副作用有：骨髓抑制，肝肾功能损害等。

（5）氯林可霉素+伯氨喹啉　氯林可霉素400～600mg，静滴，q6～8h；伯氨喹啉15～30mg/d，口服，qd，疗程21天。主要副作用有：胃肠反应、皮疹、骨髓抑制、高铁血红蛋白血症等。

（6）阿托喹酮　750mg，口服，bid～tid，疗程21天。主要副作用有：胃肠道反应、皮疹、肝肾功能损害及骨髓抑制等。

2. 糖皮质激素的应用

对于中度至重度 HIV 感染并发肺孢子菌病的患者，若 $P_{A-a}O_2 \geqslant 35mmHg$ 或 $PaO_2 \leqslant 70mmHg$，在抗肺孢子菌治疗3天内提倡开始应用糖皮质激素，推荐方案为：①第1～5天：泼尼松40mg，bid，口服；②第6～10天：泼尼松40mg，qd，口服；③第11～21天：泼尼松20mg，qd，口服。

3. 全身支持疗法

肺孢子菌病患者一般表现为呼吸困难，应注意根据不同病情给予不同流量的氧气。输液、补充水电解质，纠正酸碱平衡紊乱。对喘重者可考虑给予20%甘露醇，以缓解肺间质水肿状态，必要时应用机械通气给予呼气末正压来维持 $PaO_2 \geqslant 60mmHg$。

五、肺毛霉菌病

肺毛霉菌病的病原体包括根霉菌、毛霉菌、根毛霉菌、小克银汉霉菌、犁头霉菌、瓶霉菌等，为一种条件致病菌，可在酸性、高糖、富含铁离子的环境中快速生长，正常人群中很少致病。当机体处于免疫功能低下的情况时，可以通过感染鼻窦中或吸入空气中的孢子，或经血行、淋巴播散等途径致病。肺毛霉菌病的危险因素包括：糖尿病（尤其是酮症酸中毒）、长期应用糖皮质激素、血液系统恶性肿瘤、造血干细胞移植、实体器官移植、中性粒细胞减少、伏立康唑预防应用史、应用去铁敏、铁负荷过多、营养不良、毒品注射及创伤等。毛霉菌菌丝可侵入肺小动脉，形成肺动脉栓塞、肺梗死或肺动脉瘤，其特征性病理改变为组织浸润、血栓形成和坏死。本病早期诊断困难，缺乏有效治疗药物，病死率高（46%～87%）。

【诊断要点】

1. 临床表现

（1）肺内表现　一般急性或亚急性起病，进展快，临床表现缺乏特异性。最常见的表现为顽固性发热及咯血。糖尿病患者毛霉菌感染更倾向于支气管的管腔内病变，甚至可造成气道阻塞进而引起肺不张。应用糖皮质激素、铁中毒、血液系统恶性肿瘤时，毛霉菌侵袭性增强，可累及肺外组织，如纵隔、心脏、横膈、胸壁和胸膜。若侵及大血管，可导致大咯血甚至窒息。

（2）肺外表现　糖尿病酮症酸中毒时，毛霉菌容易侵袭鼻窦、鼻甲、上颚、眼眶、面部皮肤，造成局部组织水肿、坏死，继而导致颅内播散，引发相应的症状，如皮肤溃疡、头痛、眼肌麻痹、视力减退或失明、颅神经麻痹，出现神经精神症状等。严重免疫功能低下、严重烧伤的患者可引起毛霉菌的全身播散，病死率接近100%。

2. 辅助检查

（1）涂片培养及血清学检测　形态学观察方便快捷，但有时与其他菌种很难鉴别；痰及支气管肺泡灌洗液涂片阳性率低（25%）；真菌培养历时长且易出现假阴性；针对真菌抗原检测的 G 试验、GM 试验，毛霉菌感染时为阴性；原位杂交和 PCR 技术价格昂贵、操作复杂及敏感度低，尚不能作为常规诊断方法。

（2）影像学表现　包括渗出、实变、空洞和结节等，与其他的侵袭性肺部真菌感染很难鉴别，尤其是肺曲霉病。肺部CT常表现为多发肺结节（>10个）、胸腔积液、反晕征（中央磨玻璃影环以实变，实变厚度>1cm）。

（3）组织病学检查　目前诊断的金标准仍然是活组织检查发现特征性菌丝和病理改变，最主要的方法是支气管镜活检或经皮肺穿刺。镜下可见毛霉菌菌丝粗细不均，直径7~25μm，分支呈直角，宽大无分隔或很少分隔，壁薄，某些地方菌丝塌陷，断面颇似孢子，应主要与曲霉菌进行鉴别。

【治疗原则】

（1）肺毛霉菌病治疗成功的关键在于去除危险因素、清除坏死组织和早期应用抗真菌药物。去除危险因素是治疗成功的基础，如糖尿病酮症酸中毒患者，应尽快将血糖控制在正常范围内，快速补液达到酸碱平衡；接受免疫抑制剂，尤其是糖皮质激素治疗的患者，病情允许时减药甚至停药；应用驱铁剂地拉罗司降低铁负荷等。

（2）由于毛霉菌具有血管阻塞、组织坏死的特性，药物很难到达病变组织，因此局限性病变能耐受手术者均应考虑外科手术治疗，术后继续抗真菌治疗。

（3）尽早应用药物是治疗成功的关键。治疗首选两性霉素B脂质体，起始剂量一般为5mg/（kg·d），初始治疗有效病情稳定后（通常需要数周），可序贯口服泊沙康唑。对于两性霉素B治疗无效的患者可口服泊沙康唑（800mg/d）。泊沙康唑不耐受可选用艾沙康唑。

此外，高压氧疗、细胞因子治疗如IFN-γ和GM-CSF可在一定程度上提高吞噬细胞的吞噬能力，故可作为肺毛霉菌病的辅助治疗。

六、地方性真菌病

地方性真菌病具有地区流行趋势，属原发性致病真菌感染，是流行区社区获得性肺炎的重要原因，非流行区感染多为输入性病例，多有流行地区旅行史或居住史，常常由于诊断和治疗方面的延误而导致灾难性的后果，病死率接近10%。地方性真菌病病原体为双相真菌，体外培养温度由25℃升到37℃就能转变为酵母相，由37℃降至25℃又变回菌丝相，因此在体内一律转成酵母相，罕见菌丝。酵母相相比菌丝相更容易随血流和淋巴流运行播散，在组织中容易繁殖。

肺双相真菌病症状无特异性，可表现为发热、寒战、盗汗、乏力、咳嗽和胸痛等，严重者可出现呼吸困难，导致呼吸衰竭和死亡。肺外表现常见，全身播散尤其是中枢神经系统受累时病情危重，预后差。肺双相真菌病缺乏特征性影像学表现，通常需要组织病理学及真菌培养才能做出正确诊断。组织病理学方法简便快捷、特异性高，但与抗原或抗体检测相比灵敏度较低，常规染色切片多数真菌显色不良，易被漏诊，真菌数量过少特殊染色也难以发现；真菌培养是诊断的金标准，但缺点是耗时长、阳性率低。急性期血清、支气管肺泡灌洗液（BALF）及尿样中检测出抗原可帮助快速诊断。慢性感染时血清、BALF及尿样抗原检测多为阴性，但特异性IgG抗体阳性率高，有助于明确诊断。PCR检测的灵敏度及特异度仍有待明确。

1. 组织胞浆菌病

组织胞浆菌病主要流行于美洲（特别是北美大陆）、非洲及亚洲等地区，欧洲少见，我国大陆的相关报道近期呈上升趋势。吸入被鸟类或蝙蝠粪便污染的泥土或尘埃中的真菌孢子可致本病发生。根据暴露的强度、宿主的免疫状态及其肺功能，组织胞浆菌病可表现为急性肺组织胞浆菌病、亚急性肺组织胞浆菌、慢性空洞性肺部感染及进行性播散性组织胞浆菌病。

急性发病时胸部 CT 表现为弥漫性网织状或粟粒性结节浸润，可伴有纵隔或肺门淋巴结肿大。亚急性期可见纵隔或肺门淋巴结肿大及局灶性斑片状肺浸润。慢性空洞性肺部感染者多有肺气肿等肺部基础疾病，临床表现类似肺结核，影像学可见肺实变，以上叶常见，肺尖部可形成空洞，伴有胸膜增厚，肺容积变小。进行性播散性组织胞浆菌病通常发生于免疫缺陷患者，常伴肝、脾和淋巴结肿大，以面部及颈部为主的皮肤溃疡、肉芽肿、结节、脓肿或坏死性丘疹等，也可波及口、鼻、咽喉、男性外生殖器及四肢等。中枢神经系统组织胞浆菌病包括脑膜炎、脑或脊髓的实质性病变等。治疗上中度、重度肺组织胞浆菌病或全身播散者，建议给予两性霉素 B 脂质体 3 ~ 5mg/kg/d 静脉注射，2 周后序贯伊曲康唑口服治疗。慢性患者给予伊曲康唑口服，疗程至少 1 年。新型唑类药物泊沙康唑和伏立康唑也有抗组织胞浆菌的活性。

2. 球孢子菌病

球孢子菌病在美国西南地区流行。大多数的感染是由于吸入土壤中孢子或经皮肤破损处而感染。球孢子菌病的易患因素包括：高龄、在流行区居住或旅行、免疫抑制状态（包括艾滋病）、妊娠和能接触到球孢子菌污染物的职业。球孢子菌病的感染多呈自限性，95% 有症状的患者可以在几周后自行痊愈。大约 1% 的患者出现感染播散表现，主要侵犯肺、胸膜、皮肤、软组织、骨关节、肌肉和脑膜。约有 1/4 的患者存在嗜酸粒细胞增多症。慢性球孢子菌病病情进展往往表现为肺尖浸润性空洞而类似于肺结核，外围腔可以溃破形成气胸或积脓。与其他地方性真菌疾病相比，球孢子菌病的胸膜表现尤为突出。胸部影像学常表现为肺浸润、胸腔积液和肺门淋巴结肿大。约 5% 的患者为肺结节和空洞。免疫低下者可能表现为弥漫性"粟粒型"病灶。治疗上可口服氟康唑或伊曲康唑，疗程 3 ~ 6 个月，肺部空洞或弥漫性病灶者建议疗程为 12 ~ 18 个月。免疫功能低下伴肺部弥散性播散灶的患者，建议使用两性霉素 B 脂质体治疗，2 周后序贯氟康唑或伊曲康唑口服。

3. 芽生菌病

芽生菌病的流行区域与组织胞浆菌病重叠。由于挖掘操作和在航道水域附近居住已成为了芽生菌病暴发流行的危险因素。芽生菌病与组织胞浆菌病和球孢子菌病相比并不为常见。肺是芽生菌病最常侵袭的器官，常累及皮肤、骨骼和泌尿生殖系统，也可以出现中枢神经系统播散病灶。严重的肺芽生菌病常见于免疫功能低下的年幼者和糖尿病者。约 10% 的病例可能迅速进展为 ARDS 和感染性休克，病死率达 60%。影像学表现无特征性。急性肺芽生菌病的最常见表现包括大叶实变、支气管充气征和结节性浸润。粟粒性结节和间质浸润多发生在危重患者。纵隔或肺门淋巴结肿大和胸腔积液很少见。病情严重或合并中枢神经系统感染的患者建议使用两性霉素 B 脂质体治疗，临床症状改善后序贯伊曲康唑维持治疗 6 ~ 12 个月。伏立康唑可用于治疗芽生菌病。

4. 马尔尼菲青霉病

马尔尼菲青霉病主要分布于东南亚国家及我国南方一带，多见于艾滋病患者及免疫力低下人群。在艾滋病患者机会感染中仅次于结核杆菌和新型隐球菌，居第三位，是艾滋病患者主要死亡因素之一。艾滋病患者马尔尼菲青霉病多呈播散型，可累及肺、肝、皮肤、肠等多个组织器官，肺通常是最早受累的器官，常见贫血、肝、脾、淋巴结肿大、皮肤黏膜受损等，其中较有特征性的为脐凹样皮疹（丘疹中央坏死呈脐凹状），可破溃流脓，还可形成表皮脓疱或多发性皮下脓肿。胸部 CT 常呈肺内多发浸润性病灶或局限性肺实变及磨玻璃密度影，肺门或纵隔淋巴结增大，胸腔积液，肺间质病变，粟粒样病变及肺气囊。艾滋病患者及时有效的抗真菌及进行高效抗逆转录病毒治疗是治疗成功的关键。临床较常应用的抗真菌药物有两性霉素 B、伊曲康唑、氟康唑。对伊曲康唑、氟康唑、两性霉素 B 耐药者可尝试使用伏立康唑治疗。

（王 东 张 波）

第九章 肺脓肿

肺脓肿是由于多种病原菌所引起的肺实质坏死的肺部化脓性感染。早期为肺组织的感染性炎症，继而坏死液化，由肉芽组织包绕形成脓肿。临床主要表现为高热、咳嗽、脓肿破溃进入支气管后咳大量脓臭痰。脓肿一般为单个病灶，偶尔可出现多发性散在病灶，典型胸部 X 线显示肺实质呈圆形空腔并伴有气液平面。本病可见于任何年龄，多发生于青壮年，男性多于女性。临床上，根据感染的不同病因和感染途径将肺脓肿分为三种类型：吸入性肺脓肿、继发性肺脓肿和血源性肺脓肿；根据发病的时间可分为急性肺脓肿和慢性肺脓肿。自抗生素广泛应用以来，肺脓肿的发病率已明显下降。

【诊断要点】

根据有口腔手术、昏迷、呕吐、异物吸入等病史，结合临床表现如急性或亚急性起病，畏寒发热，咳嗽和咳大量脓性痰或脓臭痰，外周血白细胞总数和中性粒细胞比例显著增高，胸部 X 线检查显示肺部大片浓密炎性阴影中有脓腔及液平的征象，可以作出急性肺脓肿的诊断；血培养、痰培养，包括需氧菌与厌氧菌培养，有助于病原学诊断。有皮肤创伤感染、疖肿等化脓性病灶者，出现发热不退、咳嗽、咳痰症状，胸部 X 线显示双肺多发性小脓肿，可诊断血源性肺脓肿。

1. 临床表现

（1）症状

①急性吸入性肺脓肿：起病急骤，患者畏寒、发热，体温可高达 39～40℃。伴咳嗽、咳黏液痰或黏液脓痰。炎症波及局部胸膜可引起胸痛，呼吸时加重。病变范围较大者，可出现气急。此外，还有精神不振、乏力、纳差等。如感染不能及时控制，约 1～2 周后咳嗽加剧，脓肿破溃于支气管，咳出大量脓臭痰及坏死组织，每天可达 300～500ml，臭痰多为厌氧菌感染所致。约有 1/3 的患者有痰血或小量咯血，偶有中量、大量咯血。如治疗及时有效，一般在咳出大量脓臭痰后体温即明显下降，全身毒性症状随之减轻，数周以后一般情况逐渐恢复正常，获得治愈。如机体抵抗力下降和病变发展迅速时，脓肿可破溃到胸膜腔，出现突发胸痛、气急等脓气胸症状。

②继发性肺脓肿：多继发于肺部其他疾病，如细菌性肺炎或支气管扩张、支气管肺癌、空洞型肺结核等，或继发于葡萄球菌性肺炎、肺炎杆菌肺炎、流感嗜血杆菌肺炎及军团菌肺炎等，可在发病后 2～3 周，此时肺炎本应治愈或好转，再出现高热、脓痰量增加，常伴乏力等症状。

③血源性肺脓肿：常有肺外感染史，先有原发病灶引起的畏寒、高热等全身的脓毒血症的症状，经数日至两周才出现咳嗽、咳痰，痰量不多，极少咯血。

④慢性肺脓肿：急性阶段未能及时有效治疗，支气管引流不畅，抗菌治疗效果不佳、不充分、不彻底，迁延 3 个月以上即为慢性肺脓肿。患者常有慢性咳嗽、咳脓痰、

反复咯血、不规则发热、贫血、消瘦等慢性毒性症状。

（2）体征　体征与肺脓肿的大小和部位有关。疾病早期病变较小或为肺深部病变，肺部可无异常体征，或患侧出现湿性啰音等肺炎体征。病变继续发展、病变较大时，可出现实变体征，叩诊呈浊音或实音，可闻及支气管呼吸音，有时可闻湿啰音。疾病较晚时，肺脓肿脓腔较大时，支气管呼吸音更明显，可有空瓮音或空洞性呼吸音。如病变累及胸膜可闻及患侧胸膜摩擦音或出现胸腔积液的体征。产生脓胸或脓气胸时可出现相应的体征。慢性肺脓肿患者患侧胸廓略塌陷，叩诊浊音，呼吸音减低，常有杵状指（趾）。血源性肺脓肿体征大多为阴性。

2. 辅助检查

（1）周围血象　外周血白细胞总数升高，可达（20～30）×10⁹/L，中性粒细胞在90%以上，核明显左移，常有中毒颗粒。慢性肺脓肿患者的白细胞可稍升高或正常，但可有轻度贫血，血沉加快。

（2）病原学检查　痰液涂片革兰氏染色检查、痰液培养（包括厌氧菌培养和细菌药物敏感试验）。可采用纤维支气管镜防污染毛刷采集标本或经胸腔穿刺采集胸腔脓液，进行厌氧菌和需氧菌培养。血源性肺脓肿患者的血培养可发现致病菌。

（3）影像学检查　肺脓肿的胸部X线表现根据类型、病期、支气管的引流是否通畅以及有无胸膜并发症而有所不同。

吸入性肺脓肿在早期化脓性炎症阶段，其典型的X线征象为大片密度较高的炎性模糊浸润阴影，边缘不清，分布在一个或数个肺段，与细菌性肺炎相似。脓肿形成后，大片密度高的炎性阴影中出现圆形透亮区及液平面。消散期脓腔周围炎症逐渐被吸收，脓腔缩小而至消失，最后残留少许纤维条索阴影。

慢性肺脓肿脓腔壁增厚，内壁不规则，周围炎症略消散，但不完全，伴纤维组织显著增生，并有程度不等的肺叶收缩，胸膜增厚。纵隔向患侧移位。

血源性肺脓肿在一侧或两侧圆形多发的浸润阴影，中心可见透亮区及液平。

肺脓肿并发脓胸时，患侧胸部呈大片浓密阴影，若伴发气胸则可见液平。

胸部CT扫描较普通的胸部平片敏感，胸部CT检查可发现多发类圆形的厚壁脓腔，脓腔内可有液平出现。脓腔内壁常表现为不规则状，周围有模糊炎性阴影。

（4）纤维支气管镜检查　纤维支气管镜检查有助于明确病因、病原学诊断及治疗。如见异物，取出可以解除梗阻，使气道引流恢复通畅；如怀疑肿瘤，可通过组织活检做病理检查明确诊断；经支气管镜保护性防污染采样，做相应的病原学培养，可明确病原。借助支气管镜吸引脓液和病变部位注入抗生素，可促进支气管引流和脓腔愈合。

3. 鉴别诊断

肺脓肿由于肺内空腔样病变应与下列疾病相鉴别。

（1）细菌性肺炎　早期肺脓肿与细菌性肺炎在症状及X线表现上很相似。细菌性肺炎中肺炎球菌肺炎最常见，常有口唇疱疹、咳铁锈色痰而无大量黄脓痰。胸部X线检查示肺叶或肺段实变或呈片状淡薄炎性病变，边缘模糊不清，但无脓腔形成。如细菌性肺炎经正规的抗生素治疗后高热不退、咳嗽加剧并咳出大量脓痰时，应考虑肺脓肿的可能。

（2）空洞型肺结核　发病缓慢，病程长，常伴有午后低热、乏力、盗汗、长期咳嗽、食欲减退、反复咯血等症状。胸部 X 线检查提示空洞壁较厚，其周围可见结核浸润病灶，或伴有斑点、结节状病变，一般空洞不伴液平，有时伴有同侧或对侧的结核播散病灶。痰中可找到结核杆菌。继发感染时亦可有多量黄脓痰，应结合过去史，在治疗继发感染的同时，反复查痰涂片，抗酸染色可发现结核杆菌。

（3）支气管肺癌　支气管肺癌阻塞支气管可引起阻塞性炎症及支气管化脓性感染，形成肺脓肿。其病程相应较长，脓痰量相应较少。由于支气管引流不畅，阻塞性感染引起的炎症及发热多不容易控制。肺鳞癌病变本身可发生坏死液化，形成空洞，即"癌性空洞"，但一般无急性感染的症状，胸部 X 线检查显示空洞壁较厚，多呈偏心空洞，残留的肿瘤组织使空洞内壁凹凸不平，空洞内一般无液平，空洞周围亦较少有炎症浸润。由于癌肿经常发生转移，可有肺门淋巴结肿大，故不难与肺脓肿鉴别。通过 X 线胸片、胸部 CT 扫描、痰脱落细胞检查和纤维支气管镜组织活检等明确诊断。

（4）肺囊肿继发感染　肺囊肿呈圆形，腔壁薄而光滑，当继发感染时其周围组织可有炎症浸润，囊肿内可见液平，但炎症反应较轻，常无明显的感染中毒症状，咳嗽较轻，脓痰较少。感染控制、炎症吸收后可呈现光滑整洁的囊肿壁。若有感染前的 X 线片相比较，则更易鉴别。

【治疗原则】

1. 一般治疗

肺脓肿患者一般多有消耗性表现，特别是体质差者应加强营养支持治疗，如补液、高营养、高维生素治疗。有缺氧表现时可以吸氧。

2. 抗生素治疗

在应用抗生素之前应送痰、血和胸腔积液等标本做需氧和厌氧菌培养，以及药物敏感试验，应根据药物敏感试验结果调整抗生素。

吸入性肺脓肿是以厌氧菌感染为主的混合性感染，一般对青霉素敏感，疗效较佳，因此经验治疗应首选青霉素。根据病情，每天剂量为静脉滴注 240 万～1000 万 U，严重感染时可用 2000 万 U/d。对厌氧菌感染还可以选用或联合其他抗厌氧菌感染治疗。如林可霉素 1.8～2.4g/d 静脉滴注；克林霉素 0.6～1.8g/d，分 2～3 次肌注或静脉滴注，甲硝唑 1.0～1.5g/d，分 2～3 次静脉滴注。当疗效不佳时，应根据细菌培养的药敏结果选用合适的抗生素。

血源性肺脓肿多为金黄色葡萄球菌感染，可选用耐青霉素酶的半合成青霉素如苯唑西林钠 6～12g/d，分次静脉滴注，亦可加用氨基糖苷类或第二代头孢菌素；耐甲氧西林金黄色葡萄球菌（MRSA）应选用万古霉素。革兰氏阴性杆菌感染时，常用第二代、第三代头孢菌素（头孢西丁、头孢噻肟、头孢他啶）、氟喹诺酮（左氧氟沙星、莫西沙星），必要时可联合使用氨基糖苷类抗生素，如嗜肺军团菌所致的肺脓肿，红霉素和氟喹诺酮治疗有良效，对阿米巴原虫引起的肺脓肿，应选择甲硝唑治疗。

抗菌药治疗的疗程一般为 8～12 周左右，直到临床症状完全消失，X 线胸片显示脓腔及炎性病变消散，或残留条索状纤维阴影为止。

在全身用药的基础上可以加上抗生素的局部治疗，如环甲膜穿刺经鼻导管气道内或经支气管镜局部给药，常用青霉素 40 万～80 万单位，5～10ml 生理盐水稀释。滴药后按脓肿部位采取适当体位静卧 1 小时。

3. 痰液引流

有效的痰液引流可以缩短病程、提高疗效。一般可采用体位引流，辅助以祛痰药、雾化吸入和纤维支气管镜吸引等。

4. 外科治疗

急性肺脓肿经有效抗菌药治疗后，大多数患者可治愈，少数治疗效果不佳，在全身状况和肺功能允许的情况下可考虑外科手术治疗。手术适应证为：①慢性肺脓肿经内科治疗 3 个月以上脓腔仍不缩小，感染不能控制或反复发作；②并发支气管胸膜瘘或脓胸，经抽吸冲洗脓液疗效不佳者；③大咯血经内科治疗无效或危及生命时；④支气管阻塞疑为支气管肺癌致引流不畅的肺脓肿。

（杨翼萌　孙铁英）

第十章 肺 结 核

肺结核（PTB）是由结核分枝杆菌感染引起的慢性呼吸道传染病，为结核病中最常见的类型。

肺结核被列为我国重大疾病之一。我国是全球 22 个结核病高负担国家之一，也是全球 27 个耐多药肺结核高负担国家之一，病例数仅次于印度而居全球第二位。

结核病可侵及全身各器官，其中肺结核为最常见类型，约占 85%，结核分枝杆菌痰菌阳性的患者是主要传染源，是防治的主要对象。在肺外结核病中，淋巴结结核、结核性胸膜炎、结核性脑膜炎、结核性心包炎、肝结核、脾结核、骨关节结核、泌尿生殖系结核病较多见。结核病常因各种不同的相关症状而首诊于综合医院临床各科，据统计，90% 以上的肺结核患者首诊于综合医院。在内科日常诊疗工作中，无论是长期发热，还是慢性咳嗽、咳痰、咯血，胸腹腔及心包腔积液，以及肺部异常阴影等的病因学诊断，结核病都是需注意鉴别的重要病种之一。

基于感的结核分枝杆菌的数量、毒力以及机体的免疫与变态反应等诸多影响，结核性病变或以渗出性病变为主（结核性炎症），或以增殖性病变为主（结节性病变），或以变质为主（干酪样坏死、溶解乃至空洞形成），而有不同的临床表现与经过，上述三种病理改变可交错并存、互相转化，使肺结核的胸部 X 线表现呈现多样化。

【诊断要点】

根据病史、临床症状、实验室检查、胸部 X 线表现，排除相关疾病是诊断肺结核的主要依据。

1. 临床表现

肺结核的临床表现是机体对疾病发生、发展的反应，其表现复杂多样，轻重缓急不一。20% 的患者可无症状，或症状轻微易被忽视，这取决于宿主的状况，细菌的毒力、传播途径、病理变化、被侵及器官及其范围。

（1）全身症状　常见低热、食欲不振、全身乏力、盗汗、体重减轻等结核中毒症状。发热多为长期午后低热至中度发热，多数患者可于有效治疗 2~4 周内退热。

（2）呼吸系统症状　咳嗽、咳痰 2 周以上是最常见的症状。早期轻症肺结核可无咳嗽或仅有轻微干咳或少量白黏痰，病变活动、空洞形成、并发结核性支气管扩张时则咳嗽频繁伴多量白黏痰或黄痰或血痰、咯血，咯血量因累及血管的大小、动脉、静脉或毛细血管而不同。

（3）体格检查　可无阳性体征，也可在患处闻及湿啰音，当伴有支气管结核、管腔狭窄时可闻及局限性哮鸣音，肺实变时可闻及支气管呼吸音或支气管肺泡呼吸音。当伴有肺外结核时则可呈现其各自相应的体征。

2. 实验室检查

（1）血象　正常。

（2）结核菌素纯蛋白衍生物（PPD）皮肤试验　是判断结核感染和活动性结核的辅助检查方法，但不能区分卡介苗接种和自然感染。免疫功能低下或并发 HIV 感染/AIDS 者假阴性率更高。

（3）淋巴细胞培养＋γ干扰素释放试验　可鉴别卡介苗接种后反应与结核自然感染，对免疫功能低下合并结核感染的患者，阳性率明显高于 PPD 皮肤试验，为筛查潜伏结核感染提供了有利的工具，但在鉴别潜伏感染与活动性肺结核方面仍需结合临床。

（4）血清学检查　应用酶联免疫法检测患者血清中结核特异性抗体是结核病常用的辅助诊断，由于采用不同的抗原，检测的敏感性及特异性均不同，至今临床应用价值评价不一。

（5）痰结核分枝杆菌学检查及药物敏感试验　包括痰结核分枝杆菌涂片及培养，是肺结核病原学诊断的直接证据，是临床确诊、判断疗效的重要依据，但涂片染色法检出率不高，不能与非结核分枝杆菌鉴别。分离培养法有液体培养基和固体培养基两种方法，液体培养时间需 4 ~ 6 周左右，固体培养基需要 8 周左右。结核分枝杆菌培养阳性的菌株可做药物敏感试验，确定耐药类型，为制订方案提供依据。

（6）分子生物学检查　可做结核分枝杆菌的基因检测，确定是否为结核分枝杆菌并做耐药基因检测，确定单耐药、利福平耐药，耐多药和广泛耐药结核病。

3. 辅助检查

（1）胸部 X 线检查　胸部 X 线及 CT 检查是诊断肺结核的主要手段之一。肺结核胸部 X 线表现可有如下特点：多发生在肺上叶尖后段、肺下叶背段、后基底段；病变可局限也可多肺段侵犯；X 线影像可呈多形态表现（即同时呈现渗出、增殖、纤维和干酪性病变），也可伴有钙化；易合并空洞，并伴有支气管播散灶；可伴胸腔积液、胸膜增厚与粘连；呈球形病灶时结核球直径多在 3cm 以内，周围可有卫星病灶，内侧端可有引流支气管征；病变吸收慢（一个月以内变化较小）。

胸部 CT 及增强 CT 扫描对以下情况有补充性诊断价值：发现胸内隐匿部位病变，包括气管、支气管内病变；早期发现肺内粟粒阴影；诊断有困难的肿块阴影、空洞、孤立结节和浸润阴影的鉴别诊断。

影像学检查对异常阴影的发现及定位显著优于其他检查，但在定性诊断方面则需密切结合临床及细菌学等各项检查，全面综合考虑。

（2）支气管镜检查　支气管镜检查对气管、支气管结核、涂阴或菌阴肺结核都具有重要的诊断价值，通过纤维支气管镜吸取分泌物、刷检、活检以及支气管肺泡灌洗液常可提供细菌学及病理学证据。另外，还可通过支气管镜明确咯血部位，也可进行支气管结核的治疗。

（3）肺活组织检查　原因不明的周围性肺内肿块或肺门纵隔肿块经上述各项检查仍未确诊者，需要进行活组织检查以明确诊断，检查的方式较多，最常见的是 CT 定位下经胸壁皮肤针刺活检。

（4）诊断和试验性治疗　高度怀疑肺结核但未获确切证据，且基本上可排除其他非结核性肺部疾病，又无使用抗结核治疗禁忌证者，可在严密观察下进行诊断性治疗。

4. 结核病分类

2017 年中华人民共和国国家卫生和计划生育委员会发布结核病分类标准，2018 年

5 月 1 日实施。

肺结核是指结核病变发生在肺、气管、支气管和胸膜等部位。分为以下 5 种类型：

（1）原发性肺结核　包括原发综合征和胸内淋巴结结核（儿童尚包括干酪性肺炎和气管、支气管结核）。

（2）血行播散性肺结核　包括急性、亚急性和慢性血行播散性肺结核。

（3）继发性肺结核　包括浸润性肺结核、结核球、干酪性肺炎、慢性纤维空洞性肺结核和毁损肺等。

（4）气管、支气管结核　包括气管、支气管黏膜及黏膜下层的结核病。

（5）结核性胸膜炎　包括干性、渗出性胸膜炎和结核性脓胸。

5. 菌阴肺结核的诊断

菌阴肺结核为 3 次痰涂片及 1 次痰培养阴性的肺结核。其诊断标准为：

（1）典型肺结核的临床症状和胸部 X 线表现。

（2）抗结核治疗有效。

（3）临床上可排除其他非结核性肺部疾患。

（4）结核菌素（PPD 5TU）皮肤试验强阳性；血清抗结核抗体阳性。

（5）痰结核菌 PCR 探针检测阳性。

（6）肺外组织病理检查证实结核病变。

（7）支气管肺泡灌洗液（BALF）检出抗酸杆菌。

（8）支气管或肺部组织检查证实结核性改变。

存在肺部疾患具备（1）～（6）条中三项或（7）～（8）条中任何一项可确诊。

【治疗原则】

1. 治疗原则

化学治疗是结核病的基本治疗。早期、规律、联合、适量、全程是结核病化疗的原则，以达到消灭结核分枝杆菌、治愈疾病、防止耐药菌产生、减少复发的目的。

2. 化疗方案

根据结核病治疗的情况，分为初治敏感、复治敏感及耐药结核病的治疗。

（1）初治敏感肺结核　指从未接受过抗结核药物治疗或接受过抗结核药物治疗但不超过 1 个月的痰菌阳性［涂片及（或）培养］，选用下列方案：2HRZE/4HR（H：异烟肼，R：利福平，Z：吡嗪酰胺，E：乙胺丁醇，数字前为治疗月数。）

注：2 个月末痰菌检查仍为阳性，药敏检测敏感者则应延长 1 个月的强化期治疗；治疗过程中任何一次痰细菌学检查阳性，均为初治失败；初治失败无耐药者用复治肺结核治疗方案治疗；血行播散性肺结核、气管支气管结核、肺结核合并糖尿病和矽肺等患者适当延长疗程至 12 个月；儿童结核严格按照体重用药，无判断能力者（5 岁以下）慎用乙胺丁醇。

（2）复治敏感肺结核　治疗方案为 2HRZES/6HRE 或 3HRZE/6HRE。

注：不能使用链霉素的患者，延长 1 个月的强化期，即 3HRZE/6HRE，2 个月末痰菌仍阳性，快速药敏，延长 1 个月的强化期，治疗前应尽可能做药敏试验。

（3）耐药肺结核　根据药物敏感试验结果可分为单耐药、多耐药、利福平耐药、耐多药及广泛耐药。单耐药是对一种抗结核药物耐药；多耐药是对一种以上的抗结核药物耐药，但不同时耐异烟肼和利福平；耐多药（MDR-TB）是至少同时耐异烟肼和利福平的多耐药结核病；广泛耐药（XDR-TB）是对任意一种氟喹诺酮类药物及对三种二线抗结核注射剂（卡那霉素、阿米卡星和卷曲霉素）中的至少一种耐药的耐多药结核病。

为方便耐多药结核病患者制定化疗方案，根据分子生物学方法确定利福平是否耐药分为利福平敏感结核病和利福平耐药结核病。

①利福平敏感者抗结核病的药物分类（表10-1）

表10-1　利福平敏感结核病药物分类

组别	药名（缩写）
一线口服类抗结核药	异烟肼（H）、利福平（R）、乙胺丁醇（E）、吡嗪酰胺（Z）、利福布汀（Rfb）、利福喷丁（Rpt）、对氨基水杨酸异烟肼（Pa）、大剂量异烟肼（Hh）
注射类抗结核药	链霉素（S）、阿米卡星（Am）、卷曲霉素（Cm）
氟喹诺酮类药	左氧氟沙星（Lfx）、莫西沙星（Mfx）、加替沙星（Gfx）
二线口服类抗结核药	丙硫异烟胺（Pto）/乙硫异烟胺（Eto）、环丝氨酸（Cs）/特立齐酮（Trd）、对氨基水杨酸（PAS）
其他抗结核药物	贝达喹啉（Bdq）、德拉马尼（Dlm）、利奈唑胺（Lzd）、氯法齐明（Cfz）、亚胺培南/西司他丁（Ipm/Cln）、美罗培南（Mpm）、氨硫脲（Thz）、阿莫西林/克拉维酸钾

本组分类适合单耐药和多耐药肺结核患者，选择药物的原则是一线药物应选尽选，不能组成4个药的有效方案时优选第三组氟喹诺酮类药物，其次第二组注射类药物以及第四组和第五组药物，最终选择4个敏感药物组成方案。对于初治异烟肼单耐药患者可选择大剂量异烟肼，即600mg/日。

②利福平耐药结核病治疗药物选择：随着分子生物学的发展，利福平耐药结核病能够早期发现，这部分患者既可能是初始利福平耐药结核病，也可能是复治利福平耐药结核病患者，其药物分类见表10-2。

表10-2　利福平耐药时抗结核病药物分类

组别	药物	缩写
A组	左氧氟沙星	Lfx
	莫西沙星	Mfx
	贝达喹啉	Bdq
	利奈唑胺	Lzd
B组	氯法齐明	Cfz
	环丝氨酸	Cs
	特立齐酮	Trd
C组	乙胺丁醇	E
	德拉马尼	Dlm
	吡嗪酰胺	Z

组别	药物	缩写
C组	亚胺培南/西司他丁	Ipm – Cln
	美罗培南	Mpm
	阿米卡星（或者链霉素或者卷曲霉素）	Am（S，Cm）
	乙硫异烟胺	Eto
	丙硫异烟胺	Pto
	对氨基水杨酸	PAS
	对氨基水杨酸异烟肼	Pa

本组分类适合于利福平耐药，耐多药以及广泛耐药结核病患者。在能够获得 A 组和 B 组药物的情况下，2 组药物都需要选择，如果不能获得贝达喹啉，可以考虑用注射类药物替代。

（初乃惠）

第十一章　呼 吸 衰 竭

呼吸衰竭（简称"呼衰"），是由于肺内和（或）肺外各种原因引起肺通气功能和（或）换气功能障碍，导致患者不能进行有效的气体交换，在海平面，大气压、静息状态下呼吸空气时，产生严重缺氧（或）伴二氧化碳潴留，从而引起一系列生理功能和代谢紊乱。呼吸衰竭是指全部呼吸系统的功能不全（包括肺、胸壁、脑），不能完成正常的氧供给和二氧化碳的清除。最终将在细胞水平影响呼吸功能。

多种因素都会导致呼吸衰竭，常见病因可归纳为以下两个方面：

（1）中枢神经系统及传导系统疾病、呼吸肌疾患、呼吸道疾病和胸廓疾病等，均可引起呼吸动力损害、增加气道阻力和限制肺的扩张，导致通气不足、通气与血流比例失调，产生缺氧，或伴二氧化碳潴留。

（2）肺组织病变，如肺炎、肺不张、肺水肿、急性肺损伤、肺血管病和肺纤维化，主要引起通气和血流比例失调、肺内静脉血分流增加和弥散功能障碍，导致换气功能损害，发生缺氧，因通气过度引起二氧化碳分压降低，出现Ⅰ型呼吸衰竭。严重者因肺部病变加重、呼吸肌疲劳伴二氧化碳潴留而出现酸中毒。

根据病因和发病机制，呼吸衰竭可分为急性呼吸衰竭和慢性呼吸衰竭。

【诊断要点】

1. 临床表现

（1）呼吸困难　表现为呼吸频率、幅度、节律和体位的改变。如 COPD 呼衰由慢而深的呼吸变为浅快；半卧位或坐位，辅助呼吸肌参与点头或提肩呼吸。ARDS 患者由快而深大变为浅弱呼吸，伴鼻翼扇动。中枢性呼衰呈潮式、间歇或抽泣样呼吸等。

（2）紫绀　是缺氧的典型表现。当 $SaO_2 < 85\%$ 时，可在口唇、指甲出现发绀。

（3）精神神经症状　急性缺氧可立即出现精神错乱、恐惧、狂躁、昏迷、抽搐等症状；慢性缺氧多有智力或定向功能障碍。高碳酸血症在中枢性抑制之前出现失眠、烦躁、躁动的兴奋症状，随后因中枢抑制表现为神志淡漠、肌肉震颤、间歇抽搐、昏睡，甚至昏迷等，并出现腱反射消失，锥体束征阳性。急性呼吸性酸中毒，$pH < 7.30 \sim 7.25$ 时，会出现精神症状。

（4）血液循环系统症状　心率加快，血压上升和右心功能不全的体征。二氧化碳潴留可出现皮肤温暖、颜面红润和搏动性头痛。严重缺氧和酸中毒（$pH < 7.30 \sim 7.25$）会引起心肌损害、血压下降、心律失常、心脏停搏（$pH < 6.8$）。

（5）消化道和泌尿系统症状　严重缺氧和二氧化碳潴留可引起肝肾功能损害。常因胃肠道黏膜充血水肿、糜烂渗血，或应激性溃疡出血。吐咖啡样物或黑便，隐血试验阳性。肾功能损害者还可出现尿少、无尿等。

2. 诊断依据

（1）患者有急性或慢性呼吸衰竭基础疾病的病史及诱因。

（2）缺氧和（或）伴有二氧化碳潴留的临床表现。

（3）动脉血气分析能确诊呼吸衰竭的类型及其程度，对指导氧疗、机械通气各种参数的调节，以及纠正酸碱失衡和电解质紊乱均有重要意义。

3. 诊断标准

呼吸空气条件（海平面大气压）下，$PaO_2 < 60mmHg$，$PaCO_2$ 正常或降低，诊断为 Ⅰ 型呼吸衰竭。若同时伴有 $PaCO_2 > 50mmHg$，诊断为 Ⅱ 型呼吸衰竭。根据病程的发展，可分为急性呼吸衰竭和慢性呼吸衰竭。慢性呼吸衰竭因机体的代偿，将 $PaO_2 < 55mmHg$、$PaCO_2 > 55mmHg$ 作为慢性呼吸衰竭诊断的参考指标，且无明显酸中毒。

【治疗原则】

1. 对呼吸衰竭的病因和诱因作相应处理

2. 保持呼吸道通畅　据患者情况作相应处理；应用祛痰剂，鼓励患者咳痰；应用雾化吸入 β_2 受体激动剂和胆碱能受体阻滞剂扩张支气管。吸入或静脉应用糖皮质激素；排痰能力较差的患者可吸出口腔、咽喉部的分泌物和胃内返流物，有条件可用纤维支气管镜将分泌物吸出，或采用气管插管或气管切开吸痰后机械通气。

3. 氧疗和改善换气功能

（1）通过鼻导管、鼻塞、面罩和机械通气及氧疗。调节吸入氧流量或氧浓度，使 $PaO_2 > 60mmHg$、SaO_2（SpO_2）$> 90 \sim 95\%$。鼻导管或鼻塞（闭口呼吸）的吸入氧浓度（FiO_2）$= (\dot{V}_1O_2 \times Ti/T_{tot} \times 79\%) / \dot{V}E$，从公式中可知 FiO_2 与吸入氧流量（VIO_2）和吸气时间与呼吸时间之比成正比，而与每分钟通气量（$\dot{V}E$）成反比。使用文丘里面罩供氧是利用氧流量产生负压，吸入的空气来稀释氧，使 $\dot{V}_1O_2$ 控制在 25% ～ 50% 氧浓度。机械通气吸入氧浓度是通过氧电极检测呼吸机为空气与氧混合器的 FiO_2。

（2）加用呼吸末正压（PEEP）的机械通气模式。PEEP 有利于陷闭的小气道和肺泡复张，减轻肺泡和肺间质水肿，改善患者的通气与血流比例、弥散功能，更为重要的是降低肺内静脉血的分流量，提高氧合功能。PEEP 的数值应符合患者的病理生理的需要，PEEP 过高反而增高肺泡压，可引起肺损伤，影响血流动力学。

（3）注意出入液量平衡，减轻肺水肿，必要时在患者血流动力学和电解质（血钾）允许的条件下，应用利尿剂。

（4）并发肾功能不全时，在条件许可下，可进行血液净化，改善肺水肿，清除炎症介质。

（5）糖皮质激素对非感染因素有效，如脂肪栓塞，羊水栓塞、中毒性肺损伤，经大剂量短时间的应用，对改善非感染性肺水肿有良好的效果。

4. 增加肺泡通气量，改善二氧化碳潴留

肺泡通气不足致二氧化碳潴留，只有增加肺泡通气量才能有效地排出二氧化碳。无创或有创机械通气治疗呼吸衰竭不仅能增加有效肺泡通气量，亦可改善氧合功能。

5. 纠正酸碱平衡失调和电解质紊乱

呼吸性酸中毒时应通过增加通气量来纠正，如急性呼吸衰竭或慢性呼吸衰竭急性加重产生严重酸中毒，pH < 7.25 或发生低血压，或合并代谢性酸中毒，应适当补充碳

酸氢钠。呼吸性酸中毒合并代谢性碱中毒且有碱血症者，可适当补氯化钾或氯化钠溶液。

6. 抗感染治疗

呼吸道感染是呼吸衰竭最常见的诱因。建立人工气道机械通气后或免疫功能低下的患者易反复发生感染，且不易控制。应根据痰细菌、真菌等培养和药物敏感试验结果等，选择有效的抗生素。

7. 合并症的防治

呼吸衰竭可合并消化道出血、心功能不全、休克、肝功能障碍、肾功能障碍、凝血功能障碍，或并发气胸纵隔气肿，应作相应治疗。

8. 营养支持

呼吸衰竭机体代谢增加，易发生营养不良。急性加重时，应作鼻饲高蛋白、高脂肪和低碳水化合物，以及多种维生素和微量元素的饮食，必要时给予静脉高营养。营养途径包括：①经胃肠营养；②胃肠外营养。营养成分为高蛋白（15%～20%），高脂肪（30%～35%），低碳水化合物（45%～50%），适量维生素及微量元素。原则：小量开始，循序渐进。应保证热卡量为基础能耗的20%～50%，经验上1500～2000k/d

（附：基础能耗：BEE（男性）= 66.47 + 13.75W + 5H − 6.8A（kcal）

BEE（女性）= 66.5 + 9.68W + 1.85H − 4.68A（kcal））

由各种疾病，如COPD、支气管哮喘、肺间质纤维化引起的慢性呼吸衰竭和ARDS的处理可参考相应章节。

（刘　双）

第十二章　急性呼吸窘迫综合征

急性肺损伤（ALI）/急性呼吸窘迫综合征（ARDS）是一种常见危重病，严重威胁重症患者的生命并影响其生存质量。ARDS 的早期描述以临床表现（呼吸窘迫）和组织学结果（肺透明膜形成）为特征。随着其后几十年研究和试验数据的积累，ARDS 的定义被国际共识几经修订，包括 1988 年提出的肺损伤评分（根据影像学、低氧血症、PEEP 和肺顺应性等 4 方面进行评分）、1994 年的美国欧洲共识定义和 2012 年的柏林定义等。

2012 年的柏林定义将 ARDS 描述为一种"可引起肺血管通透性增加、肺重量增加和通气减少的急性弥漫性炎症性肺损伤"，取消了 ALI 命名。研究人员对是否可更好定义 ARDS 仍存有争议。柏林定义因其诊断标准的特异性低且依赖于可靠的影像学解读而受到批评，ARDS 缺乏特定的诊断标准和生物标志物可导致延迟诊断或对该疾病认知不足，从而延迟治疗，也未能提出改善预后的支持性措施。

多种危险因素可诱发 ALI/ARDS，主要包括：①直接肺损伤因素：严重肺部感染，胃内容物吸入，肺挫伤，吸入有毒气体，淹溺、氧中毒等。②间接肺损伤因素：严重感染，严重的非胸部创伤，急性重症胰腺炎，严重烧伤、大量输血，体外循环，弥漫性血管内凝血等。

病因不同的 ARDS 患病率也明显不同。严重感染时 ALI/ARDS 患病率可高达 25% ~ 50%，大量输血可达 40%，多发性创伤达到 11% ~ 25%，而严重误吸时 ARDS 患病率也可达 9% ~ 26%。同时存在两个或三个危险因素时，ALI/ARDS 患病率进一步升高。另外，危险因素持续作用时间越长，ALI/ARDS 的患病率越高，危险因素持续 24 小时、48 小时及 72 小时时，ARDS 患病率分别为 76%、85% 和 93%。虽然不同研究对 ARDS 病死率的报道差异较大，总体来说，目前 ARDS 的病死率仍较高。

【诊断要点】

1. 临床表现

（1）急性起病，在直接或间接肺损伤后 12 ~ 72 小时内发病。

（2）常规吸氧后难以纠正低氧血症，除原发病相应症状外，最早表现为呼吸增快、进行性加重的呼吸困难。

（3）肺部体征无特异性，急性期双肺可闻及湿啰音，或呼吸音减低。

（4）早期病变以间质性为主，胸部 X 线检查常无明显改变。病情进展后可出现肺内实变，表现为双肺野普遍密度增高，透亮度减低，肺纹理增多、增粗，可见散在斑片状密度增高影，即弥漫性肺浸润影。

（5）无心功能不全证据。

2. 诊断标准

目前采用 2012 年柏林 ARDS 的诊断标准（满足如下 4 项条件）。

（1）发病时间（一周内发病），明确诱因下出现急性或进展性呼吸困难。

（2）影像学发现　X线或CT检查见双侧肺野浸润阴影。

（3）不能完全用心力衰竭或液体负荷过重解释的肺水肿。

（4）根据氧合指数 PiO_2/FiO_2（P/F）分层　轻度（P/F为200～300mmHg）、中度（P/F为100～200mmHg）、重度（P/F≤100mmHg）。

【治疗原则】

ARDS的现有治疗策略可分为支持性和特异性。主要治疗措施包括：积极治疗原发病、氧疗、机械通气以及调节体液平衡等。

1. 原发病治疗

全身性感染、创伤、休克、烧伤、急性重症胰腺炎等是导致ALI/ARDS的常见病因。严重感染患者有25%～50%发生ALI/ARDS，而且在感染、创伤等导致的多器官功能障碍（MODS）中，肺往往是最早发生衰竭的器官。积极控制原发病是遏制ALI/ARDS发展的必要措施。

2. 呼吸支持治疗

（1）氧疗　是纠正ALI/ARDS患者低氧血症的基本手段。一般需高浓度给氧，使 $PaO_2 \geq 60mmHg$，或 $SaO_2 \geq 90\%$。轻症患者可使用面罩给氧。

（2）无创机械通气（NIV）　可以避免气管插管和气管切开引起的并发症，预计病情能够短期缓解的早期ALI/ARDS患者可考虑应用无创机械通气。当ARDS患者神志清楚、血流动力学稳定，并能够得到严密监测和随时可行气管插管时可以尝试NIV治疗。免疫功能低下的患者发生ALI/ARDS早期可首先试用NIV。应用无创机械通气治疗ALI/ARDS时应严密监测患者的生命体征及治疗反应。神志不清、休克、气道自洁能力障碍的ALI/ARDS患者不宜应用无创机械通气。

（3）经鼻高流量氧疗（HFNC）　可保持恒定的供氧浓度并维持一定的呼气末正压水平，同时其充分加温、加湿功能可提高患者舒适性，与传统氧疗方式相比有明显优势，常应用于存在免疫抑制的呼吸衰竭患者的呼吸支持，以避免气管插管。目前资料显示与传统氧疗方式相比，HFNC并不能改善患者的28天病死率，两者的插管率也无明显差异。虽然高流量氧疗未能改善呼吸窘迫的症状及患者预后，但在早期气管插管不能获益的情况下仍不失为呼吸支持治疗的一种选择。

（4）有创机械通气　ARDS患者经高浓度吸氧仍不能改善低氧血症时应气管插管进行有创机械通气。对ARDS患者实施机械通气时应采用肺保护性通气策略（小潮气量、限制平台压、可允许性高碳酸血症、俯卧位通气等），气道平台压不应超过30～35cmH$_2$O。采用肺复张手法促进ARDS患者塌陷肺泡复张，改善氧合。应使用能防止肺泡塌陷的最低PEEP，有条件的情况下，应根据静态P-V曲线低位转折点压力+2cmH$_2$O来确定最佳PEEP。应尽量保留ARDS患者的自主呼吸。若无禁忌证机械通气的ARDS患者应采用30°～45°半卧位。常规机械通气治疗无效的重度ARDS患者，若无禁忌证可考虑采用俯卧位通气。对机械通气的ARDS患者，应制定镇静方案（镇静目标和评估），不推荐常规使用肌松剂。

（5）体外膜氧合技术（ECMO）　建立体外循环后可减轻肺负担，有利于肺功能恢复。应当严格掌握 ECMO 的使用指证，对于极为严重的 ARDS 患者，ECMO 治疗不能显著降低 60 天病死率，故需要进一步大规模研究结果来证实 ECMO 在 ARDS 治疗中的地位。

3. 药物治疗

（1）液体管理　高通透性肺水肿是 ALI/ARDS 的病理生理特征，肺水肿的程度与 ALI/ARDS 的预后呈正相关。因此，通过积极的液体管理，改善 ALI/ARDS 患者的肺水肿具有重要的临床意义。在保证组织器官灌注前提下，应实施限制性液体管理，有助于改善 ALI/ARDS 患者的氧合和肺损伤。存在低蛋白血症的 ARDS 患者，可通过补充白蛋白等胶体溶液和应用利尿剂，有助于实现液体负平衡，并改善氧合。为了达到脱水治疗目标，需要对 ARDS 进行积极液体管理，方案是在病程的前 7 天，需要保持液体出入量平衡，防止液体负荷过量。

（2）糖皮质激素　全身和局部的炎症反应是 ALI/ARDS 发生和发展的重要机制，研究显示血浆和肺泡灌洗液中的炎症因子浓度升高与 ARDS 病死率呈正相关。理论上 ARDS 应用糖皮质激素是一种较好的选择，但 Mata 分析结果显示 ARDS 早期使用糖皮质激素，血浆、白蛋白等胶体液并未能改善 ARDS 的转归。

ARDS 的其他治疗手段还包括一氧化氮（NO）吸入、早期补充肺泡表面活性物质、吸入前列腺素 E_1（PGE_1）、静脉注射 N－乙酰半胱氨酸（NAC）和丙半胱氨酸等抗氧化剂、使用布洛芬等环氧化酶抑制剂、细胞因子单克隆抗体或拮抗剂等。

（3）重组人活化蛋白 C（rhAPC 或称 Drotrecogin alfa）　具有抗血栓、抗炎和纤溶特性，已被试用于治疗严重感染。尚无证据表明 rhAPC 可用于 ARDS 治疗，但是，严重感染导致的重度 ARDS 患者，如果没有禁忌证，可考虑应用 rhAPC。rhAPC 高昂的治疗费用限制了它的临床应用。

（刘　双）

第十三章　原发性支气管肺癌

原发性支气管肺癌是指原发于支气管、肺的肿瘤，绝大多数起源于各级支气管黏膜上皮，部分起源于支气管腺体或肺泡上皮，简称肺癌。肺癌是最常见的恶性肿瘤之一，随着低剂量 CT 在健康体检或高危人群中的应用，早期肺癌的诊断率有所提高，但在世界范围内无论男性还是女性，肺癌均仍是癌症死亡的主要原因。

【诊断要点】

病理学诊断是确诊肺癌最可靠的依据，对于怀疑肺癌的患者，应尽可能获取组织和细胞学标本进行病理学检查。在无法获得组织或细胞标本的情况下，根据患者的临床表现、危险因素以及典型的影像学特点，排除其他疾病后，可以做出临床诊断。

1. 危险因素

吸烟是公认的引起肺癌的最重要的危险因素。此外，大气污染、室内小环境污染，职业性致癌因素如石棉、砷化合物、铬化合物、镍化合物、二氯甲醚、电离辐射、芥子气以及煤烟、焦油和石油中的多环芳烃类与肺癌的发生也有一定的关系。肺癌的发生可能有一定的遗传易感性，是遗传背景与环境因素共同作用的结果。有吸烟史并且吸烟支数大于 400 年支、高危职业接触史以及肺癌家族史、年龄在 45 岁以上者是肺癌的高危人群。

2. 临床表现

肺癌患者早期可以没有症状，随着病情发展，患者因肿瘤大小、局部侵犯、远处转移不同，而表现出不同的症状。

（1）肺癌的早期及胸腔局部侵犯的表现　①咳嗽：早期常出现刺激性咳嗽，肺泡细胞癌患者常有大量的黏液痰。②咯血：咯血量从痰中带血丝到大量咯血不等，多为持续性或反复发作。③胸痛：晚期癌肿侵犯壁层胸膜及肋骨时，可以引起持续剧烈的胸痛。④呼吸困难：可以由多种原因引起，如肺不张、胸腔积液、心包积液、肿瘤的淋巴管扩散以及肿瘤的占位效应导致有效肺实质的减少等。⑤喘鸣：出现在主气道狭窄的患者，表现为局限性喘鸣。⑥声音嘶哑：几乎均由左喉返神经受累所致。⑦吞咽困难：由纵隔肿大淋巴结压迫食道所致，部分见于喉返神经损伤引起的咽部吞咽机能障碍。⑧膈神经麻痹：膈神经损伤导致膈肌麻痹，患侧膈抬升，胸腔容积减少。⑨上腔静脉阻塞综合征：多是右上叶原发肿瘤或右侧气管旁肿大淋巴结压迫上腔静脉导致的结果。常表现为上腔静脉回流区域水肿；颈静脉充盈，胸部和上腹部浅表侧支静脉曲张、皮肤发绀；咳嗽，呼吸困难，声嘶和喘鸣；吞咽困难；眶周水肿，结膜充血；头痛、眩晕、视觉和意识障碍；上肢静脉压升高，肘前静脉压常升至 $30 \sim 50 cmH_2O$。⑩Pancoast 综合征（肺尖肿瘤综合征）：是由肺尖部肿瘤侵犯臂神经丛和局部组织引起的症状，表现为患侧肩部、前胸、上臂及手持续顽固性剧痛，可伴有同侧 Horner 综合征（同侧瞳孔缩小、上睑下垂、眼球下陷和额部少汗）、臂丛病、反射性交感神经营养不良。

（2）胸腔外扩散的临床表现　①脑转移：表现多种多样，取决于肿瘤的部位、大小、水肿范围或出血的量。患者可能出现头痛、恶心、眩晕或单个肢体无力、全身或局部抽搐、意识模糊或丧失、痴呆、言语困难等神经系统症状和体征。②骨转移：骨骼是肺癌转移累及的常见部位，随着骨质破坏加重，出现持续固定部位的骨痛。③肝转移：可有厌食，右上腹痛，肝肿大、黄疸和腹水等。④皮下转移时可在皮下触及结节。⑤血行转移到其他器官可出现转移器官的相应症状。

（3）非特异性肺外表现（副癌综合征）　肺癌的肺外表现是由于肺癌细胞产生的某些特殊的激素、抗原、酶或代谢产物引起的临床表现，包括内分泌、神经肌肉、血液系统、血管和皮肤黏膜等的异常改变，如高钙血症、抗利尿激素异常分泌综合征，肌无力综合征（Lambert – Eaton 综合征）、杵状指（趾）、肥大性肺性骨关节病、Trousseau 综合征、掌指皮肤过度角化症等。

3. 影像检查

（1）胸部 X 线检查和胸部 CT 检查　临床上怀疑肺癌的患者应首先进行胸部 X 线检查或胸部 CT 检查。中央型肺癌表现为一侧肺门的类圆形阴影，边缘毛糙，可以有分叶、切迹，受累支气管管壁增厚，管腔狭窄或截断。肿瘤阻塞支气管引起局限性肺气肿、阻塞性肺炎、阻塞性肺不张和继发性肺脓肿等继发表现。周围型肺癌表现为磨玻璃结节、实性结节或肿块，以及一些提示恶性肿瘤的特征，如空泡征、分叶征、毛刺征或棘突征、支气管充气征、周围血管连接征、胸膜凹陷征等。胸部 CT 较胸片更能准确地确定病变所在的部位和累及范围，同时进行 CT 增强扫描有助于鉴别病变的良恶性。

（2）磁共振（MRI）　适用于判断脊柱、肋骨以及颅脑有无转移。不作为常规胸部检查，常用于肺上沟瘤、肿瘤心脏和心包侵犯的检查。

（3）骨核素扫描　用于评价有无骨转移，骨转移处有放射性浓聚。对可疑部位应进行 MRI 检查验证。

（4）正电子发射断层显像（PET – CT）　用于肺部良恶性结节的鉴别，但不能替代组织学检查；用于肺癌患者的分期，尤其是区域淋巴结的鉴别诊断优于 CT，但不能取代 CT 检查。

（5）B 型超声检查　主要用于确定肝脏、肾上腺等腹部重要器官以及腹腔、腹膜后淋巴结有无转移，也用于双锁骨上窝、腋窝淋巴结的检查；对于邻近胸壁的肺内病变或胸壁病变可以在超声引导下穿刺活检；超声还常用于胸水抽取定位或引导穿刺。

4. 细胞学和组织学检查

肺癌的最终确诊必须依靠细胞学或病理组织学证据。常用的检查方法包括：

（1）痰脱落细胞学检查　收集气道深部的痰，及时送检，连续送检 3 次以上。痰量不多的患者可以雾化吸入 3% 氯化钠导痰。

（2）支气管镜　①常规支气管镜检查：可以通过活检、刷检或病变部位的灌洗获取肿瘤组织和细胞。对于支气管镜下无法直视的病变，有条件的医院可以在 X 线透视引导下进行活检。②荧光支气管镜检查：有条件的医院可以开展此项检查，但不作为常规推荐的方法。③经支气管针吸活检术（TBNA）和超声内镜引导下的经支气管针吸活检（EBUS – TBNA）：有条件的医院应当积极开展此项检查，但不作为常规推荐的检查方法。TBNA 或 EBUS – TBNA 有助于治疗前肺癌患者的淋巴结分期，尤其是精确的 N2 分期。

（3）经胸针吸细胞学检查　用于经常规痰细胞学及支气管镜检查不能确诊的肺部病变，限于不愿手术或有手术禁忌证的患者。CT 或 B 超引导下用细针或特制的活检枪进行活检。并发症包括气胸、出血、肿瘤经针道种植转移等。

（4）纵隔镜　明确有无纵隔淋巴结转移，尤其对于临床评价为 N3 的患者更重要。

（5）胸腔镜　对反复胸水脱落细胞检查阴性的不明原因的胸腔积液，可以在胸腔镜直视下活检。

（6）胸腔积液、心包积液脱落细胞检查

（7）淋巴结活检　对怀疑转移的锁骨上、前斜角肌或腋下淋巴结应切除活检，如不能切除，应首选针吸活检。

（8）皮肤结节　皮下转移者，可通过皮下结节活检确诊。

（9）开胸探查　对高度怀疑肺癌的病例，经上述方法无法确诊的情况下可耐受手术者应及时手术。

5. 血液肿瘤标志物检测

目前尚没有任何一种肿瘤标志物对肺癌诊断有很高的敏感性和特异性。用于非小细胞肺癌的肿瘤标志物包括癌胚抗原（CEA）、CYFRA21 – 1、组织多肽抗原（TPA）、鳞癌抗原（Scc – Ag）。用于小细胞肺癌诊断的肿瘤标志物包括神经特异性烯醇化酶（NSE）、蛙皮素（BN）、肌酸磷酸同工酶 BB（CPK – BB）、胃泌肽（GRPC）。采用多个指标联合检测可以提高敏感性和特异性。

6. 鉴别诊断

肺癌应与以下疾病鉴别：①良性肿瘤：常见的有肺错构瘤、支气管肺囊肿、巨大淋巴结增生、炎性肌母细胞瘤、硬化性肺泡细胞瘤、动静脉瘘和肺隔离症等；②结核病变：如结核球、肺门淋巴结结核、粟粒型肺结核、结核性胸膜炎等；③肺炎：对起病缓慢，症状轻微，抗炎治疗效果不佳或反复发生在同一部位的肺炎应当高度警惕有肺癌可能；④肺脓肿：应与癌性空洞继发感染鉴别；⑤其他一些少见、罕见的良、恶性肿瘤，如肺纤维瘤、肺脂肪瘤等。

【肺癌组织学类型及分子分型】

组织病理学诊断是肺癌确诊和治疗的依据。肺癌的组织学分型参照 2015 年 WHO 肺癌组织学分类。分子分型是指导靶向治疗和免疫治疗的重要依据。对于术后 N1、N2 淋巴结转移的非鳞非小细胞肺癌，应做表皮生长因子受体（EGFR）检测，以指导术后辅助治疗。对于不能手术的非鳞非小细胞肺癌、小标本诊断的鳞癌或含有腺癌成分的鳞癌也应进行基因检测，检测的基因应能够指导靶向药物治疗，包括 EGFR、ALK、ROS1、cMET、BRAF、HER2 等基因异常。最好采用肿瘤组织进行检测，如果无法取得足够的肿瘤组织，也可以用含有肿瘤细胞的胸水、心包积液进行检测，或者用外周血进行检测。有条件进行针对免疫检查点进行免疫治疗的非小细胞肺癌患者，应检测肿瘤组织 PD – L1 表达情况，指导免疫治疗。

上皮来源肿瘤
　腺癌
　　贴壁型腺癌
　　乳头型腺癌
　　微小乳头型腺癌
　　实性腺癌
　　浸润性黏液腺癌
　　　混合浸润性黏液性和非黏液性腺癌
　　胶样腺癌
　　胎儿型腺癌
　　肠型腺癌
　　微浸润腺癌
　　　非黏液性癌
　　　黏液性癌
　　浸润前病变
　　　非典型腺瘤样增生
　　　原位腺癌
　　　非黏液性癌
　　　黏液性癌
　鳞状细胞癌
　　角化型鳞癌
　　非角化型鳞癌
　　基底细胞样鳞癌
　　浸润前病变
　　　原位鳞癌
　神经内分泌肿瘤
　　小细胞癌
　　　复合型小细胞癌
　　大细胞神经内分泌癌
　　　复合型大细胞神经内分泌癌
　类癌
　　典型类癌
　　非典型类癌
　浸润前病变
　　弥漫性特发性肺神经内分泌细胞增生
　大细胞癌
　腺鳞癌
　肉瘤样癌
　　多形性癌
　　梭形细胞癌
　　巨细胞癌
　　癌肉瘤
　　肺母细胞瘤
　其他和未分类癌
　　淋巴上皮瘤样癌
　　NUT 癌
　　涎腺型肿瘤
　　　黏液表皮样癌
　　　腺样囊性癌
　　　上皮 - 肌上皮样癌
　　　多形性腺瘤

乳头状瘤

　鳞状细胞乳头状瘤

　　外生型

　　内翻型

腺上皮乳头状瘤

鳞状上皮和腺上皮混合性乳头状瘤

腺瘤

　硬化性肺泡细胞瘤

　肺泡性腺瘤

　乳头状腺瘤

　黏液性腺囊瘤

　黏液性腺瘤

间叶来源肿瘤

肺错构瘤

软骨瘤

具有血管周上皮样细胞瘤分化特征的肿瘤

　淋巴管平滑肌瘤病

　血管周上皮样细胞肿瘤，良性

　　透明细胞瘤

　血管周上皮样细胞肿瘤，恶性

先天性支气管周围肌纤维母细胞瘤

弥漫性肺淋巴管瘤病

炎症性肌纤维母细胞瘤

上皮样血管内皮瘤

胸膜母细胞瘤

滑膜肉瘤

肺动脉内膜肉瘤

EWSR1 – CREB1 异位的肺黏液肉瘤

肌上皮肿瘤

　肌上皮瘤

　肌上皮癌

淋巴瘤

结外边缘区 B 细胞性淋巴瘤（MALT 淋巴瘤）

弥漫性大细胞性淋巴瘤

淋巴瘤样肉芽肿病

血管内大 B 细胞淋巴瘤

肺朗格罕细胞组织细胞增生症

Erdheim – Chester 病

异位起源肿瘤

生殖细胞肿瘤

　成熟畸胎瘤

　未成熟畸胎瘤

肺内胸腺瘤

黑色素瘤

脑膜瘤，NOS

转移性肿瘤

【肺癌的分期】

对每例确诊肺癌的患者均应进行分期，以决定治疗方案和估计预后。目前 TNM 分期采用国际肺癌研究协会（IASLC）第八版分期标准。

1. 肺癌 TNM 分期中 T、N、M 的定义

（1）原发肿瘤（T）

Tx：原发肿瘤大小无法测量；痰、支气管冲洗液找到癌细胞但影像学或支气管镜没有可见的肿瘤。

T0：没有原发肿瘤的证据。

Tis：原位癌。

T1：肿瘤最大径≤3cm，周围包绕肺组织及脏层胸膜，支气管镜见肿瘤侵及叶支气管，未侵及主支气管。

T1（mi）：微浸润腺癌（肺内孤立腺癌，≤3cm，贴壁生长为主，病灶中任何一个浸润灶的最大直径≤5mm）

T1a：肿瘤最大径≤1cm。局限于支气管壁的非常见的浅表肿瘤，即使累计主气管，也定义为 T1a。

T1b：肿瘤最大径 >1cm，≤2cm。

T1c：原发肿瘤 >2cm，≤3cm。

T2：原发肿瘤最大径 >3cm，≤5cm，或具有以下任何一种情况：侵犯主支气管，但未侵及隆突；累及脏层胸膜；延伸到肺门区域的阻塞性肺炎或者肺不张。

T2a：原发肿瘤最大径 >3cm，≤4cm；如果具有 T2 肿瘤的特征，原发肿瘤最大径≤4cm 或者不能确定的也归为 T2a。

T2b：原发肿瘤最大径 >4cm，≤5cm。

T3：原发肿瘤最大径 >5cm，≤7cm，或具有以下任何一种情况：肿瘤直接侵犯胸壁（包含肺上沟瘤）、膈神经、心包；与原发灶同叶的孤立癌结节。

T4：原发肿瘤最大径 >7cm，或具有以下任何一种情况：无论肿瘤大小，侵及以下任何一个器官，包括纵隔、心脏、大血管、隆突、喉返神经、主气管、食管、椎体、膈肌；同侧与原发病灶不同肺叶内孤立癌结节。

（2）区域淋巴结（N）

Nx：区域淋巴结不能评估。

N0：无区域淋巴结转移。

N1：转移至同侧支气管周围和（或）同侧肺门淋巴结以及肺内淋巴结有转移，包括直接侵犯而累及的淋巴结。

N2：转移至同侧纵隔和（或）隆突下淋巴结。

N3：转移至对侧纵隔和（或）对侧肺门淋巴结、同侧或对侧前斜角肌或锁骨上淋巴结。

（3）远处转移（M）

Mx：远处转移不能评估。

M0：无远处转移。

M1：有远处转移。

M1a：胸膜播散（包括恶性胸膜积液、恶性心包积液、胸膜转移结节、心包转移结节）；对侧肺叶的转移性结节。

M1b：肺外单个器官的单发转移。

M1c：肺外多发转移。

2. 肺癌 TNM 分期（表 13 - 1）

表 13 - 1 肺癌 TNM 分期

	N0	N1	N2	N3
T1a	ⅠA1	ⅡB	ⅢA	ⅢB
T1b	ⅠA2	ⅡB	ⅢA	ⅢB
T1c	ⅠA3	ⅡB	ⅢA	ⅢB
T2a	ⅠB	ⅡB	ⅢA	ⅢB
T2b	ⅡA	ⅡB	ⅢA	ⅢB
T3	ⅡB	ⅢA	ⅢB	ⅢC
T4	ⅢA	ⅢA	ⅢB	ⅢC
M1a	ⅣA	ⅣA	ⅣA	ⅣA
M1b	ⅣA	ⅣA	ⅣA	ⅣA
M1c	ⅣB	ⅣB	ⅣB	ⅣB

3. 小细胞肺癌分期

目前小细胞肺癌的分期建议采用国际肺癌研究协会（IASLC）第八版分期标准进行分期，也可以沿用美国退伍军人肺癌协会（Veterans Administration Lung Study Group, VALG）提出的局限期（limited disease, LD）和广泛期（extensive disease, ED）分期方法。

【治疗原则】

肺癌的治疗应综合考虑病人的功能状态、肿瘤病理类型和分期、分子分型，有计划地、合理地应用现有的多学科治疗手段给患者提供个体化治疗，在取得最好的治疗效果的同时最大限度地改善患者的生活质量。

肺癌常用的治疗方法包括手术、放射治疗和药物治疗，后者包括传统的化疗，以及近年来快速进展的分子靶向治疗和免疫治疗。近年来分子靶向治疗发展迅速，已经成为非小细胞肺癌治疗的重要手段。由于小细胞肺癌（SCLC）和非小细胞肺癌（NSCLC）的生物学特性不同，因此治疗方案的选择也不同。NSCLC 首选手术治疗，辅以化疗和放疗；SCLC 以化疗加放疗为主，有条件的患者争取手术。

1. 手术治疗

在患者全身状况以及重要脏器功能能够耐受手术的前提下，根据患者病理分型以及 TNM 分期确定患者是否能够接受手术治疗。

（1）对于能够耐受手术的Ⅰ期、Ⅱ期以及部分Ⅲa 期（T3N1 - 2M0；T1 - 2N2M0；

T4N0 – 1M0 可完全性切除) NSCLC 患者均应手术治疗。

（2）NSCLC Ⅲa 期中 T1 – 2N2 者先行新辅助化疗 ± 放疗或根治性同步化放疗，疾病无进展者进行手术治疗。T3N2M0 者一般不进行手术。

（3）NSCLC Ⅲb 期患者一般不进行手术治疗，对于可以完全切除的 T4N0 ~ T4N1 患者，可以先行新辅助化疗或放疗后进行手术。

（4）对于对侧淋巴结转移的患者一般不主张手术，但应通过纵隔镜或其他手段获得病理学证据。

（5）对于 NSCLC 有远处转移者，应根据转移部位确定治疗方法。对于单发对侧肺转移，单发脑或肾上腺转移者，可以进行手术治疗。

（6）SCLC 一般不进行手术治疗，对于 T1 – 2N0M0 的小细胞肺癌可以进行手术治疗。

（7）临床高度怀疑肺癌的肺内结节，经各种检查无法定性诊断，可考虑手术探查。

2. 放射治疗

肺癌放疗包括根治性放疗、辅助放疗、预防性放疗和姑息放疗等。

（1）对于因医源性或（和）个人因素不能手术的早期 NSCLC、不可切除的局部晚期 NSCLC，以及局限期 SCLC，如果患者的功能状态较好（PS 0 – 2），能够耐受放疗，推荐接受根治性放疗。

（2）辅助放疗用于部分接受手术治疗后的肺癌患者，术后病理提示纵隔淋巴结阳性（pN2）的 NSCLC，以及发现淋巴结转移的 SCLC 患者均应积极放疗。对于手术切缘阳性的 pN2 NSCLC 以及 SCLC 患者，在患者身体条件许可的情况下，建议采用术后同步放化疗。

（3）局限期 SCLC 患者，在胸内病灶经治疗达到完全缓解后推荐加用预防性脑照射。广泛期 SCLC 在化疗有效的情况下，加用预防性脑照射亦可降低 SCLC 脑转移的发生的风险。NSCLC 患者预防性全脑照射能够降低脑转移发生率，但不能够延长患者的生存期。

（4）姑息性放疗用于缓解晚期肺癌骨转移引起的疼痛、脑转移所致的瘫痪、脊髓压迫造成的截瘫等症状。治疗的主要目是缓解症状，减轻痛苦，改善生活质量。在广泛期 SCLC 患者，远处转移灶经化疗控制后加用胸部放疗也可以提高肿瘤控制率，延长生存期。

（5）同步放化疗方案建议采用依托泊苷 + 顺铂（EP）和含紫杉类方案，接受同步放化疗的患者，在临床获益增加的同时，潜在毒副反应也会增大。

（6）采用常规的放疗技术，应当注意对肺、心脏、食管和脊髓的保护，以避免对身体重要器官的严重放射性损伤。常见的放射治疗并发症包括放射性食管炎、放射性心脏损伤、放射性脊髓炎、骨髓抑制等。

3. 药物治疗

肺癌的药物治疗包括化疗、分子靶向药物治疗以及针对免疫检查点的免疫治疗。治疗方案制定前应当充分考虑患者的病理类型、分期、体力状况以及患者意愿，避免治疗过度或治疗不足。

（1）驱动基因阳性非小细胞肺癌 复发或晚期非小细胞肺癌首选靶向药物治疗，

根据我国药物可及性进行推荐，常用药物见表 13－2。EGFR 突变阳性的患者可以首选单药，也可联合化疗或贝伐珠单抗治疗。阿法替尼、奥西替尼对 EGFR 少见突变疗效好于一代药物。对于 EGFR T790M 突变导致的耐药，可以选用奥西替尼治疗。

表 13－2　靶向治疗药物

EGFR 突变	ALK 融合基因阳性	ROS1 融合基因阳性	cMET 扩增或 14 外显子跳跃突变
一线药物：	一线药物：	克唑替尼	克唑替尼
吉非替尼	阿来替尼	色瑞替尼	
厄洛替尼	色瑞替尼		
埃克替尼	克唑替尼		
达克替尼	后续治疗：		
阿法替尼	阿来替尼		
奥西替尼	色瑞替尼		
后续治疗：			
奥西替尼			

（2）驱动基因阴性非小细胞肺癌　以含铂双药联合化疗为首选，有条件的患者，可以联合抗血管生成药物，包括贝伐珠单抗、重组人血管内皮抑素。帕博利珠单抗联合培美曲塞用于一线非鳞非小细胞肺癌治疗，要求 PD－L1 大于 1%，对于 PD－L1 大于 50% 的非鳞非小细胞肺癌，可以有帕博利珠单抗单药治疗。一线治疗失败的患者，后线可以选择单药化疗，包括培美曲塞、多西他赛，也可以使用纳武利尤单抗。

表 13－3　NSCLC 常用化疗方案

化疗方案	剂量（mg/m^2）	用药时间	时间及周期
NP：			
长春瑞滨	25	d*1，d8	
顺铂	80	d1	q21d×4
TP：			
紫杉醇	135～175	d1	
顺铂	75	d1	
或卡铂	AUC＝5～6	d1	q21d×4
GP：			
吉西他滨	1250	d1，d8	
顺铂	75	d1	
或卡铂	AUC＝5～6	d1	q21d×4
DP：			
多西他赛	75	d1	
顺铂	75	d1	
或卡铂	AUC＝5～6	d1	q21d×4

＊：天

（3）NSCLC 的辅助治疗　ⅡB 期及更晚分期的非小细胞肺癌手术后应进行含铂双药联合化疗，N2 转移的非小细胞肺癌，如果存在 EGFR 敏感突变，可以采用一代 EGFR 酪氨酸激酶抑制剂治疗。

（4）SCLC 的药物治疗　化疗是治疗 SCLC 的主要手段，化疗方案推荐 EP/EC 或 IP/IC，见表 13 – 4。局限期 SCLC 应联合放疗，推荐同步放化疗。规范治疗 3 个月内疾病复发进展患者推荐进入临床试验；3 ~ 6 个月内复发者推荐拓扑替康、伊立替康、吉西他滨或紫杉醇治疗；6 个月后疾病进展可选择初始治疗方案。

表 13 – 4　SCLC 常用化疗方案

化疗方案	剂量（mg/m²）	用药时间	时间及周期
局限期			
EP：			
顺铂	75	d*1	
依托泊苷	100	d1、2、3	q21d × 4 – 6
EC：			
卡铂	AUC = 5 或 6	d1	
依托泊苷	100	d1、2、3	q21d × 4 – 6
广泛期			
EP：			
顺铂	75	d1	
依托泊苷	100	d1、2、3	q21d × 4 – 6
EC：			
卡铂	AUC = 5 或 6	d1	
依托泊苷	100	d1、2、3	q21d × 4 – 6
IP：			
伊立替康	60	d1、8、15	
顺铂	60	d1	q28d × 4 – 6
IC：			
伊立替康	60	d1、8、15	
卡铂	AUC = 5	d1	q28d × 4 – 6

*：天。

（穆新林）

第十四章　间质性肺病

第一节　总　论

间质性肺病（ILD）是以累及肺泡壁为主，包括累及肺泡周围组织及其相邻支持结构病变的一组疾病群。由于多数 ILD 病变不仅仅局限于肺泡间质，还可累及肺泡上皮细胞、肺毛细血管内皮细胞和细支气管，部分还可以有肺泡炎、肺泡腔内蛋白渗出等改变，故也称为弥漫性肺实质疾病（Diffuse Parenchymal Lung Disease，DPLD）。临床上以咳嗽、活动后气短为主要表现，双肺可闻及爆裂音；部分患者有杵状指；胸部影像学表现为双肺间质浸润影或网格样影；肺功能呈限制性通气功能障碍和弥散功能障碍。间质性肺病的病因有近 200 种，国际上通常把 ILD/DPLD 分为四大类，即：①已知原因 DPLD：如药物、环境或结缔组织病相关的间质性肺病等。②肉芽肿性 DPLD：如结节病，外源过敏性肺泡炎（HP）等；③罕见的 DPLD：如淋巴管平滑肌瘤病（LAM）、肺朗格汉斯组织细胞增生症（PLCH）、肺泡蛋白沉着症（PAP）等；④特发性间质性肺炎（IIPs）。

IIPs 按照美国胸科学会（ATS）和欧洲呼吸病学会（ERS）2013 年发表的特发性间质性肺炎多学科分类，可分为三大类：①主要的特发性间质性肺炎；②罕见的特发性间质性肺炎；③不能分类的特发性间质性肺炎。其中主要的特发性间质性肺炎，按照起病轻重缓急又可进一步分为：慢性致纤维化性间质性肺炎（包括 IPF、NSIP）、急性/亚急性间质性肺炎（包括 COP、AIP）以及吸烟相关性间质性肺炎（包括 RB - ILD、DIP）。罕见的特发性间质性肺炎包括：特发性淋巴细胞性间质性肺炎（iLIP）、特发性胸膜肺弹力纤维增生症（PPFE）。临床上曾报道过的急性球形纤维素性机化性肺炎和气道中心性间质性肺炎未被列入 IIP 临床诊断范畴，但作为罕见的组织病理学类型提及。

对于间质性肺病，在确定为间质性肺病后，还需进一步明确为具体哪种类型，从而制定不同的治疗方案。

【诊断要点】

间质性肺病的诊断应根据病史、体格检查、实验室检查、胸部 X 线检查（特别是胸部高分辨 CT）、肺功能、支气管镜检查（包括支气管肺泡灌洗液分析、必要时的经支气管镜肺活检）和必要时的肺活检等来进行综合分析，明确诊断。诊断步骤包括：首先，明确是否为弥漫性间质性肺病（ILD/DPLD）；其次，明确属于哪一类 ILD/DPLD，最后再进行认真的鉴别诊断，确诊为某一具体的疾病。

1. 临床表现

咳嗽、活动后气短是间质性肺病的常见临床症状，一般无明显的咳痰；部分患者可以伴有咯血、发热，常常伴有乏力等表现。

听诊可闻及双下肺分布为著的吸气和爆裂音（Velcro 音）是间质性肺病的特征性表现。部分患者可出现杵状指（趾），晚期病人缺氧严重者可见紫绀。

常见的并发症有反复肺部感染、肺动脉高压。

2. 辅助检查

（1）实验室检查　因疾病的不同而有不同的结果，如某些自身免疫性疾病相关的间质性肺病、系统性血管炎等，可有某些特异性的自身抗体阳性；部分结节病患者可有血清血管紧张素转化酶升高。动脉血气分析可显示不同程度的低氧血症，而二氧化碳潴留少见。

（2）胸部 X 线检查　X 线胸片诊断间质性肺病的敏感性及特异性均较差，病程早期胸片可能正常，常常可见双肺纹理增厚。

（3）胸部高分辨 CT（HRCT）　HRCT 在 DPLD 的诊断和评价方面具有里程碑的意义。其不仅能清晰的显示肺部病变的形态、分布部位和严重程度，还可确定病变的具体位置，与胸膜、支气管、纵隔及心血管的关系，发现一些普通胸片不能显示的病变。病变呈双肺弥漫性分布，而病变性质则因不同疾病有不同表现，可呈磨玻璃样、斑片影、实变影、索条影、牵拉性支气管扩张等。部分还可以合并肺动脉高压的影像表现。

（4）肺功能　都有不同程度的弥散功能障碍；通气功能上常常表现为限制性通气功能障碍，仅有少数疾病表现为阻塞性通气功能障碍。

六分钟步行试验（6MWT）：是近期应用于评价 DPLD 的方法。血氧饱和度的下降和步行距离的共同测量可能成为新的评估疾病严重性和预后的指标。

（5）支气管镜检查　支气管镜下所见大致正常，支气管肺泡灌洗液的细胞分类、T 细胞亚群因病种的不同而有不同的表现。肺泡蛋白沉积症的支气管肺泡灌洗液表现为特征性米汤样液体。经支气管镜肺活检对于确诊大多数间质性肺病的价值不大，但结节病、肺泡蛋白沉积征、隐源性机化性肺炎等少数疾病可经支气管镜下肺活检来确诊。

（6）CT 或 B 超引导下经皮肺穿活检　对于大多数的间质性肺病的价值不大，它在 ILD/DPLD 类疾病中的作用主要还在于排除其他可能引起相似症状的疾病。但对于结节病、肺泡蛋白沉积征、隐源性机化性肺炎等可经此项检查来确诊。

（7）外科肺活检　包括小开胸肺活检、胸腔镜下肺活检，其组织学诊断率可以达到 90%～100%。通常手术肺活检能达到三个目的：①获得一个准确的最终诊断；②评估肺部炎症或（和）纤维化的程度；③识别组织病理形态。其临床益处是可改变治疗方案、改善患者预后。理想状态下手术肺活检应在加用免疫抑制剂（包括糖皮质激素）前进行。大多数间质性肺病可通过外科肺活检来确诊。少数间质性肺病的患者，经外科肺活检也不能确诊。

3. 诊断流程（图 14-1）

2002 年推荐的 DPLD 诊断流程已经被呼吸界应用多年，新的分类尚待推出。但是此类疾病，尤其是特发性间质性肺炎（IIP）的诊断仍需要多学科综合考虑，尤其是临床 - 放射 - 病理科间的综合讨论方能提高诊断的准确性。

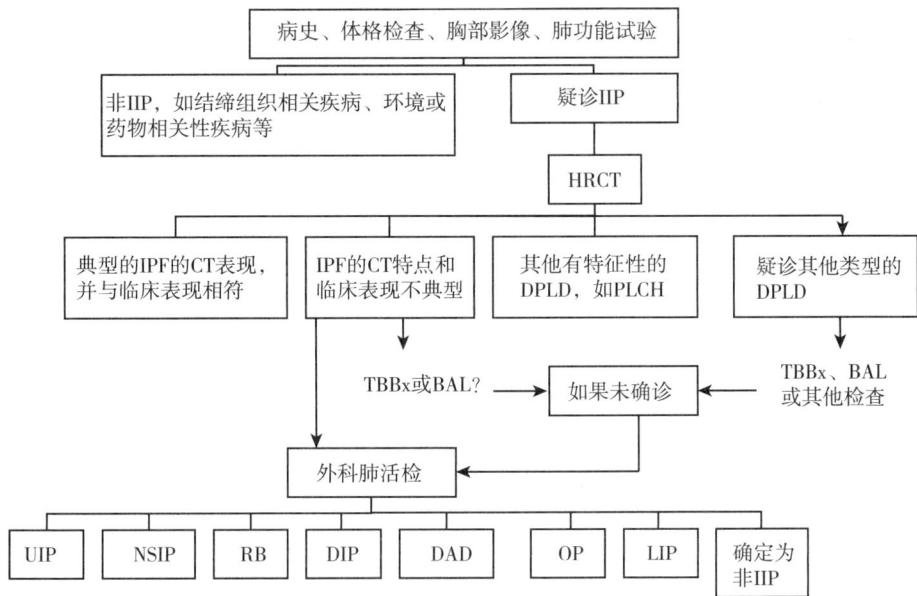

图 14 - 1　间质性肺病的诊断流程

【治疗原则】

由于病种繁多，性质各异，治疗方案不尽相同，治疗需根据最终诊断而定，如以 IIP 为例，IPF 与 NSIP、COP 的治疗不同，后两者糖皮质激素可取得较为满意的效果，而 IPF 一旦确诊，除非在急性加重期，多不主张使用糖皮质激素，而在于寻求抗纤维化的治疗。对于肺泡蛋白沉积征患者，则建议全麻下双肺序贯肺泡灌洗治疗。不同类型的间质性肺病的治疗方案详见以下各节的论述。

（徐作军　黄　慧）

第二节　特发性肺纤维化

特发性肺纤维化（IPF）是病因未明的慢性进展性纤维化型间质性肺炎的一种特殊类型，好发于老年人，病变局限于肺部，组织病理学和（或）影像学表现具有寻常型间质性肺炎（UIP）的特征。诊断 IPF 需要排除其他各种间质性肺炎，包括其他类型的特发性间质性肺炎及与环境暴露、药物或系统性疾病相关的间质性肺疾病。

【诊断要点】

1. 诊断标准

2018 年由美国胸科学会（ATS）、欧洲呼吸学会（ERS）、日本呼吸学会（JRS）及拉丁美洲胸科协会（ALAT）共同发表的 IPF 诊断的国际指南是目前对 IPF 的最新共识，其确定的 IPF 诊断标准如下：①排除其他已知病因的间质性肺疾病（例如，暴露于家庭环境或职业环境，结缔组织病和药物等），同时符合下述第②或第③中的任何一条。

②高分辨率 CT（HRCT）呈现典型 UIP 型表现（详见表 14-1）。③有外科肺活检的患者，HRCT 影像学和肺活检组织病理学结果符合特定的组合（详见表 14-2）。

表 14-1　UIP 型的 HRCT 标准

UIP 型	可能 UIP 型	不确定型	其他表型
·病变主要位于胸膜下和肺基底部（分布可为不对称性） ·蜂窝样改变，伴或不伴周围牵张性支气管扩张或细支气管扩张	·病变主要位于胸膜下和肺基底部（分布可为不对称性） ·网格影伴周围牵张性支气管扩张或细支气管扩张 ·可能存在轻度磨玻璃样影	·病变主要位于胸膜下和肺基底部 ·轻度网格影；可能存在轻度磨玻璃样影或结构扭曲变形（早期 UIP 病变） ·CT 特征和（或）肺纤维化分布特点不提示任何特异性诊断（真实的不确定型）	检查项目提示其他诊断： CT 特征： ·囊泡影 ·特征性的马赛克征 ·广泛磨玻璃样影 ·大量微结节 ·小叶中心性结节 ·实变 病变主要分布： ·支气管血管周围 ·淋巴管周围 ·上或中肺区域 其他： ·胸膜斑（考虑尘肺） ·食管扩张（考虑结缔组织疾病） ·锁骨远端侵蚀（考虑类风湿性关节炎） ·多发淋巴结肿大（考虑其他可能的病因） ·胸腔积液，胸膜增厚（考虑结缔组织疾病或药物因素）

IPF 急性加重是影响 IPF 患者预后的一个重要因素，很多 IPF 患者死于 IPF 急性加重。IPF 急性加重的诊断标准包括：1 个月内出现不能解释的呼吸困难加重；低氧血症的客观证据；影像学表现为新近出现的肺部浸润影，除外心力衰竭或水负荷过多导致的肺水肿。

表 14-2　结合 HRCT 和组织病理学表现的 IPF 诊断标准（需要多学科共同讨论）

疑诊 IPF*	病理学表型				
	UIP 型	UIP 型	可能 UIP 型	不确定型	其他表型
	IPF	IPF	IPF	非 IPF	非 IPF
HRCT 表型	可能 UIP 型	IPF	IPF	可能 IPF**	非 IPF
	不确定型	IPF	可能 IPF**	不确定型***	非 IPF
	其他表型	可能 IPF**／非 IPF	非 IPF	非 IPF	非 IPF

注：*临床疑诊 IPF＝60 岁以上的患者，无明显症状或有临床症状（但难以用其他疾病解释），双下肺爆裂音，胸部影像学提示双肺纤维化（40～60 岁中年患者，尤其是有肺纤维化家族史时，也可以出现上述表现）。

**需满足下列任意一项条件考虑为"可能 IPF"：

·50 岁以上男性或 60 岁以上女性出现中-重度牵张性支气管/细支气管扩张［4 个及以上肺叶（舌叶也算一个肺叶）出现轻微牵张性支气管/细支气管扩张；2 个及以上肺叶出现中-重度牵张性支气管/细支气管扩张］

·70 岁以上的患者 HRCT 表现为广泛（30% 以上）网格影

·BALF 中性粒细胞升高和/或淋巴细胞缺如

·经过多学科讨论诊断为 IPF

***不确定型

·肺活检组织标本量过少，难以来诊断 IPF

·肺活检组织量足够，但通过多学科讨论或其他检查、会诊后，被诊断其他疾病（非 IPF）

2. 临床表现

干咳、活动后气短是 IPF 的典型临床表现。查体可见杵状指（趾），双肺底爆裂音，晚期病人缺氧严重者可见紫绀。

IPF 发病率随年龄增长而增加，典型症状一般在 60 ~ 70 岁出现，年龄 < 50 岁的 IPF 患者罕见。性别分布上看，男性明显多于女性，多数患者有吸烟史。

常见的并发症有反复肺部感染、肺动脉高压。

IPF 急性加重可在 IPF 病程的任何时刻发生，有时还是本病的首发症状，临床主要表现为咳嗽加重，发热伴或不伴痰量增加。

3. 辅助检查

（1）实验室检查　血常规、尿常规、肝肾功能一般无异常。安排结缔组织疾病相关的血清学检测以利于诊断和鉴别诊断，主要包括抗核抗体（ANA）、抗可提取核抗原（ENA）抗体、抗中性粒细胞胞浆抗体（ANCA）、类风湿因子（RF）等。动脉血气分析可显示不同程度的低氧血症，而二氧化碳潴留少见。

（2）胸部 X 线检查　X 线胸片诊断 IPF 的敏感性及特异性均较差，病程早期胸片可能正常，常常可见双肺纹理增厚。

（3）胸部高分辨 CT（HRCT）　HRCT 是 IPF 诊断流程中的重要组成部分，2011 年的 IPF 的指南尤其强调胸部 HRCT 在 IPF 诊断中的作用。HRCT 上 UIP 的特征为胸膜下和肺基底部的网格状阴影、蜂窝影，常伴有牵张性支气管扩张，尤其是蜂窝影对 IPF 的诊断有很重要的意义。HRCT 上的蜂窝影指成簇的囊泡样气腔，蜂窝壁边界清楚。囊泡直径在 3 ~ 10mm 之间，偶尔可大至 2.5cm。磨玻璃影常见，但病变范围少于网格状影。如果 UIP 型表现合并胸膜病变，如胸膜斑块、胸膜钙化或大量的胸腔积液，则提示 UIP 型病变可能由其他疾病所致。HRCT 上出现大量微结节、气体陷闭、非蜂窝样囊泡、大量磨玻璃样改变、肺实变或者病变以沿支气管血管束分布为主，应考虑其他诊断。部分患者可伴纵隔淋巴结轻度增大（短径通常 <1.5cm）。

HRCT 诊断 UIP 的阳性预测值为 90% ~ 100%。如果 HRCT 上无蜂窝影，但其他影像特征符合 UIP 标准，定义为可能是 UIP，需进行外科肺活检来确诊。HRCT 不符合 UIP 型的患者，外科肺活检的病理表现仍有可能符合 UIP 型表现。

（4）肺功能　不同程度的弥散功能障碍和限制性通气功能障碍。

六分钟步行试验（6MWT）：6MWT 期间的低氧血症（即血氧饱和度低于 88%）是 IPF 患者病死率增高的一个标志；步行距离较短和试验结束后心率恢复慢，与死亡风险的增高相关。但是，由于 6MWT 缺乏执行标准，它对 IPF 患者的预后预测价值有限。

（5）支气管镜检查　支气管镜及镜下相关操作，如支气管肺泡灌洗液的分析、经支气管镜肺活检，对于 IPF 无诊断价值。对疑诊 IPF 的患者，支气管肺泡灌洗液（BALF）的分析最主要的作用是排除慢性过敏性肺炎；如 BALF 中淋巴细胞增多（>40%）时应该考虑慢性过敏性肺炎的可能。

经支气管镜肺活检对于 IPF 的诊断价值不大，且可能引起 IPF 的急性加重，不建议常规对疑诊 IPF 的患者进行经支气管镜肺活检。

（6）肺脏病理　病变分布不均一、病变时相不一致：瘢痕形成和蜂窝样改变的纤维化区域与病变轻微或正常的肺实质区域交替出现，病变主要位于胸膜下和间隔旁的肺实质。炎症反应轻，肺间质中可见片状分布的淋巴细胞和浆细胞浸润，伴Ⅱ型肺泡上皮细胞和细支气管上皮细胞增生。纤维化区域主要由致密胶原组成，肺泡上皮下散在的成纤维母细胞灶。蜂窝样改变区域由囊状纤维化气腔构成，这些气腔内衬细支气管上皮细胞，充满黏液和炎性细胞。纤维化和蜂窝样改变区域的间质内常有平滑肌上皮化生。

（7）CT 或 B 超引导下经皮肺穿活检　对于 IPF 的诊断价值不大，且可能引起 IPF 急性加重，不建议常规对疑诊 IPF 患者进行经皮肺穿活检。

（8）外科肺活检　肺活检病理对于 IPF 的诊断并非必须；而且外科肺活检可能引起 IPF 急性加重，是否进行外科肺活检必须根据患者个人的临床状况而定。对于有典型 UIP 型胸部 HRCT 表现的患者，结合临床表现和血清学的筛查，可临床诊断 IPF，不必强调外科肺活检在 IPF 诊断中的作用。对于胸部 HRCT 表现为可能 UIP 型或不符合 UIP 型的患者，若一般情况许可，且经血清学检查、支气管肺泡灌洗液分析，仍未能诊断 IPF 时，建议可行外科肺活检，来进一步明确诊断。

鉴于同一患者在不同肺段获取的肺活检标本可以有不一致的组织病理学表现，对疑诊的 IPF 患者进行肺活检时建议在多个肺叶取样。

【治疗原则】

减轻临床症状和改善生活质量，减缓肺纤维化进程；处理并发症，延长生存期。

1. 病因治疗

迄今为止，可以用于 IPF 的药物有吡非尼酮、尼达尼布。二药可延缓患者的疾病进程，减缓肺功能下降，改善患者生活质量，但不能逆转病程。吡非尼酮推荐剂量为 0.6 Tid 口服；尼达尼布为 150mg Bid 口服。

2. 对症支持治疗

（1）对于静息状态下有低氧的患者，建议长期氧疗以改善氧合。

（2）对于大多数患者，建议接受肺康复治疗。

（3）机械通气　IPF 患者出现呼吸衰竭时积极的机械通气支持并不能改善患者预后。

3. 并发症或伴发症的治疗

（1）胃食管反流症　建议积极治疗合并的胃食管反流症。

（2）肺动脉高压　不建议治疗 IPF 相关性肺动脉高压。

（3）肺气肿　建议治疗肺气肿，以改善生活质量。

4. 肺移植

肺移植是 IPF 的唯一有效的治疗方法，对于有条件接受肺移植的患者，建议在诊断 IPF 时，履行相关手续，列入肺移植计划。

5. IPF 急性加重期的治疗

对于 IPF 急性加重，尚无有效的治疗方法，建议可以接受大剂量糖皮质激素治疗。

6. 患者教育管理

教育的主要内容是使其了解 IPF 的临床表现、治疗现状及预后，并能及早发现急性加重。还需要对接受药物治疗的 IPF 患者，监测个体化的药物相关的副作用。

（徐作军　黄　慧）

第三节　非特异性间质性肺炎

非特异性间质性肺炎（NSIP）是特发性间质性肺炎（IIP）中的一种。临床表现为咳嗽、活动后气短，部分患者可合并发热、乏力等全身症状。肺脏病理表现为非特异性间质性肺炎，可根据肺脏病理表现不同进一步分为富细胞型和纤维化型。很多自身免疫性疾病相关的间质性肺病的病理类型表现为 NSIP，故一旦经肺脏病理诊断为 NSIP，需进一步结合病史、血清学检测等确定是特发性 NSIP 还是继发性 NSIP。NSIP 对糖皮质激素的治疗有反应，预后相对较好。

【诊断要点】

NSIP 属于病理诊断，其确诊有赖于肺脏病理，并根据详尽的病史资料、临床表现及实验室检查、影像学资料等综合分析而确定。

1. 临床表现

干咳、活动后气短是 NSIP 的常见临床表现。对于纤维化型者，常可闻及双肺底为著的爆裂音，少部分患者可见杵状指（趾）；晚期病人缺氧严重者可见紫绀。对于富细胞型者，肺部爆裂音并不多见。1/3 的 NSIP 患者可有发热、乏力等伴随症状。

2. 辅助检查

（1）实验室检查　血常规、尿常规、肝肾功能一般无异常。部分患者可以有低滴度的抗核抗体（ANA）、类风湿因子（RF）的阳性。动脉血气分析可显示不同程度的低氧血症，而不伴有二氧化碳潴留。

（2）胸部 X 线检查　X 线胸片诊断 NSIP 的敏感性及特异性均较差，病程早期胸片可能正常，部分患者可见双肺纹理增厚。

（3）胸部高分辨 CT（High－resolution CT，HRCT）　HRCT 诊断 NSIP 的敏感性为70%，特异性为63%。病变主要沿支气管血管束走形，富细胞型以磨玻璃影、斑片影为主，部分可以有小片实变影；纤维化型以索条、细网格影为主，可合并牵张性支气管扩张，少部分可表现为蜂窝影。

（4）肺功能　不同程度的弥散功能障碍和限制性通气功能障碍。

（5）支气管镜检查　支气管镜及镜下相关操作，如支气管肺泡灌洗液的分析、经支气管镜肺活检，对于 NSIP 无诊断价值。不过，NSIP 患者的支气管肺泡灌洗液（BALF）的细胞学分析中以淋巴细胞为著。

（6）肺活检的病理学特点　肺泡间隔增厚，伴不同程度的炎症和纤维化。一般情况下肺内病灶分布均一，病变时相一致。部分患者的肺内病灶可呈斑片状分布，但病灶在时相上基本一致，不存在 UIP 的新老病灶共存现象。可根据肺活检所见的炎症与纤维化比例分为富细胞型和纤维化型。

（7）CT 或 B 超引导下经皮肺穿活检　对于 NSIP 的诊断价值不大，仅有少数患者可经此项操作来诊断。

（8）外科肺活检　大多数 NSIP 的确诊有赖于外科肺活检。

【治疗原则】

NSIP 的主要治疗方案为单纯糖皮质激素、糖皮质激素联合细胞毒药物治疗。对于富细胞型者，力争治愈。对于纤维化型者，则尽可能地改善临床症状、促进肺内病灶吸收。并在治疗中密切随诊，及早发现可能的自身免疫性疾病。

1. 基本治疗

单纯糖皮质激素、糖皮质激素联合细胞毒药物治疗。但对于激素的使用方案（包括起始剂量、减量方案等）尚未达成共识。一般建议起始泼尼松剂量为 $0.6 \sim 1 \text{mg}/(\text{kg} \cdot \text{d})$，$4 \sim 6$ 周后开始减量，至少半年后再减停。细胞毒药物可选用环磷酰胺、硫唑嘌呤、甲氨蝶呤等，对于纤维化型者还可以加用大剂量的 N-乙酰半胱氨酸。糖皮质激素治疗期间还需要注意补钙。使用细胞毒药物期间需要监测血常规、肝肾功能变化等，以便及时发现药物相关的副作用。

2. 对症支持治疗

（1）对于静息下有低氧的患者，建议长期氧疗以改善氧合。

（2）对于大多数患者，建议接受肺康复治疗。

3. 肺移植

对于纤维化型 NSIP，经激素和细胞毒药物治疗后无显效时，可考虑接受肺移植。

4. 随诊

很多自身免疫性疾病相关的间质性肺病患者的肺脏病理表现为 NSIP，而部分患者可以 NSIP 为首发症状。故而对于 NSIP 患者，一经诊断，在治疗过程中需要注意长期随访，注意临床症状、系列自身抗体的变化，及时发现背后存在的系统性疾病，调整诊断及治疗方案。

（徐作军　黄　慧）

第四节　隐源性机化性肺炎

隐源性机化性肺炎（COP）是特发性间质性肺炎中的一种类型。临床表现为咳嗽、活动后气短，部分患者可合并发热、乏力、体重下降等全身症状。肺脏病理表现为结缔组织增生呈息肉状阻塞小气道、肺泡管和肺泡腔，肺泡壁完整。COP 对糖皮质激素的治疗良好，预后相对较好；但部分患者会在停药后复发。

【诊断要点】

COP 的诊断需要结合临床和病理才能确诊。病理学无法确定机化性肺炎（OP）是隐源性还是继发性，只有通过详尽的病史、临床表现和实验室检查等综合分析后才能确定为 COP，还是某些继发因素所导致的继发性机化性肺炎（SOP），常见的如感染后机化性肺炎、结缔组织疾病相关性机化性肺炎、肺或骨髓移植后机化性肺炎、药物相关性机化性肺炎等。

1. 临床表现

干咳、活动后气短是 COP 的常见临床表现，常伴有发热（中低热为主，部分为高热）、乏力、体重下降等全身症状。咳痰、咯血、胸痛等伴随症状不明显，部分患者在起病前有上感样症状。若未得到及时治疗，呼吸困难可在数周内进展，部分患者会出现呼吸衰竭。

体格检查：部分患者可无阳性肺部体征，肺部爆裂音是 COP 的最常见体征，一般无杵状指。

2. 辅助检查

（1）实验室检查　血常规、尿常规、肝肾功能一般无异常，部分患者可以有中性粒细胞轻度增高；血沉、C-反应蛋白等炎症指标明显升高。动脉血气分析可显示不同程度的低氧血症，而不伴有二氧化碳潴留。

（2）胸部 X 线检查　X 线胸片诊断 COP 的敏感性及特异性均较差，病程早期胸片可能正常，主要表现为肺内斑片影、实变影。

（3）胸部高分辨 CT（HRCT）　HRCT 诊断 COP 的敏感性、特异性 > 70%。肺内病变以近胸膜分布多见，可呈现肺内病灶游走现象。形态上以磨玻璃影、斑片影、实变影多见，少部分可表现为孤立性或多发性结节、网格影。

（4）肺功能　不同程度的弥散功能障碍和限制性通气功能障碍。

（5）肺脏病理　病变呈斑片状分布，在呼吸细支气管、肺泡管和细支气管周围肺泡腔内有由成纤维细胞组成的息肉样组织。病变区附近的肺泡间隔常常增厚，间质单核细胞浸润，Ⅱ型肺泡上皮细胞增生，这种间质的改变仅局限在腔内纤维化区附近。其他部分的肺实质病理改变不明显，接近正常。高倍镜下见纤维性息肉样组织是由平行的成纤维细胞及黏液性淡染物质组成（淡染物质中有丰富的酸性黏多糖），并有不等量的淋巴细胞、浆细胞、吞噬细胞和中性粒细胞浸润。纤维性息肉样组织表面覆细支气管或肺泡上皮细胞。在 COP 患者的肺泡腔内还可见含脂质的巨噬细胞、泡沫细胞聚集，这是由于细支气管阻塞而引起的内源性脂质性肺炎性改变。

（6）支气管镜检查　支气管镜及镜下相关操作，如支气管肺泡灌洗液（BALF）的分析、经支气管镜肺活检，对于 COP 有很大的诊断价值。BALF 的细胞分类中淋巴细胞（41%~59%）和中性粒细胞（5%~12%）增高，嗜酸性细胞也可增高。CD4 与 CD8 比值明显降低；BALF 的病原学检查阴性。部分患者可以经支气管镜肺活检获取理想的活检组织来确诊。

（7）CT 或 B 超引导下经皮肺穿活检　绝大多数患者可经此项操作来确诊。

（8）外科肺活检　少部分 COP 的患者需要通过外科肺活检来取得足够的标本而确诊。

【治疗原则】

糖皮质激素是目前治疗 COP 的有效药物，但对于 COP 的糖皮质激素治疗方案（起始用量、减停药方案）尚未达成共识。停药后复发在 COP 中很常见，复发率可达 13%~58%，可能与疗程过短有关。

1. 基本治疗

COP 中常用的糖皮质激素的方案如下：初期治疗开始用泼尼松 $0.75 \sim 1mg/(kg \cdot d)$，时间约 1~3 个月。一般来说，大多数病例在用药后 2~4 周内症状及影像学有改善。以后激素可以逐渐减量至泼尼松 10~15mg/d 维持，糖皮质激素的疗程为一年左右。糖皮质激素治疗期间还需要注意补钙及糖皮质激素相关的副作用，如类固醇糖尿病、高血压、高血脂等。对于停药后反复复发的患者可加用细胞毒药物的治疗。

2. 对症支持治疗

对于静息下有低氧的患者，建议长期氧疗来改善氧合，尤其是在疾病初期。

（徐作军　黄　慧）

第五节　其他类型的特发性间质性肺炎

除 IPF、NSIP、COP 外，特发性间质性肺炎（IIP）其他类型还有：脱屑性间质性肺炎（DIP）、呼吸性细支气管炎伴间质性肺炎（RB-ILD）、淋巴细胞性间质性肺炎（LIP）、急性间质性肺炎（AIP）、特发性胸膜肺弹力纤维增生症（PPFE），上述类型的 IIP 发生率低，临床少见或罕见，主要根据肺脏病理表现不同而确诊为不同类型的 IIP。

其中，RB-ILD 和 DIP 与吸烟关系密切，又属于吸烟相关性间质性肺炎的范畴。特发性的 LIP 并不多见，LIP 常常是潜在的病毒感染、自身免疫性疾病、淋巴增生性疾病的肺部表现，需要除外上述常见继发因素。AIP 的临床过程类似于急性呼吸窘迫综合征，预后极差，PPFE 的临床过程类似于 IPF，预后较差。

【诊断要点】

上述各种少见的 IIP 的确诊均有赖于肺脏病理，并根据详尽的病史资料、临床表现及实验室检查、影像学资料等综合分析而确定为哪种病理类型。

1. 临床表现

DIP、RB-ILD 患者一般都有长期大量吸烟史，起病隐匿，临床主要表现为干咳、活动后气短。咳痰、咯血、发热等伴随症状不明显。约半数的 DIP 患者可合并杵状指，大多数患者无明显的肺部体征，部分患者可闻及爆裂音。

LIP 一般起病隐匿，进展缓慢。临床主要表现为缓慢加重的干咳、活动后气短。部分患者可以伴有发热、体重下降、胸痛以及关节痛等症状。一般无阳性的肺部体征。

AIP 以 40 岁以上人群多见，半数以上的患者突然发病，病初多有乏力，以干咳、进行性加重的呼吸困难为主要表现，常伴有发热，很快出现杵状指（趾）；双肺底可闻及爆裂音。部分患者可发生自发性气胸。继发感染时可有脓痰。

PPFE 的发病机制不清，反复肺部感染、自身免疫性疾病、药物、骨髓移植以及遗传易感性等因素可能参与本病的发生。中位发病年龄为 52 岁左右，女性略多于男性，临床以干咳和活动后气短为主要表现。

2. 辅助检查

（1）实验室检查　血常规、尿常规、肝肾功能等化验结果不具有特异性。动脉血气分析可显示不同程度的低氧血症，而不伴有二氧化碳潴留。

（2）胸部 X 线检查 X 线胸片对诊断上述疾病的敏感性及特异性均较差，病程早期胸片可能正常，后期可见双肺纹理增粗。

（3）胸部高分辨 CT（HRCT） HRCT 对于上述各型 IIP 的诊断的敏感性和特异性明显高于胸部平片和普通胸部 CT。各型 IIP 都有不同的胸部 HRCT 表现。

DIP 主要表现为双下肺、外周分布为主的磨玻璃影，部分可表现为斑片、网格影，少部分可表现为不规则线状影、蜂窝影。

RB - ILD 主要表现为多发性小叶中心型小结节影、片状分布的磨玻璃影、支气管血管束增粗，部分还可以看到气体陷闭的表现和双上肺分布为著的肺气肿。

LIP 主要表现为支气管血管束增厚，双肺或弥漫分布的小叶中心型毛玻璃影。肺内多发的薄壁囊腔影也不少见，部分患者可以表现为斑片、片状实变影或伴有肺门、纵隔淋巴结肿大。

AIP 主要表现为双侧、多灶性或弥漫性磨玻璃影和（或）实变，一般不伴胸腔积液。病灶以下肺、胸膜下分布为主，病变常为双侧对称性分布。早期表现为弥漫性磨玻璃影、散在的实变影，以后可出现不对称的弥漫性网状、条索状影及进展的实变影，并扩展至中上肺野，尤以外带、胸膜下为明显，但肺尖部病变少见。晚期表现为网格影、牵张性支气管扩张、蜂窝肺等表现。

PPFE 主要表现为双肺尖或双上肺分布为主的网格和纤维索条影，肺容积缩小，同时伴有双上肺胸膜斑块样局限性增厚，而双肺下部病变很少。

（4）肺功能 DIP 和 RB - ILD 可表现为阻塞性通气功能障碍和不同程度的弥散功能障碍；LIP、AIP 和 PPFE 表现为限制性通气功能障碍和不同程度的弥散功能障碍，但很少 AIP 患者能耐受肺功能检查。

（5）肺脏病理

①DIP 的肺脏病理：病变呈弥漫性分布，以细支气管周围为著；肺泡腔内均匀散布大量的巨噬细胞，肺泡间隔的炎症或纤维化相对较轻，肺泡结构通常无明显破坏，蜂窝样改变或成纤维细胞灶极少见。

②RB - ILD 的肺脏病理：病变为片状分布，病灶一般分布沿肺小叶中心分布；肺泡腔内大量巨噬细胞。病变周围的肺泡间隔增宽、Ⅱ型上皮细胞增生，有淋巴细胞、巨噬细胞的浸润，部分可以有轻度、中度的纤维化；常伴有小叶中心型肺气肿。

③LIP 的肺脏病理：肺间质内弥漫性成熟的淋巴细胞及浆细胞浸润，可呈结节状增生。

④AIP 的肺脏病理：表现为弥漫性肺泡损伤（DAD）

⑤PPFE 的肺脏病理：肺实质内及胸膜弥漫性弹力纤维增生。

（6）支气管镜检查 支气管镜及镜下相关操作，如支气管肺泡灌洗液的分析、经支气管镜肺活检，对于 DIP、RB - ILD、LIP 和 AIP 无诊断价值。DIP 和 RB - ILD 的肺泡灌洗液中以巨噬细胞升高为主，LIP 以淋巴细胞升高为主，很少 AIP 患者能耐受肺泡灌洗。

（7）CT 或 B 超引导下经皮肺穿活检 对于 DIP、RB - ILD、LIP 和 AIP 的诊断价值不大，仅有极少数的患者可经此项操作来诊断。

（8）外科肺活检　上述各型 IIP 的确诊有赖于外科肺活检。

【治疗原则】

RB - ILD 和 DIP 患者的治疗以严格戒烟为基础，大多数患者在严格戒烟后病情减轻、缓解。糖皮质激素和或免疫抑制剂对 RB - ILD 患者的疗效不确切。对于病情进展快或病情重或若经戒烟无效的 DIP 患者，在严格戒烟的基础上，可以加用全身糖皮质激素的治疗，使用剂量通常为 $0.5 \sim 1mg/(kg \cdot d)$，$6 \sim 8$ 周后渐渐减量。疗程在 1 年左右，治疗有效率可达 60% 以上。

LIP 的主要治疗方案为单纯糖皮质激素、糖皮质激素联合细胞毒药物治疗，但对于激素的使用方案（包括起始剂量、减量方案等）尚未达成共识。一般建议起始泼尼松剂量为 $0.6 \sim 1mg/(kg \cdot d)$，$4 \sim 6$ 周后开始减量，$1 \sim 2$ 年内减停。糖皮质激素治疗期间，还需要注意补钙，使用细胞毒药物期间需要监测血常规、肝肾功能变化等以便及时发现药物相关的副作用。细胞毒药物可选用环磷酰胺、硫唑嘌呤、甲氨蝶呤等，随诊中需要警惕淋巴瘤的发生。

对于 AIP，目前尚无有效的治疗方法，在急性进展期，对症、支持疗法尤为重要，包括合适的机械通气支持，尽可能维持理想的氧合、减少呼吸机相关性肺损伤等。药物治疗方案尚未达成共识，建议尽早应用糖皮质激素，静脉注射甲泼尼龙 $500 \sim 1000mg/d$，持续 $3 \sim 5$ 天，病情稳定后再改为口服。也可联合免疫抑制剂，如环磷酰胺、硫唑嘌呤、环孢素等，但疗效有待进一步评估。鉴于很难鉴别是否合并感染或继发感染，一般建议联合抗生素治疗。

PPFE 预后较差，大部分患者病情呈慢性进行性进展。目前使用的糖皮质激素、免疫抑制剂和抗纤维化药物吡非尼酮、尼达尼布等药物均不理想。

（徐作军　黄　慧）

第十五章 外源性过敏性肺泡炎

外源性过敏性肺泡炎（EAA）又称超敏性肺炎，为吸入外界有机粉尘所引起的过敏性肺泡炎。本病根据病程的长短分为急性型/亚急性型和慢性型两种类型。慢性型由于发病较为隐袭或轻微，因不能及时得到诊治和长期未能脱离吸入抗原，可逐渐发展为肺纤维化。临床比较常见的 EAA 包括霉草尘肺或称农民肺（发霉枯草，凡尼微小多孢菌和普通嗜热性放线菌）、鸟类饲养者肺（鸽、鹦鹉等的排泄物，白蛋白或排泄物）、甘蔗尘肺（发霉加热的甘蔗渣，糖嗜热性放线菌）、蘑菇培植工人肺（蘑菇堆肥、凡尼微小多孢菌和普通嗜热性放线菌）、剥离枫树皮工人肺（发霉枫树皮，树皮假黑粉菌）、麦芽工人肺（发霉大麦、麦芽，棒形曲菌）、垂体粉工人肺（异种垂体粉末，白蛋白、垂体抗原）、湿化器和空调器肺（湿化和空调系统中水污染，嗜热放线菌）等。

【诊断要点】

EAA 的诊断主要根据吸入有机粉尘病史、相应的症状和体征、胸部 X 线或 CT 表现、肺功能异常、血清沉淀反应阳性。少数病例可能需要进行支气管肺泡灌洗（BAL）检查和肺活检以协助明确诊断。吸入抗原激发试验对诊断可能有帮助，但并非必需。临床上对该病保持高度警惕性对及时确诊最为重要。鉴别诊断方面比较困难的是与其他间质性肺病（如结节病、特发性间质性肺炎）的鉴别。

1. 临床表现

（1）急性型 吸入有机粉尘后 4~8 小时，患者出现全身倦怠、畏寒、发热、干咳和呼吸困难等症状。体格检查时两肺可闻及细湿啰音，严重者出现发绀。脱离有关粉尘 12 小时后大多数患者的上述症状开始减轻、消失。少数患者症状可持续一周以上。

（2）亚急性型 一般由急性型发展而来。咳嗽和呼吸困难等症状可持续数日至数周，部分患者出现发绀。主要原因是患者未能脱离吸入性有机粉尘环境。

（3）慢性型 发病隐袭，轻度咳嗽、咳痰，常被诊断为急性或慢性支气管炎。由于未能得到诊断，长期接触吸入抗原，病情迁延，呼吸困难逐渐加重，影响体力活动，甚至丧失劳动力，严重者可发展为呼吸衰竭、肺心病。

2. 辅助检查

（1）血液检查 急性型患者外周血白细胞升高，以中性粒细胞升高为主，嗜酸粒细胞不高。血沉加快，C 反应蛋白可呈阳性。

（2）胸部影像学检查 急性型/亚急性型与慢性型 EAA 的胸部 X 线表现显著不同。急性 EAA 的 X 线改变较临床症状出现晚，表现为弥漫性边界模糊的结节样阴影，常有多发磨玻璃影，个别可见实变影。病变常累及肺下叶，累及肺尖较少。有的病例也可见到线条样阴性（可能是以往发作导致的纤维化）。结节影和磨玻璃阴影在停止抗原接触后会消失，因此 EAA 急性发作缓解后 X 线胸片可正常。高分辨率 CT（HRCT）能更好地显示磨玻璃阴影。急性期缓解后 HRCT 也可正常。

慢性 EAA 的胸部 X 线改变主要为弥漫性线条状和结节样阴影，通常以上肺叶病变为著，肺底部较少累及，并可见肺体积缩小。肺部 HRCT 最常见的改变是两肺弥漫性小叶中心性结节（直径 2mm～4mm），并可见局灶分布的磨玻璃阴影，特别是在下肺叶。脱离抗原暴露后磨玻璃影和微小结节影可消失。有的慢性经过或反复发作病例可出现弥漫性肺纤维化甚至蜂窝样阴影，酷似特发性肺纤维化（IPF）。

（3）肺功能检查　以弥散功能障碍为主，合并限制性通气功能障碍。

（4）免疫学检查　血清中可检出抗原特异性沉淀抗体（IgG、IgM），但因为抗原制备没有标准化，结果阴性并不能排除 EAA。另外，阳性结果也可见于接触抗原但没有 EAA 临床表现的个体。多数病例在皮内注射抗原后 15 分钟左右出现皮肤丘疹、红晕等速发型变态反应，部分病例在皮肤试验后 6～8 小时出现局部发红和硬结（Arthus 反应）。

（5）支气管肺泡灌洗　BALF 细胞总数明显升高，细胞分类淋巴细胞比例增高，主要是 T 淋巴细胞，CD_4^+/CD_8^+ 常小于 1。

（6）肺活组织检查　诊断困难病例可能需要肺活检，但应注意的是 EAA 缺乏特异性病理改变。经支气管肺活检（TBLB）取材常嫌不足，因此一般需要外科肺活检（例如胸腔镜肺活检）。病理表现为慢性间质性和肺泡炎症，浆细胞、肥大细胞、巨噬细胞和淋巴细胞浸润，通常可见不完整的非坏死性肉芽肿。

【治疗原则】

尽快仔细地明确患者的职业接触史，脱离环境和致病原是最重要的治疗措施。一般急性病例在脱离环境后数日症状可自行消失，肺功能恢复。已发展为肺纤维化的慢性病例，糖皮质激素治疗效果不佳。具体措施包括：

（1）尽快使病人脱离致病环境和致病原。

（2）急性发作病人应卧床休息，予以对症治疗（镇咳、平喘等）。呼吸困难、发绀者应予以吸氧。

（3）重症和亚急性病例症状明显伴有肺功能损害者，可应用糖皮质激素治疗。常用泼尼松口服，剂量 30～60mg/d，2～4 周后根据病情逐渐减量以至停药。

（孙永昌）

第十六章 结 节 病

结节病是一种病因未明的多系统性肉芽肿性疾病，任何器官均可累及，但以肺和胸内淋巴结受累最常见。本病特征性的病理表现为淋巴细胞和单核－巨噬细胞集聚及非干酪性类上皮肉芽肿形成。

【诊断要点】

结节病的诊断应根据相应的临床表现及病理组织检查结果，但应除外其他肉芽肿性疾病，特别是结核、矽肺、外源性过敏性肺泡炎、铍肺。

1. 临床表现

结节病是一种多系统性疾病，临床表现与受累器官有关。通常起病隐匿，病程以亚急性和慢性多见，急性期短暂，临床很少见。本病临床表现缺乏特异性，约2/3的患者无任何症状而在健康体检时发现。

（1）全身症状 常见主诉为疲乏、无力、体重减轻、食欲减退、低热、多汗。

（2）肺结节病 约90%以上的结节病出现肺门、纵隔淋巴结及肺实质受累。可表现为咳嗽、咳痰、胸闷，少数可有胸痛、血痰。发展为广泛肺纤维化时，可有活动后气短和发绀。

（3）肺外结节病 结节病可累及肝、脾、眼、皮肤、浅表淋巴结、心脏、关节、中枢神经系统、肾、腮腺、甲状腺、肌肉等器官。眼结节病表现为虹膜睫状体炎、角膜结膜炎、急性色素膜炎等。皮肤结节病表现为结节性红斑、冻疮样狼疮、斑疹、丘疹等。浅表淋巴结大多为轻度、活动性，无触痛。心脏结节病的发生率不高，但可发生猝死，最重要的病变是累及传导系统引起心律失常。

2. 辅助检查

（1）血液检查 近半数患者血清球蛋白（γ和β）升高。血钙增高，血清碱性磷酸酶增高，血清血管紧张素转换酶（SACE）升高。活动进展期可有贫血，血沉增快。

（2）结核菌素试验 约2/3结节病患者对5IU的PPD皮肤试验呈阴性或弱阳性反应。

（3）支气管肺泡灌洗液检查 细胞总数升高，以T淋巴细胞为主，$CD4^+$细胞计数和$CD4^+/CD8^+$明显升高，常 >3.5。

（4）活体组织检查 皮肤病灶或浅表淋巴结活检、经支气管镜进行气道黏膜和肺活检（TBLB），有助于明确诊断。必要时可进行纵隔或肺门淋巴结活检，例如支气管镜超声（EBUS）引导下针吸活检。以上检查大多可获得有诊断意义的病理标本，目前不建议进行创伤性较大且特异性不高的肝活检和前斜角肌脂肪垫淋巴结活检。

（5）Kveim抗原试验 阳性有助于诊断，但因为皮试用抗原缺乏标准化产品，临床较少采用。

（6）胸部X线检查 是诊断肺结节病最常用的重要方法。根据X线表现，可对肺结节病进行分期（0 期 – Ⅳ期），但分期并不反映疾病发展顺序的规律。

0 期：肺部 X 线检查正常，但可有肺外表现，约占 5% ~ 10%。

Ⅰ期：两侧肺门和（或）纵隔淋巴结肿大，约占 50%。

Ⅱ期：肺门淋巴结肿大伴肺部浸润，约占 25%。浸润病变多呈广泛对称分布，表现为 1 ~ 3mm 的结节状、点状阴影或絮状阴影。病灶可在 1 ~ 2 年内逐渐吸收，少数可发展为肺间质纤维化。

Ⅲ期：仅见肺部浸润或肺纤维化，而无肺门淋巴结肿大，约占 15%。

Ⅳ期：表现为广泛纤维囊性变和瘢痕化，可见蜂窝样改变，肺容积缩小。

我国分期标准（1993 年）：分为 0 期、Ⅰ期、ⅡA 期（相当于上述Ⅱ期）、ⅡB 期（相当于上述Ⅲ期）和Ⅲ期（相当于上述Ⅳ期）。

（7）^{67}Ga 肺扫描或 PET – CT 扫描　诊断活动性结节病较为敏感的指标。

3. 诊断标准

（1）我国目前施行的诊断标准　①X 线胸片显示两侧肺门及纵隔对称性淋巴结肿大（偶见单侧肺门淋巴结肿大），伴有或不伴有肺内网状、结节状、片状阴影，必要时参考胸部 CT 进行分期。②组织活检符合结节病。③Kveim 试验阳性。④结核菌素试验阴性或弱阳性。⑤高血钙、高尿钙，碱性磷酸酶增高，血浆免疫球蛋白增高，BALF 中 T 淋巴细胞及 CD_4^+/CD_8^+ 升高。⑥SACE 活性增高。具有上述①②或①③者，可诊断为结节病，第④⑤⑥条为重要参考指标。

（2）结节病的活动性判定　①有活动：病变进展，SACE 活性增高，血沉增快，免疫球蛋白增高，BALF 淋巴细胞计数增多，CD4/CD8 升高，^{67}Ga 扫描或 PET – CT 阳性。②无活动：临床稳定或好转，上述客观指标基本正常。

【治疗原则】

由于大多数结节病可自行缓解，因此对于病情稳定、无症状者不需要治疗。出现下列情况需要进行治疗：①症状持续，进行性肺损害；②器官功能受到危害，如眼部受累，中枢神经系统和心脏受累，肝、肾功能障碍；③持续高钙血症和（或）高尿钙症；④垂体病变；⑤肌病；⑥脾结节病伴脾功能亢进；⑦明显乏力，体重下降，毁容性皮肤损害及淋巴结肿大。

1. 糖皮质激素

糖皮质激素是治疗结节病的基本药物，能迅速改善症状，逆转器官功能障碍，对慢性结节病可预防或阻止进行性肺纤维化。以口服泼尼松为例，可参考以下治疗方案：初始剂量 40mg/d，2 周后减至 30mg/d，此后每周减 5mg，以 15mg/d 为维持剂量治疗 6 ~ 8 个月。以后每 2 ~ 4 周减 2.5mg/d，总疗程 1 年或更长。

2. 其他

抗疟药（磷酸氯喹）适用于皮肤黏膜受损为主的结节病，特别是冻疮样狼疮、严重鼻结节病且对糖皮质激素无反应者。细胞毒药物例如甲氨蝶呤、硫唑嘌呤、环磷酰胺等，可用于糖皮质激素治疗效果不佳的患者。

（孙永昌）

第十七章　弥漫性坏死性肉芽肿性血管炎

韦格纳肉芽肿病（WG）近年来又称为坏死性肉芽肿性血管炎，属于自身免疫性疾病。WG 通常以鼻黏膜和肺组织的局灶性肉芽肿性炎症开始，继而进展为弥漫性坏死性肉芽肿性血管炎。临床常表现为鼻和副鼻窦炎、肺病变和进行性肾功能衰竭，还可累及关节、眼、皮肤，亦可侵及心脏、神经系统及耳等。未经治疗的 WG 病死率可高达90％以上，经糖皮质激素和免疫抑制剂治疗后，WG 的预后明显改善。

【诊断要点】

1. 临床表现

WG 临床表现多样，可累及多系统。典型的 WG 为上呼吸道、肺和肾病变三联征。

（1）一般症状　起病缓慢，持续一段时间，也可表现为快速进展性发病。病初症状包括发热、疲劳、抑郁、纳差、体重下降、关节痛、盗汗、尿色改变和虚弱，其中发热最常见。

（2）上呼吸道症状　大部分患者以上呼吸道病变为首发症状。通常表现为持续性流涕，且不断加重。伴有鼻黏膜溃疡和结痂、鼻出血、唾液中带血丝。鼻窦炎可以较轻，严重者鼻中隔穿孔、鼻骨破坏，出现鞍鼻。咽鼓管的阻塞能引发中耳炎，导致听力丧失，部分患者可因声门下狭窄出现声音嘶哑及喘鸣。

（3）下呼吸道症状　约50％的患者在起病时即有肺部表现，总计80％以上的患者将在整个病程中出现肺部病变。胸闷、气短、咳嗽、咯血及胸膜炎是最常见的表现。约1/3 的患者胸部影像学检查可见肺内阴影，但缺乏临床症状。查体时局部可有叩诊浊音、呼吸音减低以及湿啰音等体征。55％以上的患者在肺功能检测时可出现阻塞性通气功能障碍，30％～40％的患者可出现限制性通气功能障碍以及弥散功能障碍。

（4）肾脏损害　大部分病例有肾脏病变，出现蛋白尿、红细胞、白细胞及管型尿，严重者伴有高血压和肾病综合征，最终可导致肾功能衰竭，无肾脏受累者称为局限型WG。部分患者在起病时无肾脏病变，但随病情进展可逐渐发展为肾小球肾炎。

（5）眼受累　WG 可累及眼的任何区域，表现为眼球突出、视神经及眼肌损伤、结膜炎、角膜溃疡、巩膜炎、虹膜炎、视网膜血管炎、视力障碍等。

（6）皮肤黏膜　表现为下肢紫癜、多形红斑、斑疹、瘀点（斑）、丘疹、皮下结节、坏死性溃疡形成以及浅表皮肤糜烂等。其中，皮肤紫癜最为常见。

（7）神经系统　外周神经病变最常见，多发性单神经炎为主要病变基础，临床表现为对称性末梢神经病变。肌电图以及神经传导检查有助于外周神经病变的诊断。

（8）关节病变　约30％的患者发病时有关节病变，多数表现为关节疼痛以及肌痛，1/3 的患者可出现对称性、非对称性以及游走性关节炎。

（9）其他　WG 也可累及心脏而出现心包炎、心肌炎。胃肠道受累时可出现腹痛、腹泻及出血。

2. 诊断标准

WG 的诊断标准采用 1990 年美国风湿病学会（ACR）分类标准：①鼻或口腔炎症：痛性或无痛性口腔溃疡、脓性或血性鼻腔分泌物；②X 线胸片或胸部 CT 异常：X 线胸片或胸部 CT 显示多发性结节、固定浸润病灶或空洞，典型者呈现 3 多现象即：肺部病变为多部位、多形态和多变化；③尿沉渣异常：镜下血尿（红细胞 >5 个/高倍视野）或出现红细胞管型；④病理性肉芽肿性炎性改变：动脉壁或动脉周围，或血管（动脉或微动脉）外区域有中性粒细胞浸润形成肉芽肿性炎变。符合以上 2 条或 2 条以上时可诊断为 WG。近年来开展的抗中性粒细胞胞浆抗体（ANCA）主要是蛋白酶 3 - ANCA（c - ANCA）阳性对 WG 具有重要诊断意义。

WG 在临床上常被误诊，为了能早期诊断，对有以下情况者应反复进行活组织检查：不明原因的发热伴有呼吸道症状；慢性鼻炎及副鼻窦炎，经检查有黏膜糜烂或肉芽组织增生；眼、口腔黏膜有溃疡、坏死或肉芽肿；肺内有可变性结节状阴影或空洞；皮肤有紫癜、结节、坏死和溃疡等。

3. 鉴别诊断

（1）显微镜下多血管炎（MPA）　目前认为 MPA 为一独立的系统性血管炎，是一种主要累及小血管的系统性坏死性血管炎，可侵犯肾脏、皮肤和肺等脏器的小动脉、微动脉、毛细血管和小静脉，常表现为坏死性肾小球肾炎和肺毛细血管炎。累及肾脏时出现蛋白尿、镜下血尿和红细胞管型。ANCA 阳性是 MPA 的重要诊断依据，60% ~ 80% 为髓过氧化物酶（MPO）- ANCA 阳性，在荧光检测法示核周型 ANCA（p - ANCA）阳性，早期胸部 X 线检查可发现无特征性肺部浸润影或小疱状浸润影，中晚期可出现肺间质纤维化。

（2）变应性肉芽肿性血管炎（CSS）　有重度哮喘；肺和肺外脏器有中小动脉、静脉炎及坏死性肉芽肿；周围血嗜酸粒细胞增高（分类比率 >10%）。WG 与 CSS 均可累及上呼吸道，但 WG 常有上呼吸道溃疡，X 线胸片示肺内有破坏性病变如结节、空洞形成，这些表现在 CSS 则不多见。WG 病灶中很少有嗜酸粒细胞浸润，周围血嗜酸粒细胞增高不明显，也无哮喘发作。

（3）淋巴瘤样肉芽肿病　是多形细胞浸润性血管炎和血管中心性坏死性肉芽肿病。浸润细胞为小淋巴细胞、浆细胞、组织细胞及非典型淋巴细胞，病变主要累及肺、皮肤、神经系统及肾间质，通常不侵犯上呼吸道。

（4）肺出血 - 肾炎综合征　是以肺出血和急进性肾小球肾炎为特征的综合征，抗肾小球基底膜抗体阳性，由此引致的弥漫性肺泡出血及肾小球肾炎综合征，以发热、咳嗽、咯血及肾炎为突出表现，但一般无其他血管炎征象。本病多缺乏上呼吸道病变，肾病理可见基底膜有免疫复合物沉积。

（5）复发性多软骨炎　复发性多软骨炎以软骨受累为主要表现，临床表现也可有鼻塌陷、听力障碍、气管狭窄，但该病一般均有耳廓受累，而无鼻窦受累，实验室检查 ANCA 阴性。活动期抗 II 型胶原抗体阳性。

【治疗原则】

治疗可分为诱导缓解、维持缓解及控制复发 3 期。

1. 糖皮质激素

活动期用泼尼松 1.0～1.5mg/（kg·d），4～6 周，病情缓解后减量并以小剂量维持。对严重病例如中枢神经系统血管炎、呼吸道病变伴低氧血症如肺泡出血、进行性肾功能衰竭，可采用冲击疗法：甲泼尼龙 1.0g/d，共 3 天，第 4 天改口服泼尼松 1.0～1.5mg/（kg·d），然后根据病情逐渐减量。

2. 免疫抑制剂

（1）环磷酰胺（CTX） 通常给予口服 CTX 1～3mg/（kg·d），多与糖皮质激素合用。也可用 CTX 200mg，隔日 1 次静脉注射。对病情平稳的患者可用 1mg/（kg·d）维持。对严重病例给予 CTX 1.0g 冲击治疗，每 3～4 周 1 次，同时每天口服 CTX 100mg。用药期间注意观察不良反应，如骨髓抑制、继发感染等。

（2）硫唑嘌呤 一般用量为 2～2.5mg/（kg·d），总量不超过 200mg/d。但需根据病情及个体差异而定，用药期间应监测不良反应。

（3）甲氨蝶呤（MTX） 一般用量为 10～25mg，1 周 1 次，口服、肌内注射或静脉滴注疗效相同，如 CTX 不能控制可合并使用之。

（4）环孢素 A 常用剂量为 3～5mg/（kg·d）。

（6）丙种球蛋白 一般与激素及其他免疫抑制剂合用，剂量为 300～400mg/（kg·d），连用 5～7 天。

3. 其他治疗

（1）复方新诺明片 对于病变局限于上呼吸道以及已用泼尼松和 CTX 控制病情者，可选用复方新诺明片进行抗感染治疗。在使用免疫抑制剂和激素治疗时应注意预防卡氏肺孢子菌感染所致的肺炎。

（2）血浆置换 对活动期或危重病例，血浆置换治疗可作为临时性治疗，但仍需与激素及其他免疫抑制剂合用。

（3）透析治疗 急性期患者如出现肾功能衰竭则需要透析，55%～90% 的患者可望恢复足够的功能。

（4）外科治疗 对于声门下狭窄、支气管狭窄等患者可以考虑外科治疗。

（何权瀛）

第十八章 结缔组织病相关性间质性肺疾病

广义的结缔组织病（CTD）是指体内结缔组织各种疾病的总称。狭义的结缔组织病是指由于免疫反应等引起的发生于疏松结缔组织的一类疾病。具有以下临床特征：①属于自身免疫病；②起病与遗传和环境因素有关；③是一组累及多个系统的异质性疾病；④血管和结缔组织的慢性炎症是基本病理改变；⑤大多呈慢性、进行性、反复发作的过程，对糖皮质激素的治疗有一定反应。CTD 包括类风湿关节炎、系统性红斑狼疮、系统性硬化症、干燥综合征、多发性肌炎/皮肌炎、混合结缔组织疾病、未分化结缔组织疾病、系统性血管炎、复发性多软骨炎等。CTD 可累及多种脏器，由于肺和胸膜由丰富的胶原、血管的结缔组织构成，且有调节免疫、代谢和内分泌等非呼吸功能，CTD 患者的肺脏常常是自身免疫调节的靶器官，因此每一种 CTD 都可损伤肺和胸膜等呼吸系统各器官，引起一系列的肺部疾病，包括间质性肺疾病、肺血管疾病、弥漫性肺泡出血、细支气管炎、实质结节等，其中间质性肺疾病（ILD）可以发生于任何一种结缔组织病，但是最常见于类风湿关节炎（RA）、进行性系统性硬皮病（PSS）和多发性肌炎（PM）/皮肌炎（DM）。与结缔组织病有关的 LID 在临床、生理学、影像学和组织病理学方面的表现类似于 IPF，不过结缔组织病相关的肺纤维化（CTD - PF）的病程相对缓慢。

【诊断要点】

1. 临床表现

（1）呼吸系统症状与体征 呼吸困难和咳嗽是中度或进展期患者的主要症状。早期或有轻微疾病的患者可以无症状。听诊时两肺底部可闻及 Velcro 啰音。临床上出现明显肺间质纤维化时可见杵状指（趾）。

（2）全身性或多脏器损害的表现 如发热、皮疹、关节痛、蛋白尿和血尿等。

2. 辅助检查

（1）一般性检查 包括血液常规、尿液常规、肝肾功能检查、血沉和 C 反应蛋白等。

（2）特异性检查 包括自身抗体、补体和关节液的检查等相应异常。

①自身抗体：抗核抗体、类风湿因子、抗中性粒细胞胞浆抗体、抗磷脂抗体、抗角蛋白抗体谱等检查的相应异常。

②补体测定：主要指血清总补体（CH_{50}）、C_3 和 C_4，可有相应异常。

（3）胸部 X 线 X 线胸片在 CTD 肺间质受累的检测上价值有限。典型表现多类似于 IPF，主要显示两肺底部的间质渗出，蜂窝肺和肺容积缩小，偶见灶性磨玻璃样变。

（4）胸部 CT/HRCT 显示不同程度的蜂窝肺、磨玻璃样变、网格状阴影、线状阴影，病变主要分布在肺外带（胸膜下）和两肺基底部；还可以有胸腔积液或胸膜肥厚。

（5）肺功能 主要表现为限制性通气功能障碍，肺活量（VC）、用力肺活量（FVC）、肺总量（TLC）、弥散量（DLco 及 DLco/VA）均降低。静息或运动时低氧血症。

（6）支气管肺泡灌洗（BAL）检查　在 CTD – ILD 的诊断中的作用还没有得到证实，其临床价值在于除外感染、结核、肿瘤、肺泡出血、嗜酸细胞性肺炎、外源性过敏性肺泡炎等其他弥漫性肺实质疾病。虽然支气管肺泡灌洗液（BALF）的成分对 CTD – ILD 的诊断不具有特异性，但许多间质性肺疾病都有特征性的细胞学分类改变。特发性间质性肺炎 BALF 鉴别要点亦基本适用于 CTD – ILD。

（7）肺活检/病理　多数病例根据临床、HRCT、肺功能及 BALF 检查均能确诊，对诊断困难者应行肺活检。目前肺组织病理学仍然是 ILD 诊断的金标准。

①经支气管镜肺活检（TBLB）：在 ILD 诊断价值远不如 HRCT 大，但其有创伤小、易操作、可重复性强等优点，并可除外结核、肿瘤、肉芽肿等疾病，仍有重要作用。对诊断困难者，可选择外科肺活检。

②外科肺活检：包括开胸肺活检和电视胸腔镜肺活检，后者损伤小，多被优先选择。对于诊断明确的 CTD 患者，如果有间质性肺疾病的典型临床表现和 HRCT 特征、相应的 BAIF 和 TBLB 检查结果，就可以做出 CTD – ILD 的诊断，很少需要外科肺活检。

③病理：CTD – ILD 的组织病理学改变与 IPF 相似，表现为弥漫的肺泡损害和（或）炎症，如细胞性间质性肺炎表现为间质中有淋巴浆细胞浸润；淋巴细胞性间质性肺炎、普通型间质性肺炎、闭塞性细支气管炎伴机化性肺炎等病理改变。

3. 诊断要点

（1）已经确诊为全身结缔组织病。

（2）呼吸系统的特征性临床表现和（或）影像学改变。

（3）特征性 BALEF 和 TBLB 表现。

（4）排除继发感染、肿瘤和药物等引起的胸膜肺损害。

（5）对于首发或局限于肺和胸膜的结缔组织病，其诊断必须以免疫学和组织学的检查为依据。

【治疗原则】

目前仍是以糖皮质激素为中心，免疫抑制剂、细胞毒性药物为辅助的治疗方法。针对参与炎症反应的特异性细胞因子和基因靶向治疗的生物制剂有了新进展，为临床治疗提供更有效的药物。

（1）结缔组织病相关性间质性肺疾病患者伴严重的肺功能损害或临床症状加重，应该经验性地使用糖皮质激素或免疫抑制剂，但需强调治疗个体化。

（2）对于糖皮质激素治疗无效或不能耐受的病例，可选用硫唑嘌呤、环磷酰胺等，应注意避免其毒性。

（3）细胞因子调节治疗　肿瘤坏死因子（TNF）– α阻滞剂已广泛应用于对 MTX 治疗耐受的类风湿关节炎患者。

（4）抗纤维化药物　吡非尼酮已用于治疗特发性肺间质纤维化患者，对 CTD – ILD 的疗效尚需进一步观察。

（5）肺移植　目前肺移植已成为终末期肺或心肺疾病患者的一种治疗方式，系统性疾病和终末期肺纤维化的患者可能能进行肺移植，移植后的结果与因其他疾病移植的结果相近，慢性排斥反应是影响长期存活率的重要因素。

（6）康复治疗　作为整体治疗的一部分，包括运动训练、营养支持、心理咨询、患者教育等，康复训练可改善患者的运动能力和健康状态。

第一节　类风湿关节炎

类风湿关节炎（RA）是一类以慢性、对称性、多关节炎症为主要表现的系统性疾病，其侵犯的靶器官主要是关节滑膜，也可侵犯浆膜、肺、心脏、血管、神经、眼等组织器官。RA 是最常见的一种自身免疫性疾病，也是最常见的累及肺的结缔组织疾病。RA 可以发生在任何年龄，多数患者在中年后起病，以女性多发。临床表现为多关节炎，主要累及手足小关节，受累关节疼痛、肿胀、功能下降，病情迁延反复，也常伴有关节以外的其他脏器病变。病理变化为慢性滑膜炎，血管翳形成，软骨和软骨下骨破坏，最终造成关节破坏、畸形和强直，功能丧失。RA 患者发生间质性肺疾病较常见，发生率大约为 5% ~40%，发生率与检查方法有关。间质性肺疾病可以在关节疾病出现前表现，早几个月甚至早几年。5% ~10% 的患者并发临床明显的间质性肺疾病，最常见的病理类型为普通型间质性肺炎，伴有不同程度的细胞间质性肺炎。RA 并发间质性肺疾病的危险因素包括男性、年龄 >60 岁、有吸烟史、α_1 - 抗胰蛋白酶缺陷或异型、类风湿因子的异常增高和明显的关节外表现。

【诊断要点】

类风湿关节炎的特征性表现，即依据临床表现、自身抗体及 X 线改变诊断。

1. 呼吸系统的症状和体征

大部分病例起病隐匿，疾病进展缓慢，临床症状主要为活动性呼吸困难和干咳。胸痛、发热和咯血少见。常见体征是两肺底部爆裂音和杵状指。晚期有发绀、肺动脉高压和右心功能不全征象。

2. X 线胸片/HRCT

影像学改变包括磨玻璃阴影、网状阴影、支气管扩张和微小结节影，常表现为不同程度的间质渗出，主要分布于两肺基底部和周边部，疾病进一步发展，出现网状结节影，晚期表现为蜂窝肺。类风湿性间质性肺疾病也可以表现局限性肺泡渗出，或斑片状阴影等闭塞性细支气管炎伴机化性肺炎的表现。胸部 HRCT 较 X 线胸片敏感，可能早期发现 X 线胸片未显示的异常改变。

3. 肺功能

主要为限制性或限制性 - 阻塞性混合性通气功能障碍，早期特征性改变为弥散功能下降和肺容量减少，6 分钟步行试验能预测患者的肺功能异常。疾病晚期，出现静息状态下动脉低氧血症和运动时血氧饱和度降低。

4. BAL

不能用于诊断，可用于 RA - ILD 患者影像学异常者的评估，包括药物治疗反应，除外弥漫性肺泡出血和机会性感染。RA 患者临床上明确合并有肺间质病，BALF 表现为中性粒细胞肺泡炎和巨噬细胞绝对数的增加，其 BALF 表现类型与 IPF 的 BALF 类型相似。

【治疗原则】

治疗方案上以糖皮质激素及免疫抑制剂的使用为主，但确切的方案目前尚待进一步研究，如糖皮质激素的起始量、使用疗程、减量方案以及免疫抑制剂的种类、剂量及疗程、减停药方案等。由于甲氨蝶呤易引起肺损害，不建议选用甲氨蝶呤作为免疫抑制剂治疗 RA – ILD。TNF – α拮抗剂在 RA 的关节炎治疗上有很好疗效，但在 RA – ILD 治疗效果尚待明确。

一般而言，如果没有特殊禁忌证，糖皮质激素为首选，激素的剂量和减量速度类似于 IPF，强调治疗个体化。常用强的松口服，开始剂量为 40～60mg/d，连续治疗 3 个月后观察治疗反应。如果患者显示有治疗好转的客观指标，则继续激素治疗，但需逐渐减量。如果病情无改善，糖皮质激素应该减量和停用。对于糖皮质激素治疗无效或因副作用不能耐受者，可以考虑使用环磷酰胺或硫唑嘌呤（方案和剂量类似于 IPF）。

第二节　系统性硬化病

系统性硬化病（SSc）是一种慢性结缔组织疾病，是一种原因不明，以局限或者弥漫皮肤增厚和纤维化为特征，并且可以累及心、肺、消化道和肾脏等全身脏器的自身免疫性疾病。免疫系统在易感因素和致病因素的作用下被激活和活化，引起血管内皮细胞损伤和成纤维细胞增生，从而造成胶原和细胞外基质过度增生和沉积，最终导致皮肤硬化和多组织多器官的纤维化。根据皮肤病变范围，可以将 SSc 分为局限性皮肤型和系统性皮肤型 SSc。局限性皮肤型 SSc 是指皮肤增厚限于肘（膝）的远端，但可累及面部、颈部，内脏受累相对较轻，病变进展较慢，预后较好。系统性皮肤型 SSc 是指皮肤病变累及肢体近端和躯干，并累及内脏，常有雷诺现象和外周血管病变。CREST 综合征包括在局限性皮肤型 SSc 中，表现为指（趾）端硬化或钙化、雷诺现象、食管功能障碍和皮肤毛细血管扩张，皮肤损害多局限于面、手部位，内脏病变出现较迟。系统性皮肤型 SSc 患者伴有肺部病变的发生率高，常见的有间质性肺疾病、肺血管疾病和吸入性肺炎，比较少见的有胸膜炎、自发性气胸、肺出血和肺瘢痕癌。间质性肺疾病的发生率为 40%～80%，与检查方法有关，其发生也与种族、血清抗体亚型和皮肤损害程度有关。

【诊断要点】

符合 2013 年美国风湿病学会和欧洲抗风湿病联盟共同制定的分类标准。

1. 呼吸系统症状和体征

系统性皮肤型 SSc 和局限性皮肤型 SSc 均可发生 ILD，系统性皮肤型 SSc 发生 ILD 更常见，发病更早。SSc – ILD 起病隐匿，呼吸系统症状缺乏特异性，主要症状是呼吸困难和咳嗽。呼吸困难的特点为慢性、进行性加重的活动后呼吸困难。如果呼吸困难症状较重，而影像学改变较轻，则更提示肺血管病变或肺动脉高压。咳嗽多为干咳，咯血、胸痛和发热少见。典型体征为双肺底部可闻及爆裂音，杵状指少见。可有肺动脉高压体征，晚期可以有发绀和肺心病体征。

2. X 线胸片/HRCT

典型胸片表现为双肺对称的网状结节影，以双肺底和肺外带为主。HRCT 诊断 SSc–ILD 的敏感性、特异性高，胸部 HRCT 较 X 线胸片敏感，可能早期发现 X 线胸片未显示的异常改变。HRCT 表现有磨玻璃影、网格影、蜂窝囊样改变以及牵引性支气管或细支气管扩张等，病变以胸膜下或双下肺为主。肺容量减小，蜂窝肺以及肺动脉高压征象都是其胸部影像学特征性改变。此外，也可见到胸腔积液或胸膜增厚。

3. 肺功能

肺容量减少、肺活量降低等限制性通气功能障碍，弥散量降低，无气流受限。早期上述检查可正常。静息时低氧血症和肺泡–动脉血氧分压差值增加以及运动时加剧可能是唯一的生理学异常。

4. BAL

有助于发现肺泡炎，部分患者在出现呼吸道症状或影像学改变前，BAL 即可发现肺泡炎。BALF 细胞分类特点为中性粒细胞、嗜酸性粒细胞增多，有时可有淋巴细胞增多。

【治疗原则】

1. 一般治疗

包括氧疗、肺康复治疗、胃食管反流治疗等。

2. 药物治疗

随机对照研究数量有限，缺乏足够的证据指导治疗，也没有统一的治疗方案。SSc–ILD 表现慢性隐匿的临床过程，对于稳定的 PSS 患者通常不予特殊治疗。对于进行性加重和有症状的 SSc–ILD 可以经验性应用糖皮质激素治疗，强调治疗个体化，但糖皮质激素对于 SSc–ILD 的疗效缺乏足够的证据，剂量与疗程也缺乏统一意见。对激素治疗无效，而且病情严重和进行性加重的患者，可以试用环磷酰胺。

（聂秀红）

第三节　多发性肌炎/皮肌炎

多发性肌炎（PM）和皮肌炎（DM）是一组病因未明而以横纹肌弥漫性非化脓性炎症为主要病变的结缔组织病。临床上主要表现为对称性近端肌无力，常累及多脏器的系统性疾病。DM 是指在多发性肌炎的临床表现基础上伴有特征性皮疹。肺部疾病是 PM/DM 的常见并发症，也是致残和致死的主要原因。肺部并发症包括吸入性肺炎、呼吸肌功能障碍、间质性肺疾病等。约有 1/3 患者的肺部病变可先于皮肤肌肉病变。50%～70% 的 PM/DM 患者合并间质性肺疾病时，其抗 Jo–1 抗体可为阳性。无间质性肺疾病者抗 Jo–1 抗体仅 20% 阳性，但病理证实此类患者肺泡壁和毛细血管有循环免疫复合物（CIC）沉着。PM/DM 间质性肺疾病的发生率为 5%～30%，其发生率与检查方法有关。

【诊断要点】

（1）PM/DM 的特征性表现。

（2）呼吸系统症状和体征　PM/DM 合并肺间质疾病的临床表现差异很大。多以亚急性起病，主要表现为进行性气短，伴或不伴有咳嗽。这些症状在肌病出现之前可以存在数月或数年。PM/DM 合并肺间质疾病患者也可急性起病，表现为咳嗽、发热、呼吸困难，患者可以在数日或数周内伴或不伴有肌肉、皮肤或其他系统的损害。这类患者的临床表现与急性间质性肺炎相似。急性起病者多死于呼吸衰竭。

早期体征不明显，常见体征是两肺底部吸气性爆裂音，后期有杵状指。DM 并发间质性肺病时，关节痛、雷诺现象、甲周红斑较为明显，有些患者伴发皮肤坏死。

（3）X 线胸片/HRCT　因疾病所处时期不同而影像学表现不同。早期以磨玻璃影、结节状阴影为主，向肺纤维化发展时则以网状、线状阴影为主，随着病情进展，出现肺容量减少、蜂窝肺和肺动脉高压征象。胸部 HRCT 较 X 线胸片敏感，可能早期发现 X 线胸片未显示的异常改变。

（4）肺功能　限制性通气功能障碍、弥散量降低。肺功能改变可先于胸部 X 线片的改变。

（5）BAL 可有助于排除弥漫性肺实质阴影的其他病因，如感染和肺泡出血。对于肺功能迅速恶化或者应用免疫抑制药物治疗后肺功能逐渐恶化的患者，BAL 尤为重要。

（6）血清自身免疫抗体　抗氨酰 tRNA 合成酶抗体（抗 Jo-1、EJ、PL-12、PL-7 和 OJ 抗体）、抗 Jo-1 抗体检出率较高，此抗体阳性者常伴有肺间质病变、关节炎和雷诺现象，称为"抗合成酶抗体综合征"。

间质性肺疾病与肌肉或皮肤疾病的程度、磷酸肌酸激酶升高水平及类风湿因子、抗核抗体的产生等无关，但与抗 Jo-1 有关。

【治疗原则】

PM/DM 伴有 ILD 患者的治疗反应主要取决于病理类型：细胞型 ILD，如闭塞性细支气管炎伴机化性肺炎（BOOP）及脱屑型间质性肺炎患者，对糖皮质激素或糖皮质激素加免疫抑制剂（环磷酰胺、硫唑嘌呤等）的治疗较好；晚期普通型间质性肺炎、弥漫性肺损伤则效果差。目前对于 PM/DM 伴有 ILD 患者的治疗需要个体化，且尚需进一步研究。

（聂秀红）

第四节　系统性红斑狼疮

系统性红斑狼疮（SLE）是一种多因素参与、自身免疫介导的，以免疫性炎症为突出表现的弥漫性结缔组织病。主要临床特征是患者血清中出现以抗核抗体为代表的多种致病性自身抗体和免疫复合物，伴有多系统受累的症状。特异性免疫学表现为狼疮（LE）细胞阳性，抗单链 DNA 抗体、抗双链 DNA 抗体和抗 Sm 抗体异常增高。胸膜和肺部病变是 SLE 经常伴随的疾病，甚至可以是 SLE 的首发和主要病变部位。SLE 可以有各种肺间质疾病表现，如急性狼疮性肺炎、亚急性或反复的间质渗出以及慢性弥漫性间质性肺炎，其他表现有胸膜炎伴或不伴胸腔积液、肺血管疾病（肺出血、肺血管炎、肺栓塞）和闭塞性细支气管炎等。

【诊断要点】

具有 SLE 特征性表现和实验室检查，诊断采用美国风湿病协会 1997 年推荐的 SLE 分类标准。

1. 呼吸系统症状和体征

急性狼疮性肺炎表现为原有 SLE 症状加重，急性或亚急性起病的呼吸困难或呼吸窘迫，伴咳嗽和发热，甚至咯血。体格检查可以见到发绀，肺部听诊可闻及啰音，无杵状指。SLE 合并肺间质纤维化的发生率较低，主要见于 SLE 病程长者及曾患急性狼疮性肺炎者，轻者无症状，较重者可有干咳、进行性呼吸困难、活动后气短。

2. X 线胸片/HRCT

急性狼疮性肺炎表现为中下肺野边缘不清的片状浸润影，易游走或迅速消失或呈弥漫性小结节影。合并肺间质纤维化时，胸部 X 线表现为弥漫网状或网状结节状阴影，两下肺明显。HRCT 显示磨玻璃样改变、小叶间隔增厚和蜂窝肺。

3. 肺功能

主要表现为限制性通气功能障碍，运动后弥散功能降低和低氧血症加剧。

4. BAL

BALF 中的 $CD8^+T$ 细胞和自然杀伤细胞数量增加。早期支气管镜检查和 BAL 可以提供肺泡出血的证据。

【治疗原则】

对于发生于 SLE 的急性间质性肺疾病，应该立即给予糖皮质激素治疗，静脉注射甲泼尼龙（1~2g/d，分次给予）3~4 天，然后逐渐减量，同时口服或静脉给予环磷酰胺或硫唑嘌呤。对于发生于 SLE 的慢性间质性肺疾病患者，如果病情严重或进行性加重可以考虑使用糖皮质激素或免疫抑制剂治疗，治疗剂量和治疗时间需个体化。

（聂秀红）

第五节　混合性结缔组织病

混合性结缔组织病（MCTD）是一种血清学上有高滴度的抗 U_1-RNP 抗体和斑点型抗核抗体（ANA），临床上有系统性红斑狼疮（SLE）、系统性硬化症（SSc）、多发性肌炎（PM）/皮肌炎（DM）及类风湿关节炎（RA）的某些混合表现的疾病。MCTD 的肺部改变常见，30%~85% 的患者可出现肺部受累表现，约 30% 的患者并发弥漫性肺间质性纤维化，15%~30% 的患者并发肺动脉高压，还有 1/3 的患者表现为胸膜炎。

【诊断要点】

具有 MCTD 特征性表现和实验室检查，诊断采用 Alarcon – Segovia 和 Kahn 标准。

1. 呼吸系统症状和体征

呼吸困难、胸痛、咳嗽和胸闷。体格检查，肺部听诊可闻及啰音。

2. X 线胸片/HRCT

肺间质纤维化首先出现在肺基底部周围区域，病变延伸呈不均匀分布，可有肺泡和肺间隔的浸润性改变，晚期则表现为蜂窝肺。

3. 肺功能

主要表现为限制性通气功能障碍，肺总量和肺容量减少，一氧化碳弥散量显著下降。

4. BAL

BALF 中的中性粒细胞占优势，与 SSc、RA、PM/DM 患者合并肺间质改变时相似。

【治疗原则】

MCTD 合并胸膜和肺部并发症的推荐治疗药物是糖皮质激素和免疫抑制剂。胸膜炎和急性炎症性肺部病变对糖皮质激素和免疫抑制剂效果好，而肺间质纤维化和肺动脉高压效果差。MCTD 患者应用糖皮质激素和免疫抑制剂治疗时，需要个体化。

（聂秀红）

第六节 干燥综合征

干燥综合征（SS）是一个主要累及外分泌腺体的慢性炎症性自身免疫病。由于其免疫性炎症反应主要表现在外分泌腺体的上皮细胞，故又称自身免疫性外分泌病或自身免疫性外分泌腺体上皮细胞炎。临床上呈多系统受累表现，除了唾液腺和泪腺受损功能下降以外，尚可出现其他外分泌腺及腺体外其他器官受累损害的症状。干燥综合征可以是原发的，也可以继发于其他结缔组织病。至少10%的干燥综合征患者有明显的肺部并发症，更多的是表现为无症状的肺部并发症，原发性干燥综合征经常表现为弥漫性间质性肺疾病改变（如 NSIP、LIP、BOOP、UIP），其他肺部并发症有假性淋巴瘤、淋巴细胞增生性疾病（包括淋巴瘤）、肺血管炎、肺动脉高压以及胸膜炎伴或不伴胸腔积液。间质性肺疾病的组织病理学改变以 NSIP 最常见，也可以见到 OP、LIP 和 UIP 组织类型。

【诊断要点】

具有 SS 特征性表现和实验室检查，诊断采用干燥综合征诊断标准（San Diego）。

1. 呼吸系统症状和体征

常见症状是咳嗽和运动后呼吸困难。常见体征是两肺底部爆裂音。

2. X 线胸片/HRCT

胸部 X 线片可为正常或表现为双侧肺泡性、网状或网结节状阴影，主要分布在两肺基底部。胸部 HRCT 较 X 线胸片敏感，可能早期发现 X 线胸片未显示的异常改变。HRCT 表现为网状或网状结节影、磨玻璃样变，牵拉性支气管扩张和薄壁蜂窝肺发生的频率较低。

3. 肺功能

肺总量（TLC）下降，用力肺活量（FVC）降低，弥散功能损害的证据不多。

4. BAL

原发性 SS 患者的淋巴细胞肺泡炎的发生率高，BALF 常显示淋巴细胞增多。

具有典型的临床表现和影像学特征的患者，不需要进行肺活检。

【治疗原则】

对于有症状或进行性加重的间质性肺疾病，呈 BOOP 或 LIP 改变者可以考虑使用糖皮质激素，对于病情严重并对激素抵抗的患者可以使用免疫抑制剂治疗，并强调治疗个体化。

（聂秀红）

第十九章　嗜酸性粒细胞性肺炎

第一节　吕弗勒综合征

吕弗勒综合征（Loeffler's 综合征），又称单纯型肺嗜酸粒细胞增多症，是 1932 年由 Loeffler 首次描述的，主要表现为轻度的呼吸道症状、外周血嗜酸粒细胞增多，短暂的和游走性的肺部浸润影。蛔虫导致的变态反应是大多数病人的病因，其他的寄生虫（如钩虫、粪类圆）感染以及药物都可以引起类似的症状。大约 1/3 的患者病因不清。Loeffler's 综合征好发于任何年龄。

【诊断要点】

1. 临床表现

主要表现为低热、干咳、轻到重度的呼吸困难，偶有咯血。呼吸道症状可呈自限性，1～2 周可缓解。蛔虫导致的 Loeffler's 综合征的肺部表现是由于蛔虫的幼虫导致的高敏反应。患者吸收了蛔虫卵后，幼虫在小肠内孵化，然后穿透小肠壁到达内脏，并最终到达肺循环。接着，幼虫在肺毛细血管移行至肺泡，并成熟至成虫，到达大气道，并被吞咽至胃肠道，完成整个生命周期。从吸收蛔虫卵 9～12 天后，Loeffler's 综合征的肺部表现开始出现，在幼虫在肺内移行期间一直存在。

2. 辅助检查

（1）实验室检查　可见周围血嗜酸粒细胞中度到明显增高，当呼吸道症状缓解时可能达到峰值。痰液检查可见嗜酸粒细胞。在出现肺部病变时可能在痰液或者消化液中找到蛔虫幼虫。在呼吸道症状出现 8 周前大便中即可找寄生虫或者虫卵。

（2）影像学改变　胸片可见周围或者胸膜下的暂时的游走性的间质和肺泡渗出。

（3）肺功能　轻到中度的限制性通气功能障碍伴弥散功能下降。

（4）肺组织病理　主要表现为间质或者肺泡毛细胞血管的显著嗜酸粒细胞浸润，可见巨噬细胞增多，但组织坏死和血管炎并不常见。确定诊断并不一定需要肺组织病理活检。

【治疗原则】

（1）明确病因（寄生虫感染或药物反应）。

（2）应用支气管扩张剂和糖皮质激素治疗缓解肺部症状。

（3）蛔虫导致的消化道症状（如营养不良、腹泻、腹痛或者肠梗阻）多在呼吸道症状 8 周以后出现，应口服甲苯咪唑（100mg，bid，连用 3 天）预防蛔虫导致的消化道感染。

（4）由于在疾病早期大便找虫卵或者寄生虫基本都为阴性，建议临床随诊 2～3 个月。

（罗金梅　肖　毅）

第二节　热带型肺嗜酸细胞增多症

热带型肺嗜酸细胞增多症是以痉挛性细支气管炎、白细胞增高和高嗜酸细胞血症为特点的综合征。与丝虫感染引起的过敏反应有关，症状特点为阵发性咳嗽、喘息，血嗜酸性粒细胞增多，胸部 X 线见肺内弥漫性斑片状阴影，海群生治疗有效。该病流行于热带和亚热带地区，如亚洲沿海地区，太平洋西部和南部，以及非洲，也可见于非流行区域的移民者和旅游者。热带型嗜酸细胞肺炎是丝虫病流行的热带地区最常见的咳嗽病因之一。成虫停留于淋巴管，导致淋巴管堵塞和象皮肿。循环中的微丝蚴滞留于肺血管，释放抗原从而促发了肺炎症反应。

【诊断要点】

1. 临床表现

发病高峰为 20～30 岁，男性多见。剧烈干咳，夜间加重（尤其是凌晨 1～5 点）。呼气性呼吸困难和喘息常见，症状类似于哮喘。也可出现心脏、心包和中枢神经受累。发热、纳差及体重下降等全身症状常见。体格检查可闻及粗湿啰音或者干啰音，儿童比成人更易出现淋巴结肿大和肝、脾肿大。大约 20% 的患者无阳性体征。

2. 辅助检查

（1）实验室检查　外周血嗜酸性粒细胞显著升高，大于 2×10^9/L，部分病人大于 60×10^9/L，但是嗜酸粒细胞增多通常与临床严重程度或者影像结果不匹配。总 IgE 增高，大于 1000U/ml，抗丝虫 IgG 抗体增高，ESR 中度升高。活动期痰检嗜酸粒细胞增高，血液或痰液中找不到微丝蚴，大便或者尿液找虫卵和寄生虫都呈阴性。但是，如果有淋巴结肿大，可在肺组织和淋巴结中找到微丝蚴。

（2）影像学改变　胸片可表现为边界不清的弥漫的网状结节影，主要累及中下肺野，偶可见肺门淋巴结肿大和胸腔积液。20% 的患者病初时可正常。胸部 CT 可见双下肺为主的不规则阴影，约 2/3 的病人 1 年后仍存在。多数病人 CT 为网格结节影，其他征象包括支气管扩张，气体陷闭和纵隔淋巴结肿大。

（3）肺功能病程早期表现为阻塞性通气功能障碍，进入慢性期可表现为限制性通气功能障碍和弥散功能下降。

（4）BALF 嗜酸细胞显著升高，平均为 54%，海群生治疗 2 周内嗜酸细胞可降至正常。

（5）肺活检组织病理改变取决于病程和持续时间。病程早期（<2 周）尽管血嗜酸细胞显著升高，肺内无显著嗜酸细胞浸润，早期肺内主要是肺泡、间质、支气管周和血管周围间隙组织细胞浸润，而肺结构正常。1～3 个月可有嗜酸细胞肺炎，并形成嗜酸细胞脓肿，肺泡壁破坏明显。或者形成嗜酸细胞肉芽肿，表现为异物巨细胞、成

纤维细胞和上皮样细胞，肉芽肿周围有显著的嗜酸细胞浸润。长时间未治疗可有纤维化表现。淋巴结活检可见到退化的微丝蚴或者成虫，周围聚集了嗜酸粒细胞和巨细胞。

3. 主要诊断依据

①丝虫病流行地区居住史；②夜间加重的咳嗽；③血嗜酸细胞增高 $> 3 \times 10^9/L$；④抗丝虫 IgG 抗体增高；⑤影像表现；⑥抗丝虫药物治疗有效。

4. 鉴别诊断

包括 Loeffler's 综合征、慢性嗜酸细胞肺炎、变态反应性支气管肺曲霉菌病、药物、其他的寄生虫感染、高嗜酸综合征和癌性淋巴管炎。在非流行区域，易与哮喘、非典型肺炎、结节病、Churg – strauss 综合征、Wegener's 肉芽肿或者结核混淆。

【治疗原则】

主要为抗丝虫治疗，首选药物为海群生（乙胺嗪），2mg/kg，每日三次，并治疗 14 ~ 21 天。常常在治疗的 7 ~ 10 天出现临床症状显著改善和嗜酸粒细胞减少。20% 的患者复发，海群生可加至 2 ~ 4mg/kg，每日三次，疗程 21 ~ 30 天。部分患者在抗丝虫治疗上加用激素治疗有效。

（罗金梅　肖　毅）

第三节　慢性嗜酸细胞肺炎

慢性嗜酸细胞肺炎（CEP）是无明确病因的嗜酸细胞性肺疾病。亚急性起病，病程大约数周或数月，症状为咳嗽、呼吸困难。可以有显著的全身症状，如发热，体重下降，乏力，食欲下降或者盗汗。目前病因不明。

【诊断要点】

1. 临床表现

亚急性起病，病程大于数周或数月，起病至诊断的平均时间间隔为 4 个月。女性更多见，男女比例为 1：2。发病年龄高峰为 40 余岁，平均发病年龄为 45 岁。60 岁以上无明显性别差异。约半数病人之前有过敏病史，2/3 的病人有哮喘病史，可在 CEP 起病前数月至数年或者与 CEP 同时起病。最常见的症状为干咳或少量黏痰、呼吸困难和胸痛。逐渐进展的呼吸困难可能与成年起病的哮喘有关，多数病人呼吸困难并不严重，个别病人有呼吸衰竭，甚至需要机械通气。咯血见于 10% 的病人。20% 的病人有慢性鼻炎或者鼻窦炎。可以有显著的全身症状，如发热、体重下降、乏力、食欲下降或者盗汗，少数人可出现肺外症状，如关节痛、皮疹、心包炎或者不可解释的心力衰竭。部分患者体格检查可有哮鸣音或者湿啰音。

2. 辅助检查

（1）实验室检查　外周血嗜酸细胞增高，绝对值平均为 $5.5 \times 10^9/L$，分类计数平均为 26% ~ 32%，但是嗜酸粒细胞正常并不能排除本病，1/3 的 CEP 嗜酸粒细胞不高。ESR 和 CRP 增高，约半数病人外周血总 IgE 增高。痰嗜酸细胞增多。

（2）肺功能　约半数病人为阻塞性通气功能障碍，尤其是有哮喘病史的患者；另有半数病人为限制性通气功能障碍。可有一氧化碳弥散量下降、低氧血症以及肺泡动脉氧分压差增加。

（3）影像学

①胸部 X 线检查：少数病人胸片正常。典型的 CEP 有三个特点：肺外周分布为主，密度逐渐增高的渗出；激素治疗后渗出影吸收快，但易在同一位置复发；可出现"肺水肿反转征象"。肺内渗出影非游走性的，主要累及双侧肺野的外 2/3 和中上肺野。实变影往往边界不清，胸水不常见。

②胸部 HRCT：磨玻璃影和实变影，97.5% 为双肺受累，上肺和肺外周分布为主。小叶间隔增厚较常见。少见征象有少量胸腔积液和纵隔淋巴结肿大。空洞病变极其罕见，一旦出现应考虑其他诊断。

（4）支气管肺泡灌洗液　嗜酸性粒细胞数显著增高，平均为 58%，BALF 嗜酸细胞 >40% 用于诊断慢性嗜酸细胞肺炎。可同时伴有中性粒细胞、肥大细胞和淋巴细胞增高。

（5）肺活检　经支气管肺活检或开胸肺活检是诊断的可靠手段。病理改变为：肺泡腔充填有嗜酸细胞，并可见巨噬细胞、散在多核巨细胞。肺间质以嗜酸性粒细胞为主并有淋巴细胞、浆细胞和组织细胞等炎症细胞浸润。小于 20% 的患者可形成嗜酸细胞脓肿。肺泡壁结构破坏，但无坏死，局部的毛细血管内皮水肿，局部 II 型上皮细胞增生，肺泡蛋白渗出。1/3 的患者可伴有增殖性闭塞性细支气管炎。胸内淋巴结活检病理表现为淋巴组织增生和嗜酸粒细胞浸润。

根据上述临床表现、影像和肺泡灌洗液结果，排除肺部或者全身性感染，可诊断慢性嗜酸粒细胞增多症，不典型的病例可行开胸肺活检明确诊断。TBLB 可见嗜酸粒细胞和单核细胞浸润，常可作为排除其他诊断的方法。由于慢性嗜酸粒细胞增多症对激素敏感，可试验性给予激素治疗以协助诊断。鉴别诊断主要包括感染，尤其是结核感染和真菌感染、结节病、Loeffler's 综合征、脱屑性间质性肺炎、BOOP、慢性过敏性肺炎和嗜酸粒细胞肉芽肿。

【治疗原则】

主要为激素治疗。对激素反应好，但是关于治疗剂量及疗程缺乏统一标准。常用起始剂量泼尼松 40~60mg/d[0.5mg/（kg·d）]，持续两周直到症状和影像好转，并逐渐减量至停药，部分患者减量或者停药后复发，疗程至少 6~9 个月。预后较好。

（罗金梅　肖　毅）

第四节　变态反应性支气管肺曲菌病

变态反应性支气管肺曲菌病（ABPA）是机体对寄生于支气管内的烟曲霉菌（Af）发生变态反应为主要特点的疾病，临床主要表现为慢性支气管哮喘、肺内游走性阴影及支气管扩张。致病因素主要是吸入 Af 的孢子。烟曲霉菌在支气管内引起的变态反应包括I、

Ⅲ和Ⅳ型变态反应。国内研究发现在连续就诊的哮喘患者中 2.5% 为 ABPA。

【诊断】

1. 病史特点

发病年龄较广，临床上 20 ～ 40 岁多见，平均年龄为 33.4 ～ 36.4 岁，性别无明显差异。其中多数患者有特异性体质，对多种食物及药敏过敏。

2. 临床表现

常伴有反复发作的支气管哮喘症状，部分患者有痰栓或支气管塑形痰咳出，还可以表现为低度发热、咯血、咳脓痰等。发作时双肺可闻及哮鸣音，肺浸润局部可闻及细湿啰音。

3. 辅助检查

（1）胸部影像学　较典型的胸部 X 线改变有：①肺内游走性病变：片状实变影、肺叶或肺段肺不张及 "牙膏" 样、"指套" 样阴影（多提示中心性支气管扩张）等。②肺内永久性病变：支气管扩张和双上肺纤维斑痕伴空洞形成。③HRCT 常见病变：中心型支气管扩张、支气管黏液栓、肺实变、小叶中心性结节伴树芽征、支气管壁增厚、局限性肺不张及呼气期气体陷闭征。

（2）实验室检查　血清总 IgE 水平升高是诊断和随诊 ABPA 最有价值的指标，其下降 30% ～ 35% 表示疾病缓解，而 IgE 水平双倍增高代表 ABPA 复发。曲霉 sIgE 是 ABPA 特征性的诊断指标，用于诊断 ABPA 的界值为 >0.35kUA/L。曲霉 sIgG 敏感性优于血清沉淀素试验。Af 皮肤试验呈现阳性为本病特点之一，1 分钟出现，10 ～ 20 分钟达高峰，1 ～ 2 小时消失，为 Ⅰ 型速发型；部分患者 6 小时后出现红斑和硬结，为 Ⅲ 型变态反应。外周血嗜酸细胞血症：外周血嗜酸细胞绝对值常大于 1000 个/μl，但并不是诊断必备条件；痰培养真菌阳性支持 ABPA 诊断，但并不是诊断条件之一；肺功能常表现为阻塞性通气功能障碍，但是缺乏诊断价值。

4. ABPA 的自然病程（分为五期）

Ⅰ期（急性期）：表现为典型的发作症状，辅助检查可伴或不伴肺部浸润影，血清总 IgE >1000IU/L，AfIgG/IgE 升高。

Ⅱ期（缓解期）：无症状，影像学正常或明显缓解；IgE 下降 35% ～ 50%，停用激素 3 个月后无急性发作称为完全缓解。

Ⅲ期（急性复发加重期）：症状同急性期，一过性或游走性肺内阴影，IgE 基线值双倍升高。

Ⅳ期（激素依赖）：患者进入此期后，哮喘症状必须依靠口服糖皮质激素来控制，即使症状缓解也难以停药。

Ⅴ期（肺间质病纤维化期）：患者均出现不可逆的肺损害，最终多因呼吸衰竭而死亡。如患者一秒钟用力呼气容积已 <0.8L，则预后极差，多数在 7 年内死亡。

5. 诊断标准

诊断 ABPA 需具备第（1）项、第（2）项和第（3）项中的至少 2 条。

（1）相关疾病　①支气管哮喘；②其他：支气管扩张症、慢阻肺、肺囊性纤维化等。

（2）必需条件　①烟曲霉特异性 IgE 水平升高（>0.35kUA/L），或烟曲霉皮试速发反应阳性；②血清总 IgE 水平升高（>1000U/ml），如果满足其他条件，<1000U/ml 也可考虑诊断。

（3）其他条件　①外周血嗜酸粒细胞计数 >0.5×10⁹个/L，使用激素者可正常，以往的数据可作为诊断条件；②影像学与 ABPA 一致的肺部阴影；③血清烟曲霉特异 IgG 抗体或沉淀素阳性。

根据是否存在支气管扩张分为 ABPA-S（单纯血清型）和 ABPA-CB（支气管扩张型）。

ABPA-S 最少诊断指标：支气管哮喘、Af 抗原试验速发反应阳性、中心型支气管扩张、血清总 IgE 水平升高、IgE-Af、IgG-Af 水平升高。

ABPA-CB 最少诊断指标：支气管哮喘、Af 抗原试验速发反应阳性、一过性肺浸润影、中心型支气管扩张、血清总 IgE 水平升高、IgE-Af、IgG-Af 水平升高。

6. 鉴别诊断

ABPA 临床上需与以下疾病鉴别诊断：支气管哮喘、变应性肉芽肿性血管炎、肺炎、肺结核、过敏性肺炎、支气管扩张和肺泡蛋白沉着症等。

【治疗原则】

ABPA 的治疗主要分为两大部分：首先应用糖皮质激素控制免疫反应，监测疾病复发；其次应用抗真菌药物，可能会降低气道定植真菌的负担。

1. 全身糖皮质激素

目前尚无大宗临床试验，常规推荐泼尼松 [0.5~0.75mg/（kg·d）] 口服 6 周，继之每 6 周减 5mg，或者泼尼松 [0.5mg/（kg·d）] 口服 2 周，继之每 2 周减 5mg 这两个方案。有实验证明大剂量长疗程的糖皮质激素方案会增加缓解率，降低糖皮质激素依赖的发生率。

从治疗开始每月复查血清总 IgE 1 次，通常血清总 IgE 水平在治疗后下降 35%~50%，血清总 IgE 2 倍以上升高提示疾病复发，即使无症状也应加用口服糖皮质激素。

每年复查 1 次肺功能，并随诊 2 年。

2. 吸入糖皮质激素治疗

应用吸入糖皮质激素可控制支气管哮喘症状，一般常于糖皮质激素减量至 10mg 以下时应用。

3. 抗真菌药物的应用

尚无大宗临床试验证实抗真菌药物在 ABPA 中的作用，目前对于糖皮质激素治疗后首次复发或者存在糖皮质激素依赖的患者，常规剂量推荐伊曲康唑，200mg，2 次/日，16 周；或伊曲康唑，200mg，1 次/日，16 周。最近也有报道指出可以应用伏立康唑治疗 ABPA。

4. 其他治疗

色甘酸钠及其他支气管扩张剂的应用仅限于单独或联合糖皮质激素来控制哮喘症状，对控制疾病的复发并无帮助。

5. 治疗检测

血清总 IgE 水平、胸部 X 线检查及肺功能是监测 ABPA 病情变化的 3 项重要指标。血清总 IgE 水平通常在接受糖皮质激素治疗后下降，在 ABPA 缓解期仍可高于正常，高于基线值 2 倍则诊断复发，定期的胸部 X 线检查则有益于发现那些仅表现为肺部浸润的复发。当病变进入终末期时，ABPA 患者已存在不可逆的通气和弥散功能障碍，定期检测肺功能对于了解 ABPA 病变是否向终末期进展有重要意义。

（罗金梅　肖　毅）

第二十章　肺泡蛋白沉积症

肺泡蛋白沉积症（PAP）是一种病因未明的少见肺部弥漫性疾病，以肺泡及小气道内沉积大量过碘酸雪夫（PAS）反应阳性的可溶性磷脂蛋白样物质为主要病理特征。PAP 病因尚不明确，根据其发病机制及临床特征可分为先天性 PAP、特发性 PAP 及继发性 PAP 三类。90% 以上的 PAP 病例为特发性，多由抗粒细胞 – 巨噬细胞集落刺激因子（GM – CSF）信号通路异常所致，包括自身免疫性 PAP 及先天性 PAP。自身免疫性 PAP 患者血清中多可检测到 GM – CSF 抗体，特异性结合并阻断 GM – CSF 的作用，导致肺泡巨噬细胞清除肺泡表面活性物质能力下降，从而导致肺泡内蛋白沉积，称为自身免疫性 PAP。先天性 PAP 多存在编码表面活性物质蛋白 B 或 GM – CSF 受体 β 链基因突变，导致肺泡巨噬细胞功能受损。继发性 PAP 多继发于血液系统的恶性肿瘤及其他导致患者免疫功能严重低下的疾病，或吸入某些化学物质和粉尘导致肺泡巨噬细胞的数量减少和（或）功能损害有关。

【诊断要点】

患者的病史、年龄、临床表现、肺功能，尤其是胸部 HRCT 显示"地图样""铺路石"征能提示肺泡蛋白沉积症的诊断，支气管肺泡灌洗液（BALF）外观及其沉淀奥新蓝和黏液卡红染色对 PAP 诊断也有重要价值。尽管肺活检仍是诊断 PAP 的金标准，如果条件许可，透射电镜下所见 BALF 沉淀呈脂质性板层状"洋葱皮"样结构，对诊断也有一定特异性。继发性 PAP 还应积极查找病因。

1. 临床表现

PAP 可见于各年龄，平均发病年龄为 39 岁。男性患者占大多数，男女比例约为（2 ~ 4）：1，72% 的患者有吸烟史。PAP 临床表现多种多样，无特异性，常继发于急性上呼吸道感染后。多数起病隐匿，活动后呼吸困难、咳嗽、咳少量黏痰是最常见的症状，也可出现发热、乏力、体重减轻和食欲减退等全身症状，30% 的患者无临床症状。继发感染后可伴发热、咳黄色脓痰。晚期可出现明显气促及呼吸衰竭。体格检查多无异常发现，也可听到吸气末细湿啰音，重症患者可见口唇紫绀、杵状指。

2. 辅助检查

（1）胸部 X 线检查　典型表现为双肺对称的弥漫性分布的磨玻璃状或结节状浸润影，可见支气管充气征，以肺门为中心向外放射，呈"蝶翼"状，类似肺水肿的表现。

（2）胸部高分辨 CT 扫描（HRCT）　表现为双肺弥漫分布的斑片状磨玻璃影或斑片样实变影，其内可见小结节影和支气管充气征，合并有网状阴影形成"铺路石"样改变。病变部位与正常肺组织分界清晰呈"地图"样分布。

（3）肺功能检查　早期肺功能可无异常，典型的肺功能异常为限制性通气功能障碍和弥散障碍。

（4）支气管镜肺泡灌洗　典型的肺泡灌洗液呈乳状或浓稠浅黄色液体，放置后分层。光镜下见大量形态不规则、大小不等的嗜酸性颗粒状脂蛋白样物质，PAS 染色阳性。在透射电镜下这些物质由大量大小不等的呈同心圆排列的细胞碎片、表面活性物质颗粒及其他一些蛋白样物质组成。

（5）实验室检查　血清乳酸脱氢酶（LDH）可升高至正常值的 2 ~ 3 倍；血清及肺泡灌洗液中表面活性物质 SP – A 和 SP – D 异常升高，特发性 PAP 患者血清中可检测到 GM – CSF 自身抗体升高，对特发性 PAP 诊断敏感性为 100%，特异性为 98%，但与疾病严重程度并不平行，血气分析可判断是否合并低氧血症。

（6）病理学改变　大体病理观察，PAP 受累部分的肺组织切面为黄色，肺泡腔内充填有脂类物质导致组织变硬。显微镜下经 PAS 染色可见肺泡及细支气管内充满均质的、粉红色细颗粒状的嗜酸性无结构的蛋白样物质，其间常可见有胆固醇结晶的裂隙，周围的肺泡壁正常或增厚。电镜下显示肺泡Ⅱ型上皮细胞、肺泡腔及巨噬细胞内可见许多电子密度的板层状物体，其成分类似肺泡表面活性物质。

【治疗原则】

先天性 PAP 仅以支持治疗为主，终末期需进行肺移植；继发性 PAP 需脱离环境，去除刺激因素，治疗基础疾病；特发性 PAP 最有效的治疗方法为全肺灌洗。

1. 全肺灌洗

全身麻醉下行支气管灌洗可较为彻底地清除肺泡内的脂蛋白物质，灌洗液回收理想，是治疗特发性 PAP 的主要手段。全肺灌洗术操作应在全身麻醉后插入双腔气管导管后行单肺通气，以 37 ℃ 无菌生理盐水分次灌洗两侧肺。灌洗液以 3ml/（min·kg）速度注入，之后开放引流管自然引流灌洗液，当灌洗液自然流出将尽时以 80 ~ 100mmHg 负压间断吸引。首次灌入 1000ml，以后每次注入 800 ~ 900ml，反复灌洗直至灌洗液完全变清。灌洗过程中严密监测患者生命体征和脉氧饱和度（SpO$_2$），如果 SpO$_2$ 低于 90%，则暂停全肺灌洗，并进行两肺机械通气，待 SpO$_2$ 改善并高于 90% 时再继续全肺灌洗。记录灌洗液量和回收液量。20% ~ 50% 的患者经单次全肺灌洗治疗可完全缓解，部分患者需要多次全肺灌洗才可缓解。仍然有少数患者呈进行性发展，最终因呼吸衰竭或肺部感染而死亡。

2. GM – CSF

替代疗法通过气溶胶吸入或皮下注射外源性 GM – CSF，对大约 81% 的特发性 PAP 患者有效，吸入治疗有效率略高于皮下注射。

3. 血浆置换

其目的是去除过多的 GM – CSF 中和性自身抗体，仅有少数个案报道证实血浆置换是治疗 PAP 的一种有效方法。

4. 抑制 GM – CSF 抗体生成

利妥昔单抗可抑制 B 细胞作用，降低 GM – CSF 抗体水平，对自身免疫性 PAP 可能有效。

（马艳良　高占成）

第二十一章 弥漫性泛细支气管炎

弥漫性泛细支气管炎（DPB）是以两肺弥漫性呼吸性细支气管及其周围的慢性炎症为特征的气道疾病。1969 年日本学者 Yamanaka 根据病理学改变首次提出 DPB。1975年 Homma 从临床角度提出 DPB 为一种独立疾病。在 1983 年日本学者在 Chest 杂志首次发表了 DPB 报告，使其成为世界公认的新疾病。DPB 最早在日本发现，中国，包括台湾，韩国等均有病例报告，仅有极少数欧美等白种人群有发病报道。1996 年我国首次报道了有病理确诊的 DPB。DPB 的病因目前尚不清楚，具有一定的人种特异性，东亚人种发病率高。最近研究发现 DPB 可能与 HLA – B54、HLA – A11 及 MUC5B 等基因表达异常有关。DPB 是一种可以治愈的疾病，但如果不能及时治疗，DPB 可发展为支气管扩张、反复肺部感染、呼吸衰竭、肺动脉高压、肺心病，甚至死亡。因此，DPB 早期诊断及治疗极为重要。

【诊断要点】

1. 诊断标准

（1）临床诊断标准　DPB 的临床诊断主要依据临床、胸部影像学、有无慢性鼻窦炎、肺功能检查及血清冷凝集试验等，而且需除外其他疾病。1998 年日本厚生省对DPB 临床诊断标准进行了重新修改（表 21 – 1）。

表 21 – 1　DPB 的临床诊断标准（1998 年日本厚生省）

诊断项目：
1. 必要项目：
　　①持续性咳嗽、咳痰、活动时呼吸困难；
　　②合并有慢性鼻窦炎或有既往史（需 X 线或 CT 检查确定）；
　　③胸部 X 线见两肺弥漫性散在分布的颗粒样结节状阴影或胸部 CT 见两肺弥漫性小叶中心性颗粒样结节状
　　　阴影。
2. 参考项目：
　　①胸部听诊可能闻及湿啰音；
　　②第一秒用力呼气容积与用力肺活量比值（FEV1/FVC%）＜70%，以及动脉血氧分压（PaO_2）＜
80mmHg；
　　③血清冷凝集试验效价＞1：64。
3. 需除外其他疾病（包括慢性支气管炎、支气管扩张症、纤毛不动综合征、阻塞性细支气管炎、囊肿性纤维症
等疾病）。
临床诊断：
（1）临床确诊：符合必要项目 1、2、3 加参考项目中 2 项以上并除外其他疾病。
（2）临床高度可疑诊断：符合必要项目 1、2、3 并除外其他疾病。
（3）临床可疑诊断：符合必要项目 1＋2 并除外其他疾病。

（2）病理确诊　肺组织病理学检查是诊断 DPB 的金标准。对于临床及胸部影像学表现典型者不需做肺活检，可临床诊断。

2. 临床表现

本病常隐匿缓慢发病。发病可见于任何年龄，但多见于 40～50 岁的成年人。发病

无性别差异。

（1）症状　持续性咳嗽、咳痰、活动时呼吸困难。首发症状常为咳嗽、咳痰，逐渐出现活动后呼吸困难。患者常在疾病早期合并有下呼吸道感染，咳大量脓性痰，而且痰量异常增多。

（2）体征　胸部听诊多可闻及双下肺湿啰音，以水泡音为主，有时可闻及干啰音或捻发音。部分患者因合并支气管扩张可有杵状指。

（3）合并症　80%的DPB患者存在或既往有慢性鼻窦炎，是DPB的特征之一。可有鼻塞、流脓涕、嗅觉减退等症状，但有些患者可无症状，仅在进行影像学检查时被发现。如疑诊为DPB患者，应常规拍摄鼻窦X线片或鼻窦CT片。

3. 辅助检查

（1）胸部X线/肺部CT　胸部X线可见两肺弥漫性散在分布的颗粒样结节状阴影，以下肺野多见。随病情进展胸部X线常可见肺过度充气。晚期患者可见支气管扩张的双轨征。肺部CT或胸部高分辨CT（HRCT）的典型表现为两肺弥漫性小叶中心性颗粒样结节状阴影，此外，可在结节附近侧端有分枝"Y"字型树芽征。颗粒样结节的边缘模糊，其直径在 $2\sim5mm$，多在2mm以下。肺部CT或HRCT如存在上述特征性改变对诊断DPB具有重要意义。肺部CT有助于评估病情变化和治疗效果。

（2）慢性鼻窦炎的检查　对疑诊DPB的患者应该常规进行鼻窦X线片或鼻窦CT检查，如确定存在鼻窦炎，将有助于DPB的诊断。

（3）肺功能检查及血气分析　病初主要为阻塞性通气功能障碍或混合性通气功能障碍。一秒用力呼气容积与用力肺活量比值（FEV_1/FVC）$<70\%$，肺活量占预计值的百分比（VC%）$<80\%$。病情进展可伴有残气容积占预计值的百分比（RV%）$>150\%$ 或残气容积占肺总量的百分比（RV/TLC%）$>45\%$，但弥散功能通常在正常范围内。动脉血氧分压（PaO_2）$<80mmHg$，早期出现低氧血症，晚期可有高碳酸血症。

（4）实验室检查　约90%的DPB患者血清冷凝集试验效价升高（$>1:64$），但支原体抗体多为阴性。部分患者可有血清IgA增高，外周血 $CD4^+/CD8^+$ 比值上升，γ-球蛋白增高，血沉增快，类风湿因子阳性，抗核抗体滴度升高。部分患者可有血清 $HLA-B_{54}$ 或 $HLA-A11$ 阳性。起病早期痰培养中多为流感嗜血杆菌，肺炎链球菌，肺炎克雷伯杆菌或金黄色葡萄球菌，晚期多以铜绿假单胞菌感染为主。BALF中细胞总数及中性粒细胞增高，$CD4^+/CD8^+$ 比值降低。

（5）病理学检查　病理学特点是双肺弥漫性分布的以呼吸细支气管为中心的细支气管炎及细支气管周围炎，病变累及呼吸性细支气管全层。典型病例在呼吸性细支气管区域有淋巴细胞、浆细胞、组织细胞等细胞浸润，常伴有淋巴滤泡的形成以及在呼吸性细支气管壁全层及其周围的肺泡管及肺泡间质可见泡沫细胞聚集，可导致呼吸细支气管壁增厚、管腔狭窄。在DPB病情晚期可见肉芽组织充填于呼吸性细支气管腔内，导致管壁狭窄或闭塞、继发性细支气管扩张和末梢气腔的过度充气。

【治疗原则】

DPB治疗首选红霉素、克拉霉素或罗红霉素等14员环大环内酯类药物，疗效显著。

1. 治疗方案

（1）一线治疗方案　红霉素 250mg，每日 2 次。疗效多在治疗后 2~3 个月出现，应在治疗后 2~3 个月内检查患者的临床症状、肺功能及影像学等，如判断为有效，可继续使用红霉素，用药至少需要 6 个月。服药 6 个月后如果仍有临床症状应继续服用红霉素 2 年。如服用红霉素 2~3 个月无效或出现红霉素的不良反应或药物相互拮抗作用可选择使用二线治疗方案（克拉霉素或罗红霉素）。如二线治疗 3 个月以上仍无效者应考虑是否为 DPB 患者。应谨慎排除其他疾病。用药期间应注意复查肝功能等。最近发现极少数 DPB 患者对红霉素治疗无效，其原因尚不清楚。

（2）二线治疗方案　克拉霉素 250~500mg/d，每日 1 次或 2 次口服；罗红霉素 150~300mg/d，每日 1 次或 2 次口服。用药期间应注意复查肝功能等。

2. 停药时间

（1）早期 DPB　经 6 个月治疗后病情恢复正常者可考虑停药。

（2）晚期 DPB　经 2 年治疗后病情稳定者可以停药。停药后复发者再用药仍有效。

（3）伴有严重支气管扩张或呼吸衰竭的 DPB 患者，治疗需要 2 年以上或需长期用药。

3. DPB 急性发作期治疗

如果 DPB 患者出现发热、黄脓痰、痰量增加等急性加重情况时，多为铜绿假单胞菌感染导致支气管扩张合并感染，此时应加用其他抗菌药物，如 β - 内酰胺类/酶抑制剂或头孢三代或氟喹诺酮类（左氧氟沙星或环丙沙星）或碳青霉烯类抗生素，也可根据痰培养结果选择抗生素。此外，根据患者情况可给予对症治疗，如祛痰剂、支气管扩张剂及氧疗等。

4. 合并症治疗

如果患者出现肺心病及右心功能不全，应予以治疗右心衰竭。如合并低氧血症或呼吸衰竭，应考虑氧疗，而严重呼吸衰竭者有可能需要机械通气治疗。

（胡　红）

第二十二章　急性肺血栓栓塞症

急性肺血栓栓塞症（APTE）是肺栓塞的一种类型。肺栓塞（PE）是以各种栓子阻塞肺动脉系统为其发病原因的一组疾病的总称或临床综合征，包括 PTE、脂肪栓塞综合征、肿瘤栓塞、羊水栓塞、空气栓塞等。APTE 为来自静脉系统或右心的血栓阻塞肺动脉或其分支所致的疾病，以肺循环和呼吸功能障碍为其主要临床和病理生理特征。引起 APTE 的血栓主要来源于深静脉血栓形成（DVT）。DVT 与 PTE 合称为静脉血栓栓塞症（VTE）。由于 APTE 的发病过程较为隐匿，症状亦缺乏特异性，确诊需特殊的检查技术，使 APTE 的检出率偏低，临床上仍存在较严重的漏诊和误诊现象，对此应当给予充分关注。

【诊断要点】

1. 临床表现

（1）病史　有骨折、手术、长期卧床、血栓性静脉炎、肿瘤、妊娠和分娩等病史。

（2）症状　多样，从无症状、隐匿，到血流动力学不稳定，甚至猝死。包括：①不明原因的呼吸困难及气促，尤以活动后明显。②胸痛、晕厥：可为 APTE 的唯一症状或首发症状。③烦躁不安、惊恐甚至濒死感。④咯血：常为小量咯血，大咯血少见。⑤咳嗽、心悸等。临床上有时出现"三联征"，即呼吸困难、胸痛及咯血，但仅见于约 20% 的患者。

（3）体征　呼吸急促、发绀、肺部有时可闻及哮鸣音和（或）细湿啰音，肺野偶可闻及血管杂音，合并肺不张和胸腔积液时出现相应的体征，如血压变化，严重时可出现血压下降甚至休克，颈静脉充盈或异常搏动，肺动脉瓣区第二心音（P_2）亢进或分裂，三尖瓣区收缩期杂音。可伴低热，少数患者有 38℃ 以上的发热。

（4）DVT 的症状与体征　患肢肿胀、周径增粗、疼痛或压痛、皮肤色素沉着，行走后患肢易疲劳或肿胀加重。但半数以上的下肢 DVT 患者无自觉症状和明显体征。进行大腿、小腿周径的测量点分别为髌骨上缘以上 15cm 处，髌骨下缘以下 10cm 处。双侧相差 >1cm 即考虑有临床意义。

2. 临床可能性评分和辅助检查

包括疑诊、确诊、求因三个步骤。

（1）临床可能性评分　如临床怀疑 APTE，可以应用 Wells 评分对患者进行可能性评价（表 22-1）。可能性评价如果怀疑 APTE 的患者，建议进一步完善确诊检查以明确，如临床为低危或者 APTE 可能性小的患者建议先行 D-二聚体（D-dimer）检查，如 D-dimer 为阴性，可以排除 90% 的 APTE。

表 22-1　Wells 评分

	原始版本	简化版本
既往 PTE 或 DVT 病史	1.5	1
心率≥100 次/分	1.5	1

	原始版本	简化版本
四周内手术或制动史	1.5	1
咯血	1	1
活动性肿瘤	1	1
DVT 的临床表现	3	1
其他诊断的可能性小	3	1

结果判读：

三分类法	原始	二分类法	原始	简化
低危	0 ~ 1	PE 可能性小	0 ~ 4	0 ~ 1
中危	2 ~ 6			
高危	≥7	有可能是 PE	≥5	≥2

（2）疑诊相关辅助检查　如患者出现上述临床症状、体征时应进行如下检查：

①血浆 D-dimer 敏感性高而特异性差。急性 PTE 时升高，若低于 $500\mu g/L$，有重要的除外诊断价值。最新指南推荐超过 50 岁，D-dimer 水平应调整为年龄 $\times 10\mu g/L$。酶联免疫吸附法（ELISA）是较为可靠的检测方法。

②动脉血气分析：常表现为低氧血症、低碳酸血症，肺泡-动脉血氧分压差 $[P(A-a)O_2]$ 增大，部分患者的动脉血气结果可以正常。

③心电图：大多数病例表现有非特异性心电图异常。当有肺动脉及右心压力升高时，可出现 $V_1 \sim V_4$ 的 T 波倒置和 ST 段异常、$S_IQ_{Ⅲ}T_{Ⅲ}$ 征（即 I 导联 S 波加深，Ⅲ导联出现 Q/q 波及 T 波倒置）、完全或不完全性右束支传导阻滞、肺型 P 波、电轴右偏及顺钟向转位等。

④X 线胸片：可显示肺动脉阻塞征：区域性肺纹理变细、稀疏或消失，肺野透亮度增加；肺动脉高压征及右心扩大征，肺野局部片状阴影，尖端指向肺门的楔形阴影，肺不张或膨胀不全，有肺不张侧可见横膈抬高，有时合并少量至中量胸腔积液。

⑤超声心动图：在提示诊断和除外其他心血管疾患方面有重要价值。对于严重的 APTE 病例，可以发现右心室壁局部运动幅度降低，右心室和（或）右心房扩大，室间隔左移和运动异常，近端肺动脉扩张，三尖瓣反流速度增快，下腔静脉扩张，吸气时不萎陷。若在右心房或右心室发现血栓，同时患者的临床表现符合 APTE，可作出诊断。超声检查偶可因发现肺动脉近端的血栓而直接确诊。若存在慢性血栓栓塞性肺动脉高压，可见右心室壁肥厚。

⑥下肢深静脉超声检查：下肢为 DVT 最多发部位，超声检查为诊断 DVT 最简便的方法，若阳性可以诊断 DVT，同时对 PTE 有重要提示意义。

（3）确定检查　对疑诊病例进行以下检查，其中 1 项阳性即可确诊。

① CT 肺动脉造影（CTPA）和（或）CT 静脉造影（CTV）。APTE 的直接征象为肺动脉内的低密度充盈缺损，部分或完全包围在不透光的血流之间（轨道征），或者呈完全充盈缺损，远端血管不显影（敏感性为 53% ~ 89%，特异性为 78% ~ 100%）。间接征

象包括肺野楔形密度增高影，条带状的高密度区或盘状肺不张，中心肺动脉扩张及远端血管分支减少或消失等。CT 对亚段 APTE 的诊断价值有限。

②核素肺通气/灌注（V/Q）显像：典型征象是肺段分布的肺灌注缺损，并与通气显像不匹配。V/Q 对周围性肺动脉的血栓或 CTEPH 的诊断比较有优势。

③磁共振成像肺动脉造影（MRPA）：对段以上肺动脉内栓子诊断的敏感性和特异性均较高，避免了注射碘造影剂的缺点，适用于碘造影剂过敏的患者。

④肺动脉造影（PA）：是确定 APTE 部位和程度的可靠方法，为有创检查，其仅在经无创检查不能确诊或拟行急性 APTE 介入治疗或 CTEPH 手术治疗时，为获得准确的解剖定位和血流动力学数据而进行。

（4）求因检查

①明确有无 DVT 行深静脉超声、放射性核素或 X 线静脉造影、CT 静脉造影（CTV）、MRI 静脉造影（MRV）、肢体阻抗容积图（IPG）等检查，以帮助明确是否存在 DVT 及栓子的来源。

②寻找发生 DVT 和 aPTE 的诱发因素：如制动、创伤、肿瘤、长期口服避孕药等；对于 40 岁以下的患者进行易栓症检查。对年龄 <50 岁的复发性 APTE 或有突出 VTE 家族史的患者，应考虑易栓症的可能性。对不明原因的 APTE 患者，进行隐源性肿瘤筛查。

3. 危险分层

（1）高危 APTE　APTE 临床上以休克和低血压为主要表现，即体循环动脉收缩压 <90mmHg，或较基础值下降幅度≥40mmHg，持续 15 分钟以上。须除外新发生的心律失常、低血容量或感染中毒症等其他原因所致的血压下降。

（2）中危肺栓塞　包括中高危和中低危肺栓塞。中高危肺栓塞没有低血压、休克的表现，但会合并右心功能不全［超声心动图表现有右心室运动功能减弱（右心室前壁运动幅度 <5mm）］和心肌损害。中低危肺栓塞则合并以上损害中的一种。

（3）低危肺栓塞　患者存在肺栓塞，但不合并右心功能不全和心肌损害。

【治疗原则】

1. 一般处理与呼吸循环支持治疗

对高度疑诊或确诊 APTE 的患者应进行严密监护，监测呼吸、心率、血压、静脉压、心电图及动脉血气的变化，卧床休息，保持大便通畅，避免用力，以免促进深静脉血栓脱落，可适当使用镇静、止痛、镇咳等相应的对症治疗。采用经鼻导管或面罩吸氧，以纠正低氧血症。对于出现右心功能不全但血压正常者，可使用多巴酚丁胺和多巴胺。若出现血压下降，可增大剂量或使用其他血管加压药物，如去甲肾上腺素等。

2. 抗凝治疗

为 APTE 和 DVT 的基本治疗方法，可以有效地防止血栓再形成和复发，为机体发挥自身的纤溶机制溶解血栓创造条件。抗凝血药物主要有普通肝素（UFH）、低分子肝素（LMWH）、华法林，以及近期应用广泛的新型口服抗凝药物（NOACs）。最新指南对于可以适用于 NOACs 的 APTE 患者，推荐首选 NOACs 用于治疗 APTE，华法林作为次选。抗血小板药物的抗凝作用不能满足 PTE 或 DVT 的抗凝要求。临床疑诊 APTE 时，即可开始使用 UFH 或 LMWH 进行有效的抗凝治疗。应用 UFH/LMWH 前应测定基础 APTT、PT 及血常规（含血小板计数、血红蛋白），应注意是否存在抗凝的禁忌证，如活动性出血、凝血功能障碍、未予控制的严重高血压等。对于确诊的 PTE 病例，大部分禁忌证属相对禁忌证。

（1）NOACs

①利伐沙班的推荐用法：诊断 APTE 后即可开始利伐沙班抗凝治疗，先使用利伐沙班 15mg bid（前 21 天），后改为利伐沙班 20mg qd（第 22 天至 3 个月或更长）。

②达比加群的推荐用法：诊断 APTE 后应先给予 LMWH 规范治疗 5 天后换用达比加群，150mg bid（常规剂量），110mg（大于 80 岁）。

③普通肝素的推荐用法：予 3000~5000IU 或按 80IU/kg 静注，继之以 18IU/（kg·h）持续静滴。在开始治疗后的最初 24 小时内每 4~6 小时测定 APTT，根据 APTT 调整剂量，尽快使 APTT 达到并维持于正常值的 1.5~2.5 倍。达稳定治疗水平后改为每天测定 APTT 一次。肝素亦可用皮下注射方式给药。一般先予静注负荷量 3000~5000IU，然后按 250IU/kg 剂量每 12 小时皮下注射一次。调节注射剂量，使注射后 6~8 小时的 APTT 达到治疗水平。因可能会引起肝素诱导的血小板减少症（HIT），在使用 UFH 的第 3~5 天必须复查血小板计数。若较长时间使用 UFH，尚应在第 7~10 天和 14 天复查。若出现血小板迅速或持续降低达 30% 以上，或血小板计数 $< 100 \times 10^9$/L，应停用 UFH。

④低分子肝素的用法：低分子肝素必须根据体重给药，具体剂量和用法见表 22-2。由于分子量低于 5.6kD 的肝素失去了抗Ⅱa 活性，使用 LMWH 时不能依靠监测 APTT 来调整剂量，而应该监测血浆抗Ⅹa 因子活性（Ⅹa activity）。鉴于低分子肝素有良好的量-效特点，对于大多数患者按体重给药是有效的，因此通常情况下不需要监测。但是对于过度肥胖者或孕妇宜监测血浆抗 Ⅹa 因子活性并据以调整剂量。低分子肝素由肾脏代谢，当存在肾功能不全，特别是肌酐清除率低于 30ml/min 时应慎用之。若应用，需减量并监测血浆抗Ⅹa 因子活性。

表 22-2　各种低分子肝素的用法

低分子肝素	剂量与用法
依诺肝素 Enoxaparin 钠	1mg/kg，皮下注射，q12h 或 1.5mg/（kg·d），皮下注射，qd，单日用量不超过 180mg
那曲肝素 Nadroparin 钙	86 anti-Ⅹa IU/kg，皮下注射，q12h×10d。或 171 anti-Ⅹa IU/kg，皮下注射，qd，单次用量不超过 17,100IU
达肝素 Dalteparin	100 anti-Ⅹa IU/kg，皮下注射，bid 或 200 anti-Ⅹa IU/kg，皮下注射，qd，单次剂量不超过 18000IU
亭扎肝素 Tinzaparin	175 anti-Ⅹa IU/kg，皮下注射，qd

UFH 或 LMWH 须至少应用 5 天，直到临床情况平稳。对大面积 aPTE 或髂股静脉血栓，UFH 或 LMWH 须用至 10 天或更长。

⑤华法林：在肝素开始应用后的第 1~3 天加用口服抗凝剂华法林，初始剂量为 3.0~5.0mg。由于华法林需要数天才能发挥全部作用，因此与肝素需至少重叠应用 4~

5 天，当连续两天测定的国际标准化比率（INR）达到 2.5（2.0～3.0）时，或 PT 延长至正常值的 1.5～2.5 倍时方可停止使用肝素，单独口服华法林治疗。应根据 INR 或 PT 调节华法林的剂量。

抗凝治疗的持续时间因人而异。一般口服华法林的疗程至少为 3～6 个月。部分病例的危险因素短期可以消除，例如服雌激素或临时制动，疗程可能为 3 个月即可。对于栓子来源不明的首发病例，需至少给予 6 个月的抗凝。对复发 VTE、并发肺心病或危险因素长期存在者，抗凝治疗的时间应更为延长，达 12 个月或以上，甚至终生抗凝。妊娠的前 3 个月和最后 6 周禁用华法林，可用肝素或低分子肝素治疗。产后和哺乳期妇女可以服用华法林。华法林的主要并发症是出血。华法林所致出血可以用维生素 K 拮抗。华法林有可能引起血管性紫癜，导致皮肤坏死，多发生于治疗的前几周。

3. 溶栓治疗

主要适用于高危 APTE 病例。对于中高危 APTE，若无禁忌证可考虑溶栓，但存在争议。对于血压和右心室运动功能均正常的病例，不宜溶栓。是否采取溶栓治疗取决于临床医生对 APTE 的严重程度、患者预后及出血风险的评估。溶栓的时间窗一般定为 14 天以内，但若近期有新发 APTE 征象可适当延长。溶栓治疗的主要并发症为出血。颅内出血发生率约 1%～2%，发生者近半数死亡。用药前应充分评估出血的危险性，必要时应配血，做好输血准备。溶栓前宜留置外周静脉套管针，以方便溶栓中取血监测，避免反复穿刺血管。溶栓治疗的绝对禁忌证有活动性内出血和近期自发性颅内出血。相对禁忌证有：2 周内的大手术、分娩、器官活检或不能以压迫止血部位的血管穿刺、2 个月内的缺血性脑卒中、10 天内的胃肠道出血、15 天内的严重创伤、1 个月内的神经外科或眼科手术、难于控制的重度高血压（收缩压 > 180mmHg，舒张压 > 110mmHg）、近期曾行心肺复苏、血小板计数 < 100×10^9/L、妊娠、细菌性心内膜炎、严重肝、肾功能不全，糖尿病出血性视网膜病变等。对于致命性大面积 PTE，上述绝对禁忌证亦应被视为相对禁忌证。

常用的溶栓药物有尿激酶（UK）、链激酶（SK）和重组组织型纤溶酶原激活剂（rt-PA）。溶栓方案与剂量：①尿激酶：负荷量 4400IU/kg，静注 10 分钟，随后以 2200IU/（kg·h）持续静滴 12 小时。另可考虑 2 小时溶栓方案：按 20000IU/kg 剂量，持续静滴 2 小时。②链激酶：负荷量 250000IU，静注 30 分钟，随后以 100000IU/h 持续静滴 24 小时。链激酶具有抗原性，故用药前需肌注苯海拉明或地塞米松，以防止过敏反应。链激酶 6 个月内不宜再次使用。③rt-PA：50mg 持续静脉滴注 2 小时。

使用尿激酶、链激酶溶栓时勿同时使用肝素治疗，但以 rt-PA 溶栓期间是否须停用肝素无特殊要求。溶栓治疗结束后应每 2～4 小时测定一次凝血酶原时间（PT）或活化部分凝血活酶时间（APTT），当其水平降至正常值的 2 倍时，即应启动规范的肝素治疗。溶栓后应注意对临床及相关辅助检查情况进行动态观察，评估溶栓疗效。

4. 肺动脉血栓摘除术

风险大，病死率高，需要较高的技术条件，仅适用于经积极的内科治疗无效的紧急情况，如致命性肺动脉主干或主要分支堵塞的高危 APTE，或有溶栓禁忌证者。

5. 肺动脉导管碎解和抽吸血栓

用导管碎解和抽吸肺动脉内巨大血栓，同时还可进行局部小剂量溶栓。适应证为肺动脉主干或主要分支的高危 APTE，并存在以下情况者：溶栓和抗凝治疗禁忌、经溶栓或积极的内科治疗无效、缺乏手术条件。

6. 放置腔静脉滤器

应严格掌握适应证。对于大部分 APTE 患者，不推荐在抗凝治疗的基础上常规置入静脉滤器。如因出血风险而不能接受抗凝治疗，推荐置入下腔静脉滤器。植入滤器后，当出血的风险消除时应该长期口服华法林抗凝，定期复查有无滤器周围血栓形成。

（龚娟妮　王晓娟　童朝晖）

第二十三章　肺动脉高压

肺动脉高压（PH）是多种已知或未知原因引起的肺动脉压异常升高的一种病理生理状态，以肺血管阻力进行性升高为主要特征，当静息状态下，经右心导管检查测得的平均肺动脉压（mPAP）≥20mmHg 应该被视为正常上限。PH 可以作为一种独立疾病而存在，更多见于某种疾病发展到一定阶段的病理生理表现。

【诊断要点】

1. 临床表现

早期无症状，疾病进一步发展时出现劳力性呼吸困难，虚弱乏力，心悸、胸闷、胸痛，晕厥，咳嗽、咯血、浮肿等，但是缺乏特异性。

体征：心界扩大、胸骨左缘上抬或膨隆，在胸骨左缘可触及收缩期搏动，肺动脉瓣区第二心音增强，主肺动脉瓣区可闻及喷射性咯啦音，第四心音，吸气时第三心音（S_3）增强，肺动脉瓣区舒张早期逐渐减弱的杂音，三尖瓣反流性杂音。

右心衰竭的体征：颈静脉搏动与怒张，肝脏增大、压痛、下肢浮肿。

2. 辅助检查

（1）心电图　不仅能反应右心肥厚与右心缺血及右房扩大，而且可帮助判断病情、对治疗的反应及估计预后。

（2）经胸超声心动图　在 PAH 的诊断中至关重要，是筛选肺动脉高压疾病的有效便捷手段，同时得到有助于诊断的大量信息，如评价左心室的形态功能除外左心疾病、肺静脉高压引起的肺动脉高压。观察瓣膜的功能，是否存在心脏内分流以明确瓣膜病、先心病的诊断，个别情况更可发现血栓，快速提示诊断。

临床实践中，需依据超声心动图结果决定患者是否需要行心导管检查。

（3）肺功能检查和动脉血气分析　可识别潜在的气道或肺实质疾病。

（4）肺通气/灌注扫描　是怀疑慢性栓塞性肺动脉高压的重要检查手段，PAH 患者可呈弥漫性稀疏或"马赛克"征，或基本正常。

（5）胸部高分辨率 CT 和增强 CT　分别用于识别肺部疾病和 CTEPH 的患者。

（6）心脏核磁成像　准确评估右心室内径、形态和功能。

（7）血液化验、免疫学检查和腹部超声　不是用来诊断 PH，而是用来鉴别某些类型 PH 的病因和可能造成的终末器官损伤。如：风湿病全套、HIV 抗体、肝功及肝炎病毒标记物、甲状腺功能。

（8）右心导管检查（RHC）　是评价肺动脉压力增高血流动力学的"金标准"。确诊 PAH 和 CTEPH，评估血流动力学损害的严重程度，并且对部分患者可以行肺循环的急性血管扩张试验。肺动脉造影术可用于 PAH 的诊断，当通气灌注扫描有问题时，造影可明确慢性栓塞性肺动脉高压及栓塞部位。

（9）多导睡眠监测　因 10%～20% 的睡眠呼吸障碍患者合并有肺动脉高压，可疑患者应行睡眠监测。

3. 诊断标准

PAH 的确诊需要右心导管测压。PAH 的血液动力学界定是平均肺动脉压（mPAP）≥20mmHg；肺毛细血管楔压（PCWP）、左心房压或左心室舒张末期压≤15mmHg；并且肺血管阻力（PVR）>3wood 单位。诊断流程见图 23-1。

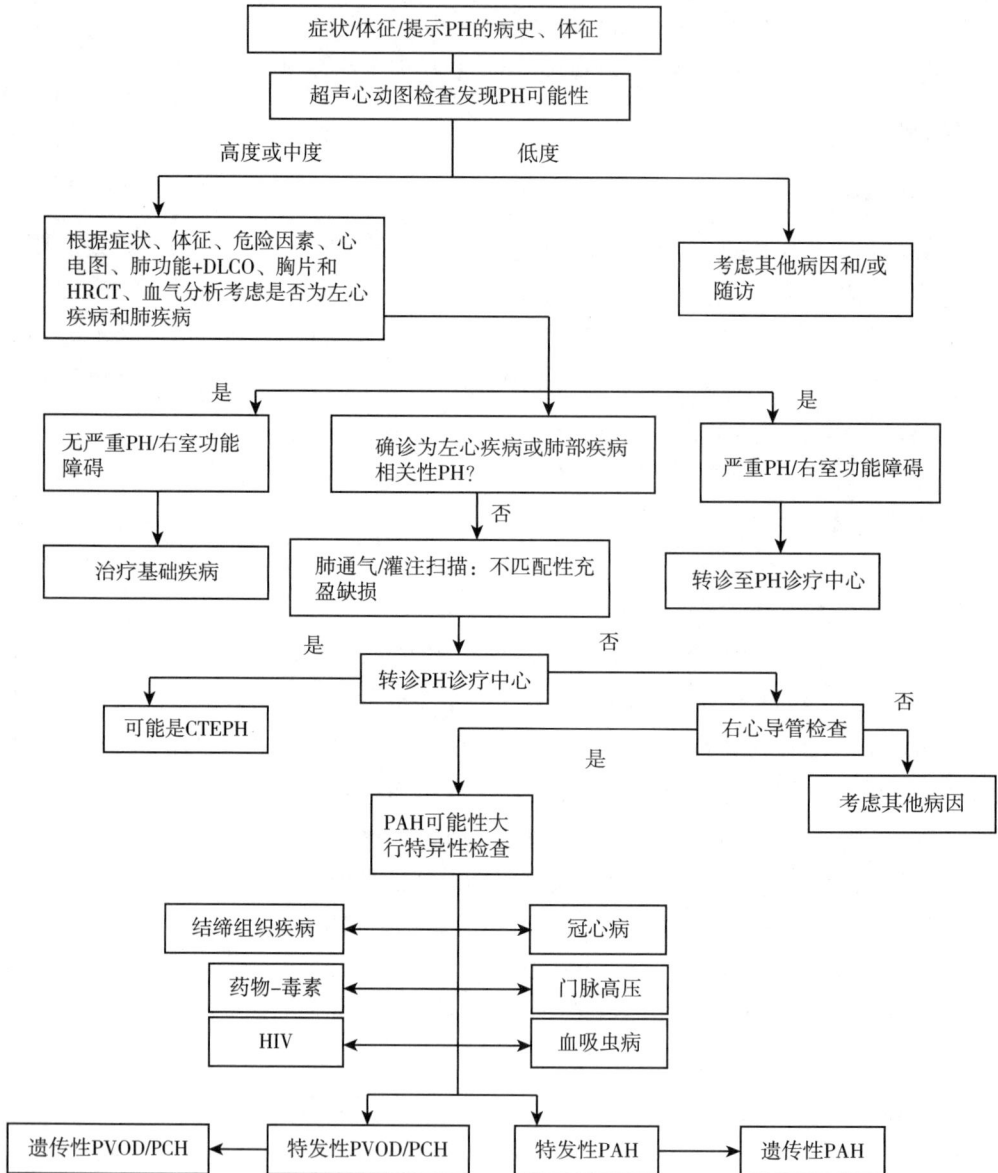

图 23-1　肺动脉高压诊断流程

【治疗原则】

PAH 患者的治疗目标是控制病情进展，减低肺动脉压力、延长患者生存时间、改善生活质量。

1. 一般性治疗建议

（1）育龄期 PAH 患者避免妊娠。

（2）接受疫苗注射以防流感和肺炎球菌感染。

（3）对 PAH 患者进行社会心理学关怀。

（4）身体条件允许的 PAH 患者应该在监护下行运动康复治疗。

（5）WHO 功能分级为Ⅲ、Ⅳ级，以及动脉血氧持续低于 8kPa（60mmHg）的 PAH 患者，在乘坐飞机时应该注意吸氧。

（6）对于择期手术的患者，如果可能应该避免全身麻醉而采用硬膜外麻醉。

（7）不推荐 PAH 患者进行过度体力活动，以避免患者症状加重。

2. 支持性治疗

（1）有右心衰竭和体液潴留的 PAH 患者，给予利尿剂治疗。

（2）动脉血氧分压持续低于 60mmHg 的 PAH 患者，给予长期持续性氧疗。

（3）特发性肺动脉高压、可遗传性肺动脉高压及食欲抑制剂相关性肺动脉高压的患者，应该给予口服抗凝剂的治疗。

（4）对 PAH 患者给予纠正贫血及铁剂贮备的治疗。

3. 初始特定药物治疗

对肺急性血管反应性试验阳性 IPAH、HPAH 及 DPAH 患者，推荐高剂量钙通道阻滞剂 CCBs 治疗。心动过缓者倾向于使用硝苯地平；心动过速者倾向于使用地尔硫䓬。低剂量用起，逐渐增加到可耐受的最大剂量：硝苯地平 120～240mg；地尔硫䓬 240～720mg；氨氯地平需要 20mg 以上，低血压及下肢水肿是限制剂量增加的因素。治疗 3～4 个月后需要用右心导管重新评估血管反应。

4. 靶向药物治疗

（1）内皮素受体拮抗剂（ERA）　内皮素通过与肺血管平滑肌中的两种独立的受体亚型结合，发挥血管收缩及促进有丝分裂的作用。ERA 有两种类型：①选择性内皮受体 A 拮抗剂：安立生坦。②双重 ERA：波生坦和马西替坦。均可改善症状、运动耐力、血流动力学及临床恶化时间。约 10% 的患者服用波生坦会出现剂量相关的转氨酶升高，需每月检查肝功能。

（2）磷酸二酯酶 - 5 抑制剂及磷酸鸟苷环化酶激动剂　PDE - 5 是环磷酸鸟苷（cGMP）的降解酶，通过抑制该酶的作用，可以使 NO/cGMP 通路中 cGMP 的浓度增加，从而使血管舒张。代表药物：西地那非，20mg，Tid；他达拉非，40mg，Qd。药物副作用：头痛、面色潮红、鼻出血等。磷酸鸟苷环化酶（sGC）激动剂通过刺激 sGC 以提高 cGMP 水平：利奥西呱。

（3）前列环素类似物及前列环素受体激动剂　PAH 患者存在前列环素代谢途径调节异常。①依前列醇：合成前列环素，半衰期短（3～5 分钟），需要低温及持续管路泵入。②伊洛前列素：化学性质稳定的前列环素类似物，可静脉注射及雾化吸入。③曲前列环素：是依前列醇三环联苯胺类似物，化学性质稳定，可通过微小静脉泵及管路皮下给药。

5. 联合治疗

有证据表明，上述治疗肺动脉高压的靶向药物双药或三药联合或序贯治疗能改善患者的生活质量、降低肺动脉压力。

6. 有创治疗

（1）房间隔造口术对 WHO – FC Ⅳ级和右心衰竭的 PAH 患者有益。在等待肺移植的患者中，当药物治疗效果不佳时，也可以考虑使用 AS。AS 应被视为一种姑息性或过渡性手术，应在经验丰富的医学中心实施。

（2）肺血栓内膜切除术是慢性栓塞性肺动脉高压（CTEPH）的首选治疗方法。有研究显示球囊肺血管成形术（BPA）可改善 mPAP、PVR、WHO – FC 分级和6MWD。

（3）肺移植仍然是最终的治疗方式。对于特发性、遗传性、毒品/毒素相关的 PAH 患者、一线药物治疗无效的 PH 患者、WHO – FCⅢ或Ⅳ级的 PH 患者应考虑选择肺移植。

附1

表 23 – 1　肺动脉高压分类（2018）

1. 动脉性肺动脉高压
　1.1 特发性肺动脉高压
　1.2 遗传性肺动脉高压
　1.3 药物和毒素相关性肺动脉高压
　1.4 疾病相关肺动脉高压
　　1.4.1 结缔组织病（CTD – PH）
　　1.4.2 HIV 感染
　　1.4.3 门脉高压
　　1.4.4 先天性心脏病（CTD）
　　1.4.5 血吸虫病
　1.5 长期对钙通道阻滞剂有反应的肺动脉高压
　1.6 具有明显静脉与毛细血管受累的肺动脉高压：肺静脉闭塞病（PVOD）和（或）肺毛细血管瘤样增生症（PCH）
　1.7 新生儿持续性肺动脉高压
2. 左心疾病所致肺动脉高压
　2.1 射血分数保留的心力衰竭
　2.2 射血分数降低的心力衰竭
　2.3 瓣膜性心脏病等
　2.4 先天性/获得性导致毛细血管后肺动脉高压的心血管疾病
3. 肺部疾病和（或）低氧所致肺动脉高压
　3.1 阻塞性肺疾患（COPD、BO）
　3.2 间质性肺疾病（IIP、CHP、职业性肺病）
　3.3 其他限制与阻塞性通气功能障碍并存的肺部疾病（结节病、CPFE、支气管扩张症、PCH、其他破坏性肺病）
　3.4 无肺部疾病的肺泡低通气（包括睡眠呼吸障碍、胸廓畸形、肥胖低通气、其他肺泡低通气、长期居住高原环境）
　3.5 肺发育异常（先天性肺疾病、支气管肺发育不良）
4. 慢性血栓栓塞性肺动脉高压和其他肺动脉阻塞性疾病
　4.1 慢性血栓栓塞性肺动脉高压
　4.2 其他肺动脉梗阻性疾病
　　4.2.1 肉瘤（高级或中级）或血管肉瘤
　　4.2.2 其他恶性肿瘤（肾癌、子宫癌、睾丸生殖细胞肿瘤、其他）
　　4.2.3 非恶性肿瘤（子宫平滑肌瘤）
　　4.2.4 无结缔组织病的动脉炎
　　4.2.5 先天性肺动脉狭窄
　　4.2.6 寄生虫病（包虫病/棘球蚴病）
5. 原因未明的多因素机制所致肺动脉高压
　5.1 血流系统疾病：慢性溶血性贫血、骨髓增生异常疾病
　5.2 系统与代谢性疾病：肺组织细胞增多症、戈谢病（Gaucher's 病）、糖原贮积症、神经纤维瘤、结节病
　5.3 其他：慢性肾功能不全（接受或未接受透析治疗）、纤维素性纵隔炎
　5.4 复杂性先天性心脏病

附2　世界卫生组织对肺动脉高压分级——纽约心功能分级

Ⅰ级（轻度）：体力活动不受限。一般的体力活动不会引起呼吸困难、乏力、胸痛加剧或近似晕厥；

Ⅱ级（轻度）：体力活动轻度受限。静息状态下无症状，但一般的体力活动即会引起呼吸困难、乏力、胸痛加剧或近似晕厥；

Ⅲ度（中度）：体力活动明显受限。静息状态下无症状，但轻微的体力活动即会引起呼吸困难、乏力、胸痛加剧或近似晕厥；

Ⅳ级（重度）：不能从事任何体力活动，并可能出现右心衰竭的体征。静息状态下可出现呼吸困难和（或）乏力，并且任何体力活动几乎都可以加重这些症状。

目前，NYHA功能分级仍然是决定特发性肺动脉高压生存率的重要因素。

附3　超声心动图诊断肺动脉高压参考标准（表23-3）

表23-2　具有PH可疑症状的患者超声心动图发现PH的可能性

三尖瓣反流速率（m/s）	是否存在其他支持PH的UCG表现	超声心动图发现PH的可能性
≤2.8或测不出	否	低
≤2.8或测不出	是	中
2.9~3.4	否	
2.9~3.4	是	高
>3.4	不需要	

表23-3　其他用于评估肺动脉高压的UCG表现

心室[a]	肺动脉压[a]	下腔静脉和右心房[a]
右心室/左心室内径比>1.0	多普勒右心室流出加速时间<105m/s和（或）收缩中期喀喇音	下腔静脉直径>21mm，吸气时塌陷（深吸气时塌陷率<50%或平静吸气时塌陷率<20%）
室间隔展平［收缩期和（或）舒张期左心室偏心指数>1.1］	舒张早期肺动脉反流速率>2.2m/s	右房面积（收缩末期>18cm^2）
	肺动脉直径>25mm	

[a] 上述至少有来自两组不同（A、B、C）的超声心动图表现才能用以评估肺动脉高压诊断的可能性

附4　临床操作标准

急性肺血管反应性试验：肺动脉高压患者，如有可能，在确定长期应用血管扩张药前都应做右心导管检查，以明确：①是否存在肺血管收缩；②是否存在固定的肺血管结构改变；③预后判定；④评估应用血管扩张药的安全性。结果判断：①良好反应者：患者肺动脉和体动脉血管床扩张，心排血量增加，肺动脉压明显下降，体动脉压下降轻微；②不良反应者：体动脉扩张，肺动脉固定不变，心排血量不增加，体动脉压急剧下降；③另一类不良反应者：体动脉扩张，心排血量增加，肺血管扩张不充分，肺动脉高压进一步加重。阳性判断标准（各文献报道不一致）：肺动脉平均压至少下降

10mmHg，绝对值下降至≤40mmHg，CO升高或不变（ACCP和欧洲指南）；肺动脉平均压至少下降10%和肺血管阻力下降30%或肺动脉平均压和肺血管阻力下降20%。

试验药物：①腺苷：起始剂量50μg/（kg·min），按每2分钟递增50μg/kg剂量持续静脉推注。终止指征：用药剂量达到500μg/（kg·min）（国外剂量）或出现低血压、严重心动过缓、头晕、胸闷、四肢麻木等不良反应。观察用药前后心率、血压、患者不适反应等情况。②前列环素2.5ng/（kg·min），每10分钟增加2.5ng/（kg·min），直至10ng/（kg·min）。③NO吸入10~20ppm 10分钟。④吸氧试验：面罩吸氧30分钟。5例患者进行了吸氧试验，mPAP轻度下降，2例各下降1~5mmHg（2%~11%）；肺血管阻力下降7.5%~24%。

总之，6分钟步行试验与肺血管阻力显著相关，对特发性肺动脉高压的预后判断具有重要意义。

（刘　双）

第二十四章 胸 腔 积 液

第一节 总 论

在生理状态下人体胸腔内存在少量液体（约 3～15ml），在呼吸运动时起润滑作用。目前认为生理性胸液是由壁层和脏层胸膜毛细血管动脉端产生，然后通过壁层胸膜上毛细血管静脉端和淋巴管微孔重吸收，脏层胸膜在胸水的重吸收中作用有限。病理状态下当胸液的滤过量超过最大重吸收量时胸腔内有过多的液体潴留，称为胸腔积液。胸腔积液从性质上可分为渗出性及漏出性，常见的病因有：①胸膜毛细血管内静水压升高，如充血性心力衰竭。②胸膜毛细血管内胶体渗透压降低，如低蛋白血症、肝硬化、肾病综合征，前两者均产生胸腔漏出液。③胸膜因炎症等因素造成血管通透性增加，如胸膜炎症（肺结核、肺炎）、结缔组织病、胸膜肿瘤（恶性肿瘤转移、间皮瘤）、肺梗死。④壁层胸膜淋巴引流障碍，如癌性淋巴管阻塞，产生胸腔渗出液。⑤损伤，如主动脉瘤破裂、食管破裂、胸导管破裂等，产生血胸。

【诊断要点】

（一）临床表现

呼吸困难是最常见的症状，其严重程度与积液量有关，同时多伴有胸痛和咳嗽。病因不同其症状有所差别。少量积液时可无明显体征，或可触及胸膜摩擦感及闻及胸膜摩擦音。中至大量积液时患侧胸廓饱满，触觉语颤减弱，局部叩诊浊音，呼吸音减低或消失，可伴有气管、纵隔向健侧移位。

（二）辅助检查

1. 胸部 X 线检查

积液量少于 200ml 难以作出诊断，200～500ml 时仅显示肋膈角变钝，积液增多时呈外高内低弧形阴影，第 4 前肋以下为少量积液，第 4 至第 2 前肋之间为中量积液，第 2 前肋以上为大量积液。

2. 超声检查

超声探测胸腔积液的灵敏度高，定位准确，并可估计胸腔积液的深度和积液量，提示穿刺部位，亦可以和胸膜增厚进行鉴别。

3. 胸膜活检

经皮闭式针刺胸膜活检是诊断结核性胸膜炎的传统方法，但有局限性，当壁层胸膜肉芽肿改变提示结核性胸膜炎的诊断，如胸膜活检未能发现肉芽肿病变，活检标本应该做抗酸染色。脓胸和有出血倾向者不宜做胸膜活检。

4. 内科胸腔镜

主要用于经无创方法不能确诊的胸腔积液患者的诊治，能够在直视下观察胸膜腔的变化并可进行胸膜壁层和（或）脏层活检。因此，这项技术的应用对胸膜疾病的诊断具有重要临床意义，对胸膜恶性疾病诊断率为 92.6%，对结核性胸膜炎诊断的阳性率为 99%。

5. 实验室检查

（1）胸液常规检查

外观：①漏出液：透明清亮，静置不凝固；②渗出液：多种颜色，草黄色多见，稍浑浊，易凝结。比重：①漏出液：<1.016~1.018；②渗出液：>1.018。

漏出液中细胞较少，常 <100×10^6/L；渗出液中细胞较多，常 >500×10^6/L，其中各种细胞增多的意义不同：①中性粒细胞增多为主：常见于化脓性胸膜炎和肺炎旁性胸腔积液；②淋巴细胞增多为主：多见于结核性胸膜炎和恶性肿瘤胸膜转移；③嗜酸粒细胞增多（>10%）：常见于寄生虫病或结缔组织病、液气胸等；④胸液中红细胞 >5×10^9/L 时为血性胸液，多由恶性肿瘤或结核所致。⑤胸水血细胞比容 >外周血比容 50% 以上时为血胸，常提示创伤、恶性肿瘤、肺栓塞。

（2）胸液生化检查

漏出液：蛋白含量 <30g/L，黏蛋白定性检查 Rivalta 试验（-）。渗出液：蛋白含量 >30g/L，Rivalta 试验（+）。Light 标准：①胸水蛋白/血清蛋白 >0.5；②胸水 LDH/血清 LDH >0.6；③胸水 LDH >2/3，血清 LDH 实验室正常值上限，胸水如满足以上 1 条或 1 条以上即可诊断为渗出液。使用 Light 标准来区分胸腔积液为渗出液还是漏出液，其准确率可达约 90%。

正常胸水 pH 接近 7.6；结核性胸腔积液、肺炎旁性胸腔积液时 pH 值常 <7.3；脓胸以及食管破裂所致的胸腔积液，pH 值 <7.0。

正常人胸液中葡萄糖含量与血中葡萄糖含量相近；漏出液中葡萄糖含量和血糖相似；化脓性胸腔积液中葡萄糖含量明显减少，常 <1.12mmol/L；结核性胸膜炎时，约半数病例胸液中葡萄糖含量降低；癌性胸腔积液中葡萄糖含量与血糖相似，当癌细胞广泛浸润时，积液中葡萄糖含量和 pH 也降低；类风湿关节炎所致胸腔积液葡萄糖含量多显著降低。

胸水中甘油三酯含量 >4.52mmol/L 但胆固醇含量不高时称乳糜胸，可见于胸导管破裂。胆固醇 >2.59mmol/L 但甘油三酯正常时称乳糜样或胆固醇性胸液，与陈旧性积液胆固醇积聚有关，可见于陈旧性结核性胸膜炎、恶性胸液或肝硬化、类风湿关节炎等。

（3）胸水酶学测定

①乳酸脱氢酶（LDH）：胸液 LDH 水平为胸膜炎症程度的可靠指标，一般认为漏出液中 LDH 活性较低，胸液 LDH/血清 LDH <0.6；渗出液中 LDH 活性增加，胸液 LDH/血清 LDH >0.6。化脓性胸膜炎、肺炎旁性胸腔积液中 LDH 活性最高可达正常血清水平的 30 倍，其次是癌性胸腔积液，结核性胸腔积液 LDH 仅略高于正常血清水平。LDH 同工酶测定对诊断恶性胸液有意义，当 LDH2 升高，LDH4 和 LDH5 降低时，支持恶性胸液的诊断。重复检测胸液 LDH 水平，如进行性增高，表明胸膜腔炎症加重；如逐渐下降，则说明良性病变可能性大。

②腺苷脱氨酶（ADA）：胸腔积液中 ADA 含量明显增多（>45IU/L），且积液中 ADA 水平多高于血清浓度，是临床上诊断结核性胸膜炎的重要依据。

③淀粉酶：增高见于胰腺疾病和恶性肿瘤，恶性胸水时，淀粉酶属于唾液型，因此测定胸水淀粉酶同工酶可以区别恶性肿瘤与胰腺疾病。

（4）胸液肿瘤标记物 癌胚抗原（CEA）在恶性胸腔积液中的含量也增多，恶性胸腔积液中 CEA 水平升高较血清中出现得早且更显著，目前一般的诊断标准是胸腔积液 CEA $>20\mu g/L$ 或胸液 CEA／血清 CEA >1.0 时，常提示为恶性胸腔积液。胸腔积液 CEA 测定对腺癌所致者诊断价值最高。

其他标记物，包括 CA50、CA199、CA125、CYFRA21－1 等，显著增高有助于恶性积液的判断，但临床实际应用较少。

（5）胸液病原学检测 诊断未明确的胸腔积液，如是渗出液，则应做革兰染色找细菌和细菌培养（包括需氧菌和厌氧菌培养），抗酸染色找结核菌和结核菌培养，涂片找真菌和真菌培养等。如怀疑寄生虫病，还应涂片找寄生虫。

（6）细胞学检查 胸液中找到癌细胞是诊断恶性胸液的金标准，多次送检有助于提高阳性率。

【治疗原则】

（1）病因治疗 积极治疗原发病。
（2）排除积液 对于因胸液量大导致明显呼吸困难者，可通过胸穿或置管引流排除积液，缓解症状。
（3）胸膜固定术。

第二节 肺炎旁积液

肺炎旁积液系指肺炎、肺脓肿和支气管扩张感染引起的胸腔积液，如积液呈脓性则称为脓胸。脓胸系胸腔内致病菌感染造成积脓，多与未能有效控制肺部感染，致病菌直接侵入胸腔有关，常见细菌为金黄色葡萄球菌、肺炎链球菌、化脓性链球菌以及大肠杆菌、肺炎克雷伯杆菌和假单胞菌等，且多合并厌氧菌感染，少数可由结核分枝杆菌或真菌、放线菌、诺卡菌等所致。

【诊断要点】

1. 临床表现

肺炎旁积液患者多有发热、咳嗽、咳痰、胸痛等症状。急性脓胸常表现为高热、胸痛等；慢性脓胸有胸膜增厚、胸膜塌陷、慢性消耗和杵状指（趾）等表现。

2. 辅助检查

血白细胞升高，中性粒细胞增加伴核左移。胸部影像学先有肺实质的浸润影，或肺脓肿和支气管扩张的表现，然后出现胸腔积液，积液量一般不多。胸水呈草黄色甚或脓性，白细胞明显升高，以中性粒细胞为主，葡萄糖和 pH 降低。脓胸胸水呈脓性、黏稠，涂片革兰染色找到细菌或脓液细菌培养阳性。

【治疗原则】

1. 肺炎旁积液

一般积液量少，经有效的抗生素治疗后可吸收，抗生素选用的主要原则基于肺炎是社区获得性抑或医院获得性。若应用抗生素后，临床症状未改善，胸液量逐渐增多，或胸液黏稠脓性，涂片或培养有细菌，pH < 7.0，葡萄糖 < 2.2mmol/L，应尽早行胸腔插管引流。如不及时引流，胸液易形成包裹，造成引流的困难。如胸腔积液 pH 介于 7.00 ~ 7.30 之间，或 LDH < 1000U/L，动态观察积液的变化，根据情况可反复抽液，或必要时插管引流。

2. 脓胸

治疗原则是控制感染、引流胸腔积液及促使肺复张，恢复肺功能。抗生素应用要足量，体温恢复正常后再持续用药 2 周以上，防止脓胸复发，急性期联合抗厌氧菌的药物，全身及胸腔内给药。

引流是脓胸最基本的治疗方法，反复抽脓或闭式引流。可用 2% 碳酸氢钠或生理盐水反复冲洗胸腔，然后注入适量抗生素及链激酶，使脓液变稀便于引流。少数脓胸可采用雷剑插管闭式引流。对有支气管胸膜瘘者不宜冲洗胸腔，以免引起细菌播散。慢性脓胸也可考虑外科胸膜剥脱术等治疗。

此外，一般支持治疗亦相当重要，应给予高能量、高蛋白及富含维生素的食物，纠正水电解质紊乱及维持酸碱平衡。

第三节　恶性胸腔积液

淋巴系统引流障碍是恶性胸腔积液产生的主要机制，胸膜转移性肿瘤和胸膜弥漫性恶性间皮瘤是产生恶性胸腔积液的主要原因。

【诊断要点】

1. 临床表现

恶性胸腔积液多见于中年以上患者，一般无发热。胸部隐痛，伴有消瘦和呼吸道或原发部位肿瘤的症状，常有咳嗽、咳痰、胸痛。少量积液无症状或仅有胸闷、气短等。中等及大量积液时有逐渐加重的气促、心悸，若积液量大肺脏受压明显，可引起呼吸困难，甚至出现端坐呼吸、发绀等。体征上应注意检查有无锁骨上淋巴结肿大、杵状指。

2. 辅助检查

恶性胸腔积液为渗出性，以淋巴细胞为主，一般 pH 7.30 ~ 7.40，胸水 CEA > 20μg/L，胸水/血清 CEA > 1。胸液细胞学检查找到癌细胞可确诊，部分病例可通过胸膜活检确诊，经皮闭式胸膜活检阳性率低，CT 或 B 超引导下活检可提高成功率。经胸腔镜直视下活检对恶性胸腔积液的病因诊断率可达 70% ~ 100%。

【治疗原则】

1. 病因治疗

积极治疗原发病。

2. 排除积液

少量积液可不处理，中等量以上积液有压迫症状，应行胸腔穿刺抽出积液，每周 2 ~ 3 次。抽液量不宜过多过快，防止发生胸膜性休克及同侧复张性肺水肿。也可行胸膜腔插管引流，目前多采用细导管闭式引流。

3. 胸膜固定术

癌性胸水增长过速可造成压迫症状，同时反复抽液使蛋白丢失过多，此时可选择化学性胸膜固定术，在彻底引流胸腔积液后注入抗癌药物，或注入四环素等药物，依靠药物的化学性反应，造成胸膜炎症、粘连，起到闭合胸膜腔的作用。

4. 其他

由淋巴瘤、肺癌及乳腺癌阻塞淋巴管产生的胸腔积液，放射治疗可以去除阻塞病因，重建并改善胸液动力学，效果显著。

第四节　结核性胸膜炎

结核性胸膜炎是结核菌由近胸膜的原发病灶直接侵入胸膜，或经淋巴管血行播散至胸膜而引起的渗出性炎症；或机体的变应性较高，胸膜对结核毒素出现高度反应也可引起渗出性胸膜炎。临床上常分为干性胸膜炎、渗出性胸膜炎、结核性脓胸（少见）三种类型。

【诊断要点】

1. 临床表现

多见于青年人，常有发热、干咳、病侧胸痛，随着胸水量的增加胸痛可缓解或消失，但可出现胸闷气促，可伴有乏力、食欲不振、盗汗等结核全身中毒症状。体征与积液量和积聚部位有关。

2. 辅助检查

（1）X 线检查　是确定胸腔积液的重要手段，但不能决定性质。CT 扫描能准确地诊断胸腔积液，即使少量胸腔积液也能发现，同时可发现肺部 X 线未发现的病变，超声波检查是检查胸腔积液的重要手段之一。

（2）结核菌素试验　绝大多数结核性胸膜炎病人结核菌素为阳性反应，早期可有 1/3 的人为阴性反应，2~8 周重复结核菌素试验会呈阳性反应。

（3）实验室检查　细菌学检查胸液涂片抗酸染色和胸液结核菌培养阳性可确诊，但涂片检查阳性率仅 5% 左右，培养阳性率也仅 25% 左右。

腺苷脱氨酶（ADA）及同工酶：活性 >70U/L 对结核病的诊断有帮助。

（4）胸膜活检　闭式胸膜活检阳性率可达 60%。经上述检查仍不能确诊，可考虑行内科胸腔镜活检。

【治疗原则】

1. 一般治疗

包括休息、营养支持和对症治疗。

2. 胸腔穿刺抽液

由于结核性胸膜炎胸液蛋白含量和纤维蛋白含量高，容易引起胸膜粘连，故原则上应尽快抽尽胸腔内积液，每周 2~3 次。首次抽液不要超过 700ml，以后每次抽取量约 1000ml，最多不要超过 1500ml。如抽液过多、过快，可由于胸腔内压力骤降发生复张性肺水肿和循环衰竭。若出现头晕、冷汗、心悸、面色苍白、脉搏细弱等应考虑胸膜反应，立即停止抽液，使患者平卧，严密观察生命体征，必要时皮下注射 0.5% 肾上腺素 0.5ml。

3. 抗结核药物治疗

同肺结核的治疗。

4. 糖皮质激素

不主张常规使用糖皮质激素胸腔内注射，因为疗效不肯定。当大量胸腔积液、结核中毒症状严重时可在抗痨同时加用泼尼松 30mg/d，至胸液明显减少或中毒症状减轻时应逐渐减量以致停用，停药不宜过快，以免出现反跳。

第五节 胸膜间皮瘤

胸膜间皮瘤为胸膜原发性肿瘤，是来源于脏层、壁层、纵隔或横膈四部分胸膜的肿瘤。有局限型（多为良性）和弥漫型（都是恶性）之分。其中弥漫型恶性间皮瘤是预后最坏的肿瘤之一。临床上常表现为逐渐加重的胸痛、气促、消瘦等症状。死亡率占全世界所有肿瘤的 1% 以下。近年其发病率有明显上升趋势，50 岁以上多见，男女之比为 2:1，与石棉接触有关。根据恶性程度可以分为：①良性胸膜间皮瘤：多呈局限性生长，故也称良性局限性胸膜间皮瘤。此瘤生长缓慢，易于手术切除，切除后极少复发，临床预后良好。②恶性胸膜间皮瘤：为高度恶性肿瘤，肿瘤沿胸膜表面弥漫浸润扩展，故也称恶性弥漫性胸膜间皮瘤。此瘤多见于老年人，现已证明其发病与吸入石棉粉尘密切相关。

【诊断要点】

胸膜间皮瘤的诊断应根据既往病史（石棉接触史）、临床表现、体征及实验室检查等资料综合分析确定，病理是诊断胸膜间皮瘤的金标准。恶性胸膜间皮瘤明确诊断后还需要完善相关检查以明确其转移程度。

1. 临床表现

胸膜间皮瘤是胸膜原发肿瘤，有局限型（多为良性）和弥漫型（都是恶性）之分。局限型或者弥漫型早期可无明显不适或仅有胸痛、活动后气促。其中弥漫型恶性间皮瘤是胸部预后最差的肿瘤之一。大多数病人年龄在 40~70 岁，男性多于女性。首发症状以胸痛、咳嗽和进行性气短最为常见。胸痛较剧，呈持续性，一般镇痛剂难以缓解。若病变位于膈胸膜，则有同侧肩胛区或上腹部疼痛。病变位于纵隔胸膜，则可有胸骨后胀痛。如病变广泛且伴有大量胸液，患者呼吸短促，频率增加。此外，可有干咳、低热、体重减轻等症状。

早期或者局限期患者查体常无明显改变，晚期可以出现胸廓活动受限，病变部位叩诊呈浊音，呼吸音减低。大量胸腔积液时纵隔向健侧移位，胸液吸收后患侧胸廓可收缩凹陷。

2. 辅助检查

（1）胸部 X 线检查　X 线检查以胸腔积液和胸膜改变为主。

①局限型间皮瘤：在胸片上显示为密度均匀、边缘比较清楚的球形或椭圆形肿物阴影，与胸膜关系密切并成钝角。

②弥散型间皮瘤：可以显示为胸膜广泛不规则增厚或结节影突向肺野。

③75% 的病人伴有胸腔积液，胸廓呈大片浓密阴影。纵隔向对侧移位。抽水后注入空气摄片更为清楚。

（2）胸部 CT 扫描检查　清楚显示病灶形态、病变范围及胸腔脏器累及情况。局限性间皮瘤常呈半球形及扁平状肿块，边缘清楚；弥散型常呈广泛不均匀增厚或结节。目前 2011 版恶性胸膜间皮瘤指南提倡应用 PET – CT 扫描检查。

（3）诊断性胸腔穿刺活检　在 B 超、透视或电脑断层扫描定位下，经皮胸膜病变穿刺针吸做活检及胸液病理细胞学检查可获阳性诊断。

虽然胸液细胞学检查对诊断恶性胸液有肯定价值，但对间皮瘤确诊率低。

（4）经胸腔镜检查及胸膜活检　不仅可观察整个胸腔的胸膜病变，并可取得大块的病变胸膜，诊断正确率更高，并有助于鉴别诊断。

（5）胸腔积液检查　多为血性，也可为黄色渗出液。非常黏稠，甚至可拉成细丝或堵塞针头。比重高，可达 1.020 ~ 1.028；胸液的蛋白含量高，葡萄糖和 pH 值常降低。胸液透明质酸酶和乳酸脱氢酶水平很高。

（6）血清间皮瘤相关蛋白（SMRP）和骨桥蛋白水平检查　84% 的恶性间皮瘤患者的血清间皮瘤相关蛋白升高。另外，血清间皮瘤相关蛋白的水平会随着间皮瘤的发展而升高，随着间皮瘤的衰退或切除而减少，故可用于评估监测治疗效果。

（7）当病理诊断为恶性胸膜间皮瘤后，可以行纵隔镜、EBUS – FNA、PET – CT、腹腔镜、腰穿检查以明确转移程度。

【治疗原则】

首先确定是局限型还是弥漫型，局限型者应首选手术治疗，弥漫型者可手术与化疗、放疗相结合。

1. 对症治疗

支持营养，止痛，抽液以缓解呼吸困难症状。可通过使用鸦片剂、抗惊厥药物（酰胺咪嗪、丙戊酸钠等）、神经阻滞、局部外照射治疗等方法缓解疼痛。对贫血也需积极对症处理。

2. 手术治疗

手术的目的是最大限度的清除肿瘤细胞，手术切除是治疗本病的方法之一。但手术并非治愈性手段，如果胸壁转移是多点性的，就应该放弃手术。通常采用的术式包括：①胸膜切除/剥脱术：主要切除全部胸膜和所有大体肿瘤。②胸膜外全肺切除术：主要整块切除胸膜、肺、患侧膈肌，且经常包括心包。通常还应进行纵隔淋巴结清扫。大多数学者推荐对 60 岁以下，限于壁层胸膜的上皮型患者，无手术禁忌证时可行单纯胸膜切除术，术后加化疗，能延长生存期。

3. 放射治疗

放疗在局部控制病情、缓解疼痛方面有效。胸膜外全肺切除后，辅助放疗显著降低局部复发率，个别病例生存期达 8 年之久。并没有证据显示高剂量放疗比低剂量有明显优势。

4. 化学治疗

化学治疗对本病有肯定效果。培美曲塞（pemetrexed）和顺铂（或卡铂）联合治疗恶性胸膜间皮瘤，目前作为一线用药。吉西他滨（gemcitabine）与顺铂联合治疗方案，也是治疗恶性胸膜间皮瘤的标准方案。长春瑞滨在恶性胸膜间皮瘤的化疗中也被推荐使用。

5. 胸膜固定术

弥漫性间皮瘤恶性程度高、生长快、病变广泛、手术范围大、创伤重、并发症多、手术死亡率高、不宜手术切除，推荐经胸腔镜喷入滑石粉等治疗，在胸膜固定后，联合化疗，可提高生存率，防止胸液复发。

反复出现的胸腔积液，最好可通过抽液或切除病灶等来缓解症状，其次可通过滑石敷用或外科的胸膜固定术来缓解。

6. 患者教育及预防

对于较长时间不易缓解的胸痛应该引起警惕。胸膜间皮瘤常与接触石棉有关，因此，注意劳动防护，减少或避免与石棉接触是预防本病的有效措施。

（马迎民）

第二十五章　自发性气胸

自发性气胸是指在无外伤或人为因素情况下，因肺部疾病使肺组织及脏层胸膜自发破裂，空气进入胸膜腔造成的胸腔积气和肺萎缩。临床上可以在增加胸腹腔压力的诱因下出现，或无明显诱因出现。多突然发病，主要症状为呼吸困难、患侧刀割样胸痛、刺激性干咳，张力性气胸者症状严重可以出现烦躁不安、紫绀、出冷汗甚至休克。根据肺部有无原发疾病，通常将自发性气胸分为原发性（或特发性）自发性气胸和继发性自发性气胸。肺无明显病变，由胸膜下囊泡破裂形成者称特发性气胸；继发于慢性阻塞性肺病、肺间质纤维化或者肺结核等胸膜及肺疾病者称继发性气胸。根据脏层胸膜破裂情况及胸腔内压力变化可以将气胸分为：①闭合性气胸（单纯性）：在呼气肺回缩时，或因有浆液渗出物使脏层胸膜破口自行封闭，不再有空气漏入胸膜腔。②张力性气胸（高压性）：胸膜破口形成活瓣性阻塞，吸气时开启，空气漏入胸膜腔；呼气时关闭，胸膜腔内气体不能再经破口返回呼吸道而排出体外。其结果是胸膜腔内气体愈积愈多，形成高压，使肺脏受压，呼吸困难，纵隔推向健侧，循环也受到障碍，需要紧急排气以缓解症状。③开放性气胸（交通性）：因两层胸膜间有粘连和牵拉，使破口持续开启，吸气和呼气时，空气自由进出胸膜腔。

【诊断要点】

自发性气胸的诊断应根据既往病史、临床表现、体征及放射学检查等资料综合分析。胸部 X 线检查显示的气胸影像学特征是诊断的确切依据。明确诊断后还需要通过病史和相应的检查了解有无相关的基础疾病。易患因素包括：慢性阻塞性肺气肿、胸膜下小疱、干酪性肺炎、肺脓肿、支气管肺癌，以及使用人工机械通气。

1. 临床表现

突发胸痛常为首发症状，多为诱发性（持重物、屏气、剧烈运动），患侧呈刀割样或针刺样疼痛。常伴有不同程度的呼吸困难，其严重程度与积气量的多少以及原来肺内病变范围有关。如果气胸呈进行性加重，严重者可以出现紫绀甚至休克。机械通气的患者表现为症状急剧恶化和缺氧或吸气压上升。

体征上常可以见到气管（和心脏）向健侧移位、胸廓饱满、呼吸运动减弱、患侧触觉语颤减弱或消失。患侧叩诊呈鼓音，听诊呼吸音减弱或消失。

常见的并发症有脓气胸、血气胸、纵隔气肿、皮下气肿、呼吸衰竭等。

2. 辅助检查

（1）胸部 X 线检查　气胸部位透光度增高，无肺纹理。肺组织被压向肺门处。在萎陷肺的边缘，脏层胸膜呈纤细的发线影。胸部 X 线检查为最可靠的诊断方法，可判断气胸程度、肺被压缩情况、有无纵隔气肿、胸腔积液等并发症。

（2）其他检查

①血气分析：肺压缩 >20% 者可出现低氧血症。

②胸腔穿刺测压：有助判断气胸的类型。

③胸腔镜检查：对慢性、反复发作的气胸，有助于弄清肺表面及胸膜病变情况。

④血液学检查：无并发症时无阳性发现。

【治疗原则】

自发性气胸的治疗原则是：排除胸腔气体，闭合漏口，促进肺复张，消除病因及减少复发。治疗气胸的关键在于及时处理，若是闭合性气胸，压迫症状重时，立即用长针头抽气或作闭式引流术。高压性气胸须立即排气，否则严重者可危及生命。

1. 对症治疗

应卧床休息，给予吸氧，镇痛、止咳，有感染时给予抗生素治疗。

2. 胸腔减压

（1）闭合性气胸　肺压缩<20%者，单纯卧床休息气胸即可自行吸收，肺压缩>20%症状明显者，应胸腔穿刺抽气，1~2天/次，每次约800~1000ml为宜。

（2）开放性气胸　应用胸腔闭式引流排气，肺仍不能复张者，可加用负压持续吸引。

（3）张力性气胸　病情较危急须尽快排气减压，同时准备立即行胸腔闭式引流或负压持续吸引。

3. 手术治疗

对内科积极治疗肺仍不能复张者，需考虑手术治疗。手术治疗分为三种：①传统的开胸手术：创伤大，效果肯定，恢复慢。②电视胸腔镜手术：创伤小，亦能达到结扎肺部瘘口的目的，恢复快。③达芬奇机器人手术：此种术式为新近引进，操作准确，创伤小，但是费用较高。如气胸漏口闭合不良或者气胸反复发作，可以采用胸膜粘连的方法。目前普遍的做法是在肺脏即将全部复张时，注入四环素20mg/kg；或者在术中摩擦壁层胸膜，导致术后壁层胸膜产生炎症反应，促使脏层与壁层胸膜粘连。现在应用较多的还有红霉素、高渗糖。60岁以上的老年人还可以考虑应用滑石粉，一般通过胸腔镜吹入。

4. 患者教育及预防

对于曾有气胸史或有肺气肿者，应谨防突然过度用力、高声呼喊、用力大便。防治呼吸道感染也是预防气胸发生的重要因素。

（马迎民）

第二十六章　阻塞性睡眠呼吸暂停低通气综合征

阻塞性睡眠呼吸暂停低通气综合征（OSAHS）是多种原因引起患者睡眠中上气道完全或不完全阻塞，以睡眠中反复发生伴有鼾声的呼吸幅度明显降低或暂停和日间嗜睡为特征的一种常见综合征。其对机体的危害主要是睡眠过程中长期反复间歇低氧、二氧化碳潴留及正常睡眠结构的破坏引发的心、脑血管等多系统、多脏器合并症，是多种全身疾患的独立危险因素，严重者可发生睡眠猝死。

【诊断要点】

主要根据病史、体征和多导睡眠图（PSG）监测结果。

（一）临床表现

睡眠中打鼾且鼾声不规律，睡眠中反复出现呼吸暂停及觉醒；自觉憋气、可憋醒，夜尿增多，晨起头痛、头晕、口干、日间嗜睡明显、记忆力下降。可合并或加重高血压、冠心病、复杂严重心律失常和心力衰竭、肺动脉高压、肺心病、中风等心脑血管疾病及糖尿病、慢性肾功能损害、非酒精性肝损害。此外，近年来发现 OSAHS 常与多种恶性肿瘤的发生、发展有关；严重者可出现心理、智能和行为异常，并可引起道路交通事故等社会问题。

主要危险因素包括：

（1）肥胖　体重超过标准体重 20% 或以上，体重指数（BMI）≥25kg/m^2。

（2）年龄　成年后随年龄增长患病率增加；女性绝经期后患病者增多，70 岁以后患病率趋于稳定。

（3）性别　生育期男性患病者明显多于女性。

（4）上气道解剖异常　鼻腔阻塞（鼻中隔偏曲、鼻甲肥大、鼻息肉、鼻部肿瘤等），Ⅱ°以上扁桃体肥大，软腭松弛、下垂，悬雍垂过长过粗，咽腔狭窄、咽腔黏膜肥厚，舌体肥大、舌根后坠，下颌后缩、颞颌关节功能障碍及小颌畸形等。

（5）打鼾和肥胖家族史。

（6）长期大量饮酒和（或）服用镇静催眠药物及肌肉松弛药物。

（7）长期吸烟。

（8）其他相关疾病　包括甲状腺功能低下、肢端肥大症、垂体功能减退、淀粉样变性、声带麻痹、小儿麻痹后遗症或其他神经肌肉疾患（如帕金森病）、长期胃食管返流等。

（二）辅助检查

1. 便携式诊断仪监测

便携式监测的指标大多数是多导睡眠图（PSG）监测中的部分指标进行组合，如单纯血氧饱和度监测、口鼻气流 + 血氧饱和度、口鼻气流 + 鼾声 + 血氧饱和度 + 胸腹运动等。适用于基层患者或睡眠实验室不能满足临床需要的医院，用来除外 OSAHS 或初步筛查 OSAHS 患者，也可应用于治疗前后对比及病人随访。

2. 多导睡眠图监测

（1）整夜 PSG 监测　是诊断 OSAHS 的"金标准"。包括二导脑电图（EEG）多采用 C_3A_2 和 C_4A_1、二导眼电图（EOG）、下颌颏肌电图（EMG）、心电图（ECG）、口、鼻呼吸气流、胸腹呼吸运动、血氧饱和度、体位、鼾声、胫前肌 EMG 等。正规监测一般需要整夜不少于 7 小时的睡眠。其适用指证为：①临床上怀疑为 OSAHS 者；②临床上其他症状、体征支持患有 OSAHS，如夜间哮喘、肺或神经肌肉疾患影响睡眠；③难以解释的白天低氧血症或红细胞增多症；④原因不明的夜间心律失常、夜间心绞痛、清晨高血压；⑤监测患者夜间睡眠时低氧程度，为氧疗提供客观依据；⑥评价各种治疗手段对 OSAHS 的治疗效果；⑦诊断其他睡眠障碍性疾患。

常用的指标包括：①睡眠呼吸暂停（SA）：睡眠过程中口鼻气流消失或明显减弱（较基线幅度下降 ≥90%），持续时间 ≥10 秒。②低通气：睡眠过程中口鼻气流较基线水平降低 ≥30%，并伴有 SpO_2 下降 ≥4%，持续时间 ≥10 秒；或口鼻气流较基线水平降低 ≥50% 并伴 SpO_2 下降 ≥3%，持续时间 ≥10 秒。③呼吸暂停低通气指数（AHI）：睡眠中平均每小时呼吸暂停与低通气的次数之和。④OSAHS：每夜 7 小时睡眠过程中呼吸暂停及低通气反复发作 >30 次，或 AHI ≥5 次/小时，呼吸暂停事件以阻塞性为主，伴打鼾、睡眠呼吸暂停、白天嗜睡等症状。

（2）夜间分段 PSG 监测　同一晚上的前 2~4 小时进行 PSG 监测，之后进行 2~4 小时的持续气道正压通气（CPAP）治疗压力调定。其优点在于可减少检查和治疗的时间和费用，只推荐在以下情况采用：①AHI >20 次/小时，反复出现持续时间较长的睡眠呼吸暂停或低通气，伴有严重低氧血症；②因睡眠后期快动眼期（REM）睡眠增多，CPAP 压力调定时间应 >3 小时；③当患者处于平卧位时，CPAP 压力可以完全消除 REM 及非 REM 睡眠期的所有呼吸暂停、低通气及鼾声。如果不能满足以上条件，应进行整夜 PSG 监测并另选整夜时间进行 CPAP 压力调定。

3. 嗜睡程度的评价

（1）嗜睡的主观评价　主要有 Epworth 嗜睡量表（ESS）和斯坦福嗜睡量表（SSS），现多采用 ESS 嗜睡量表。嗜睡量表见表 26-1。

表 26-1　Epworth 嗜睡量表

在以下情况有无瞌睡的可能性	从不 （0）	很少 （1）	有时 （2）	经常 （3）
坐着阅读时				
看电视时				
在公共场所坐着不动时（如在剧场或开会）				
长时间坐车时中间不休息（超过 1 小时）				
坐着与人谈话时				
饭后休息时（未饮酒时）				
开车等红绿灯时				
下午静卧休息时				
综合评分 ≥9 分为嗜睡阳性				

（2）嗜睡的客观评价　应用 PSG 对可疑患者日间嗜睡进行客观评估。

①多次睡眠潜伏期试验（MSLT）：通过让患者白天进行一系列小睡实验客观判断其白天嗜睡程度。每两小时测试一次，每次小睡持续 30 分钟，计算患者入睡的平均潜伏时间及异常 REM 睡眠出现的次数，睡眠潜伏时间 <5 分钟者为嗜睡，5～10 分钟为可疑嗜睡，>10 分钟者为正常。②维持醒觉试验（MWT）：进行 MWT 检查可以定量分析患者保持清醒状态的时间，其操作方法和结果分析与 MSLT 大致相同。

（三）诊断要点

1. 诊断标准

临床上有典型的夜间睡眠时打鼾及呼吸暂停、白天过度嗜睡，经 PSG 监测提示每夜 7 小时睡眠中呼吸暂停及低通气反复发作 30 次以上，或呼吸暂停低通气指数（AHI）≥ 5 次/小时。

2. 病情分度

应当充分考虑临床症状、合并症情况、AHI 及夜间血氧饱和度等实验室指标，根据 AHI 和夜间血氧饱和度将 SAHS 分为轻、中、重度，其中以 AHI 作为主要判断标准，夜间最低 SaO_2 作为参考。见表 26-2。

表 26-2　OSAHS 的病情分度

程度	AHI(次/小时)	最低 SaO_2（%）
轻度	5～15	0.85～0.90
中度	>15～30	0.80～0.85
重度	>30	<0.80

由于临床上有些 OSAHS 患者的 AHI 增高和最低 SaO_2 降低程度并不平行，目前推荐以 AHI 为标准对 OSAHS 病情程度评判，注明低氧血症情况。例如：AHI 为 25 次/小时，最低 SaO_2 为 0.88，则报告为"中度 OSAHS 合并轻度低氧血症"。即使 PSG 指标判断病情程度较轻，如合并高血压、缺血性心脏病、脑卒中、2 型糖尿病等相关疾病，应积极治疗。

3. 简易诊断方法和标准

基层缺乏专门诊断仪器的单位，主要根据病史、体检、血氧饱和度监测等诊断，其标准如下：

（1）至少具有 2 项上述主要危险因素，特别是肥胖、颈粗短，或有小颌、下颌后缩，咽腔狭窄或有扁桃体 II 度肥大、悬雍垂肥大，或甲状腺功能低下、肢端肥大症，或神经系统明显异常。

（2）中重度打鼾、夜间呼吸不规律，或有屏气、憋醒（观察时间应不少于 15 分钟）。

（3）夜间睡眠节律紊乱，特别是频繁觉醒和白天嗜睡（ESS 评分 >9 分）。

（4）血氧饱和度监测趋势图可见典型变化，氧减饱和指数 >10 次/小时。

符合以上 4 条者即可做出初步诊断，有条件的单位可进一步进行 PSG 监测。

4. 评估对全身各系统脏器产生的危害及合并症

（1）心血管系统　引起或加重高血压（晨起高血压），冠心病、夜间心绞痛、心肌梗塞，夜间发生严重心律失常，如室性早搏、心动过速、房室传导阻滞，夜间反复发作左心衰竭，肺动脉高压、肺心病。

（2）神经精神系统　脑血栓、脑出血，癫痫发作，痴呆症，焦虑、抑郁，神经衰弱，语言混乱、行为怪异、性格变化、幻视、幻听。

（3）呼吸系统　呼吸衰竭，夜间哮喘；重迭综合征（OSAHS + COPD）。

（4）内分泌系统　甲状腺功能低下、糖尿病、肢端肥大症、加重肥胖、小儿发育延迟、性功能障碍。

（5）血液系统　继发性红细胞增多，血液黏滞度增高。

（6）其他　遗尿，胃食管返流，重大交通事故。

5. 鉴别诊断

（1）单纯鼾症　夜间有不同程度鼾症，AHI <5 次/小时，白天无症状。

（2）中枢性睡眠呼吸暂停（CSA）　指口鼻气流和胸腹运动同时消失，是由呼吸中枢神经功能调节异常引起，呼吸中枢神经不能发出有效指令，呼吸运动消失，口鼻气流停止。

（3）肥胖低通气综合征　过度肥胖，清醒时 CO_2 潴留，$PaCO_2 > 45mmHg$，多数患者合并 OSAHS。

（4）发作性睡病　主要临床表现为难以控制的白天嗜睡、发作性猝倒、睡眠瘫痪和睡眠幻觉，多在青少年起病，主要诊断依据为 MSLT 时异常的 REM 睡眠。鉴别时应注意询问发病年龄、主要症状及 PSG 监测的结果，同时应注意该病与 OSAHS 合并的可能性很大，临床上不可漏诊。

（5）不宁腿综合征和睡眠中周期性腿动　不宁腿综合征患者表现为日间犯困，晚间强烈需求腿动，常伴异样不适感，安静或卧位时严重，活动时缓解，夜间入睡前加重，PSG 监测有典型的周期性腿动，应和睡眠呼吸事件相关的腿动鉴别。后者经 CPAP治疗后常可消失。通过详细向患者及同室睡眠者询问患者睡眠病史，结合查体和 PSG监测结果可以鉴别。

【治疗原则】

一般说来戒烟、减肥、睡前禁饮酒与禁服镇静安眠药、改卧位为侧位睡眠等措施，对 OSAHS 均可收到一定的疗效。

1. 非手术治疗

（1）控制体重　包括控制体重和肥胖的治疗。肥胖的治疗主要包括减轻和维持体重的措施，以及对伴发疾病和并发症的治疗。减轻体重的具体措施包括合理营养治疗、必要的体力活动、认知行为干预、药物治疗和手术治疗。

（2）持续正压气道（CPAP）通气治疗　CPAP 是一个可以产生压力的小气泵，它与鼻腔相连接使上气道保持一定压力（通常为 5～18cmH₂O），可有效地防止睡眠过程中上气道的塌陷与闭合，以此来维持上气道通畅，达到治疗目的。CPAP 治疗不但可以防止睡眠中的气道塌陷，长期使用还可以使中枢神经系统对呼吸调解功能得到改善。CPAP 是目前内科治疗 OSAHS 的主要手段和第一选择。

（3）侧卧位睡眠　体位性 OSA 的定义是仰卧位 AHI/侧卧位 AHI ≥2 者，或非仰卧位时 AHI 比仰卧位时降低 50% 或更多。侧卧位 AHI 与仰卧位 AHI 相差越大疗效越好。对于这类患者首先应进行体位睡眠教育和培训，尝试教给患者一些实用办法。现已研发出多种体位治疗设备，包括颈部震动设备、体位报警器、背部网球法、背心设备、胸式抗仰卧绷带、强制侧卧睡眠装置、侧卧定位器、舒鼾枕等。

（4）口腔矫治器　是一种防止睡眠中上气道闭合的口腔装置。通过牵拉下颌前伸，使舌根及上气道壁前移来完成这一功能。临床观察结果显示，对轻中度 OSAHS 患者有较好的疗效。该治疗可以减少 AHI 次数，提高睡眠血氧饱和度并改善睡眠质量。对不能适应 CPAP 治疗的轻中度患者亦可作为适应证。

2. 手术治疗

手术是治疗 OSAHS 的重要手段，其中以悬雍垂软腭咽成型术（UPPP）最为普遍。确定手术前必须严格选择适应证和尊重患者意愿。

（1）腭咽成型术　是 OSAHS 手术治疗最常选的术式。手术需切除扁桃体、部分扁桃体前后弓及部分软腭后缘（包括悬雍垂），使口鼻咽入口径线增加，防止睡眠时上气道的阻塞。手术的有效率，国外报道在 50% 左右，国内报道高于 50%。严格的选择适应证对愈后是非常重要的。

（2）气管切开和气管造口术　对严重的 OSAHS 患者，睡眠中氧饱和度低于 50%，伴严重心律失常、肺部感染并发心力衰竭，气管切开可作为救命措施。部分患者经造口术后，长期保留造口亦取得良好的治疗效果。

（3）下颌骨前移"舌骨悬吊术"　适于 UPPP 手术失败、舌根与后咽壁间气道狭小者。手术的目的是将舌骨悬吊于前上位置，解除舌根对上气道的阻塞。由于手术难度大、适应证严格，目前尚未广泛开展。

（何权瀛）

第二十七章　咯　　血

咯血是指喉以下呼吸道任何部位出血经口腔排出，是一种临床上很常见的症状，有时甚至会导致患者猝死。

【诊断要点】

1. 咯血量的估计

通常规定 24 小时内咯血大于 500ml（或一次咯血量达 300ml 以上）为大量咯血，100～500ml 为中等量咯血，小于 100ml 为小量咯血。有时单次咯血量 > 100ml 提示可能源于大血管破裂或动脉瘤破裂。应注意疾病的严重程度与咯血量有时并不完全一致，对于咯血量的估计除了出血量以外还应当考虑咯血的持续时间，咯血的频度以及机体的状况，综合考虑咯血的预后和危险性，如果咯血后发生窒息，来势凶猛，不能及时发现和实施有效抢救，患者可以在几分钟内突然死亡。因此，熟悉和掌握咯血，尤其是大咯血的诊断处理具有重要的临床意义。咯血危及生命，发生窒息与下列因素有关。

（1）咯血时患者高度紧张、焦虑、恐惧，不敢咳嗽。

（2）反复咯血，咽喉部受血液刺激，加上患者情绪高度紧张，容易引起支气管痉挛，血液凝块淤积在气管、支气管内，堵塞呼吸道。

（3）长期慢性咯血导致混合性感染，慢性纤维空洞性肺结核以及毁损肺会导致呼吸功能衰竭。

（4）不合理的应用镇咳药物，或患者对咯血存在恐惧心理而憋气，使得血液不能咯出。

（5）老年体弱咳嗽反射减弱。

（6）反复咯血的患者，当其处于休克状态再次咯血时，虽然咯血量不大，因无力将血咳出，容易造成窒息死亡。

（7）咯血最严重的并发症是气道阻塞窒息，其次还有肺不张、失血性休克、感染播散和继发性感染等。

2. 咯血和呕血的鉴别

咯血患者除了应当注意鼻咽和口咽部疾病引起的出血，还应当除外呕血。咯血和呕血的鉴别大多数情况下并不困难。两者的区别见表 27 - 1。

表 27 - 1　咯血与呕血鉴别

鉴别要点	咯血	呕血
出血方式	咳出	呕出
颜色	泡沫状、色鲜红	无泡沫、呈暗红色或棕色
混杂内容物	常混有痰	常有食物及胃液
酸碱度	呈碱性反应	呈酸性反应或碱性反应
基础疾病	有肺或心脏疾病史	有胃病或肝硬化病史

鉴别要点	咯血	呕血
出血前兆	咯血前喉部瘙痒，胸闷、咳嗽	呕血前常上腹不适及恶心
出血后大便	除非有咽下，否则无血便	粪便带黑色或呈柏油状

3. 咯血的病因和部位

咯血的病因较多，常涉及全身多个系统。按照病变解剖部位可分为支气管、肺、心脏及全身性；按照病因可分为支气管–肺和肺血管结构异常、感染性疾病、肿瘤性疾病、血液性疾病、自身免疫性疾病、物理因素等；按发病机制又可分为支气管性、肺源性及肺血管性、血液病性、血管炎等。咯血的常见原因见表 27－2。

表 27－2　咯血的病因

种类	疾病名称
支气管疾病	慢性支气管炎、支气管扩张、支气管结核、支气管结石、原发性支气管癌、良性支气管肿瘤、支气管异物、支气管溃疡、支气管囊肿、外伤性支气管断裂等
肺源性疾病	肺炎、肺结核、肺脓肿、肺真菌病、肺癌及恶性肿瘤肺转移、寄生虫病（肺阿米巴病、卫氏并殖吸虫病、肺棘球蚴病）、尘肺、硅沉着病、其他尘肺、肺囊肿、肺梅毒、肺含铁血黄素沉着症、肺泡蛋白沉着症等
心肺血管疾病	心脏瓣膜病、肺血栓栓塞症、肺动脉高压、单侧肺动脉发育不全、肺动静脉瘘、肺隔离症、心力衰竭
结缔组织病和血管炎	系统性红斑狼疮、韦格纳肉芽肿、结节性多动脉炎、白塞综合征、干燥综合征、肺出血肾炎综合征
血液病	血小板减少性紫癜、白血病、凝血障碍等
全身性疾病	急性传染病（流行性出血热、肺出血性钩端螺旋体病）、其他（子宫内膜异位症、特发性咯血等）
药物和毒物相关性疾病	抗甲状腺药物、抗凝药物、抗血小板药、非甾体类抗炎药物及灭鼠药物等
有创检查和诊疗术	经皮肺活检、支气管镜下组织活检、射频消融治疗

我国最常见的咯血原因主要是肺结核、支气管扩张、肺癌、肺脓肿。其中，青少年多见于肺结核和支气管扩张，老年人则多见于肺结核和支气管肺癌。大咯血多见于支气管扩张、空洞型肺结核、风湿性心脏病二尖瓣狭窄及心源性肺淤血。

4. 病史的询问

咯血原因繁多，对于咯血患者病史询问时应注意以下几个方面。

（1）首先明确是否为咯血，除外鼻腔、牙齿和上消化道出血。

（2）询问咯血的数量、次数和时间　详细地询问并仔细地观察咯血的数量。大量咯血常发生于肺结核空洞、支气管扩张和慢性肺脓肿等疾病，痰中带血持续数周或数个月应警惕肺癌，慢性支气管炎患者剧烈咳嗽时可偶有血性痰，同时需要询问出血是初次或多次，如为多次应了解此次咯血与以往有无不同，对于反复咯血者应追问是否有呼吸系统疾病（如肺结核和支气管扩张）和心源性疾病的病史。

（3）咯血的颜色及性状　空洞型肺结核、气管和支气管结核、支气管扩张的患者，咯血颜色多为鲜红；大叶性肺炎可见铁锈色痰；肺炎克雷伯菌肺炎可见砖红色胶胨样血痰；卫氏并殖吸虫病患者的典型特征是咳出烂桃样血痰；肺阿米巴病患者咳痰为棕褐色、带有腥臭味的脓血痰；肺淤血者咯血一般为暗红色；左心衰竭肺水肿患者常咳出浆液性粉红色泡沫样血痰；肺血栓栓塞时常咳黏稠暗红色血痰。

（4）起病急缓　急性起病多考虑肺炎、传染性疾病；慢性起病病程长、多次咯血多考虑肺结核空洞、支气管扩张、心血管疾病等。

（5）伴随症状

①伴有发热、咳嗽、脓痰等　咯血伴有急性发热者常见于肺炎或急性传染病，如流行性出血热。长期低热、盗汗、消瘦的咯血患者，应考虑肺结核。咯血、发热同时伴有咳嗽、咳大量脓痰，多见于肺脓肿。反复咳嗽、咳脓痰，不伴有发热，多见于支气管扩张。

②伴呛咳　应考虑气道异物、气道肿瘤、支气管肺癌。

③伴胸疼、呼吸困难　常见于肺血栓栓塞、肺癌和肺炎。

④伴关节痛、肌肉痛　常见于狼疮肺。

⑤咯血伴皮肤淤青或口腔出血　应考虑血液系统疾病。

⑥伴血尿或尿量明显减少　应考虑 ANCA 相关性血管炎、Goodpasture 综合征及 SLE 等。

（6）年龄、性别、吸烟史　儿童慢性咳嗽、小量咯血伴有贫血，应注意特发性含铁血黄素沉着症。发生于幼年者，可见于支气管扩张、先天性心脏病。青壮年咯血多注意肺结核、支气管扩张等。中年以上咯血伴有慢性咳嗽和吸烟者应警惕支气管肺癌的可能性。年轻女性反复咯血要考虑支气管结核和支气管腺瘤。生育期女性咯血应考虑子宫内膜异位症。女性患者有多系统损害的症状和咯血应考虑风湿性疾病所致的咯血，如系统性红斑狼疮、结节性多动脉炎。

（7）基础疾病及个人生活史　幼年时曾患麻疹、百日咳、肺炎，而后长期反复咳嗽、咯血、咳脓痰较多者多考虑为支气管扩张。有风湿性心脏病史者要注意二尖瓣狭窄和左心功能衰竭。咯血的发生与月经周期关系密切者应考虑为子宫内膜异位症。

个人史中还需要注意是否有结核病密切接触史。有长期职业性粉尘接触者要考虑尘肺。有生食螃蟹与蝲蛄者应警惕卫氏并殖吸虫病。女性患者咯血如与月经周期有关，需要警惕子宫内膜异位症。流产葡萄胎后咯血应怀疑绒毛膜上皮癌肺转移。骨折外伤、长期卧床、口服避孕药者咯血伴有胸疼需要警惕肺栓塞。

（8）诱因　需要询问有无感染和外伤，注意询问有无服用抗凝药物史。

5. 体格检查

（1）细致检查口咽和鼻咽部，可除外声门以上部位出血。

（2）详细检查胸部，为了尽早明确咯血部位，可用听诊法。咯血开始时一侧肺部呼吸音减弱，或出现啰音，而对侧肺呼吸音良好，常提示咯血发生在呼吸音减弱一侧；如局部出现哮鸣音常提示支气管腔内病变，如肺癌、支气管结核或异物；心尖部舒张期隆隆样杂音有利于风湿性心脏病二尖瓣狭窄的诊断；肺野内听到血管杂音支持肺动静脉畸形；肺部出现局限性呼吸音减弱和固定性湿啰音，多见于支气管扩张患者，其体征范围常提示病变范围的大小；肺部听到湿性啰音同时伴有胸膜摩擦音可能是肺部炎性病变的体征；肺部湿啰音也应当考虑是否为血液存积在呼吸道所致。

（3）浅表淋巴结检查　锁骨上及前斜角肌淋巴结肿大多见于肺癌淋巴结转移。

（4）全身其他部位　贫血与咯血量不成比例应考虑尿毒症性肺炎或合并尿毒症；杵状指（趾）多见于支气管扩张、肺脓肿及肺癌；男性乳房女性化支持肺转移癌；应注意有无全身其他部位出血表现，黏膜及皮下出血者要考虑血液病，咯血通常不会影响患者的血流动力学，但是如果患者有焦虑，可出现心动过速、呼吸频率加快。活动性肺结核、支气管肺癌患者常有明显的体重减轻。

6. 辅助检查

（1）实验室检查

①血常规、出凝血时间检测有助于血液系统疾病和出血性疾病的诊断；红细胞计数和血红蛋白测定可用于判断出血的程度及有无活动性出血；外周血中嗜酸性粒细胞增多提示寄生虫感染，如肺吸虫；外周血检测白细胞总数及中心粒细胞增高提示肺、支气管化脓性感染性疾病，如肺脓肿、支气管扩张。PCT 检测水平升高常支持细菌性感染。

②红细胞沉降率　抗结核抗体、PPD、SPOTA 和 B 检测有助于结核病的诊断。

③肺部肿瘤标记物的检测　有助于肺癌的诊断。

④自身抗体、类风湿因子、抗中性粒细胞胞浆抗体等免疫指标检测有助于风湿性疾病和 ANCA 相关性血管炎引起咯血的诊断。

⑤D - 二聚体检测　有助于肺血栓栓塞的诊断，BNP 及 NT - proBNP 的检测有助于心力衰竭的诊断。

⑥痰液检查　有助于发现肺结核、肺真菌感染、支气管肺癌、肺吸虫病和心力衰竭。

⑦尿常规检测　发现血尿常提示肺肾出血综合征、韦格纳肉芽肿、流行性出血热等。

（2）胸部 X 线检查　可以发现咯血的病因和部位，对于每一位咯血的患者均应进行胸部 X 线检查并拍摄正侧位胸片，以了解肺内出血病变的部位、性质和可能的原因。从胸片上可以发现肺部肿瘤或咯血后引起的肺不张、肺结核、肺炎、曲霉菌球。严重的左心衰竭或二尖瓣狭窄，胸片上也可有相应的征象。双侧弥漫性肺泡浸润，提示肺泡出血，如肺出血 - 肾炎综合征。但是应当注意某些重要的咯血原因，如支气管内膜腺癌、支气管扩张、支气管结核，其胸片表现并不明显，容易引起误诊。如肺出血吸入到肺内可形成类似于肺炎和肺水肿的 X 线征象，如果误吸到对侧肺可使出血部位更难以确定。

（3）胸部 CT 检查

①胸部 CT 检查可以发现肺内细小的病灶和隐匿性病灶，特别是普通 X 线检查难以发现的病灶，如纵隔旁、心脏前后部位的病变；有助于咯血病因的确定，尤其是对诊断肺癌、肺脓肿很有帮助。

②HRCT 在诊断支气管扩张、肺动静脉瘘和肺癌引起的咯血有独到之处。

③增强 CT 可进一步显示肺血管结构的改变，有助于发现出血部位，是诊断肺血栓栓塞、肺动脉高压和肺动脉畸形的重要手段，同时还有助于发现血管炎。

④咯血原因不明的患者可在 CT 引导下经皮肺活检，或进行 TBLB 检查，以明确诊断。

（4）支气管镜检查　可以快速准确诊断出血的原因和部位，并且可以直视气道中出血的部位。当发现出血是由某段支气管涌出时，即可确定出血部位源于哪支周边支气管。镜下观察还可发现气管和支气管断裂黏膜的非特异性溃疡、黏膜下层静脉曲张、肺结核病灶、肿瘤等病变，并可进一步进行病原体和病理组织学检查。对于咯血者应尽早考虑支气管镜检查，在确保患者生命安全的前提下快速进行支气管镜检查具有诊断和治疗的双重意义。

（5）超声心动图检查和右心导管检查　可发现心脏疾病和大血管异常，并评价心功能，以除外先天性心脏病、其他心脏病和肺动脉高压引起的咯血。

7. 临床诊断思维及路径

确定咯血的病因涉及许多复杂的因素，在这个过程中始终要贯彻"系统、有序、快捷、准确"的八字方针。在确诊咯血原因的过程中务必通盘考虑，不可主观盲目，更不能丢三落四。有序和快捷比较难以做到，在选择实验室检查和特殊检查项目时，建议可以从以下几个方面着手。

（1）首先确定是咯血而不是口腔鼻腔出血，也不是上消化出血（呕血），通常这一点并不难做到。

（2）确定咯血量及生命体征　要尽快确定是否为大出血、是否需要立即进行抢救。长时间累积出血量较大固然需要引起重视，而短时间内快速、大量咯血危及生命时亦需要紧急处理。需要警惕的是外观无明显咯血，肺内却持续出血而蓄积于肺泡内，即弥漫性肺泡出血（DAH），危害更大，必须迅速明确。

（3）之后需要进一步确定是肺源性出血还是肺外或全身性疾病引起的咯血。

（4）肺源性出血中特别要注意的是容易发生大咯血的可以导致死亡的情况，包括支气管扩张、空洞型肺结核、癌性空洞内血管破裂、肺动静脉瘘、肺动脉高压、肺梗死。

（5）肺外的病因中要特别注意风湿性心脏病二尖瓣狭窄引起的大咯血；全身性疾病中要特别注意钩端螺旋体病、流行性出血热引起的咯血；血液系统疾病中特别要注意白血病、血小板减少性紫癜、再生障碍性贫血引起的咯血。此外，还应特别注意潜在的原因，主要是 DAH，其病因常有韦格纳肉芽肿、肺变应性肉芽肿性血管炎（CSS）、肺出血肾炎综合征、系统性红斑狼疮和结节性多动脉炎等。

（6）药物和毒物引起的咯血　注意询问有无应用抗凝药物及灭鼠药物。

（7）鉴别诊断中的重点和要点是务必尽快确定或除外以下几种情况：

①可以造成大咯血危及生命的疾病：支气管扩张、空洞型肺结核、肺癌性空洞、风湿性心脏病二尖瓣狭窄等。

②具有传染性的疾病：痰菌阳性的肺结核、流行性出血热、钩端螺旋体病等。

③预后不良的恶性肿瘤：如支气管肺癌、白血病等。

现将咯血诊断的临床路径概括见图 27 - 1。

【治疗原则】

1. 一般治疗

止血、病因治疗、预防咯血引起的窒息及失血性休克等。

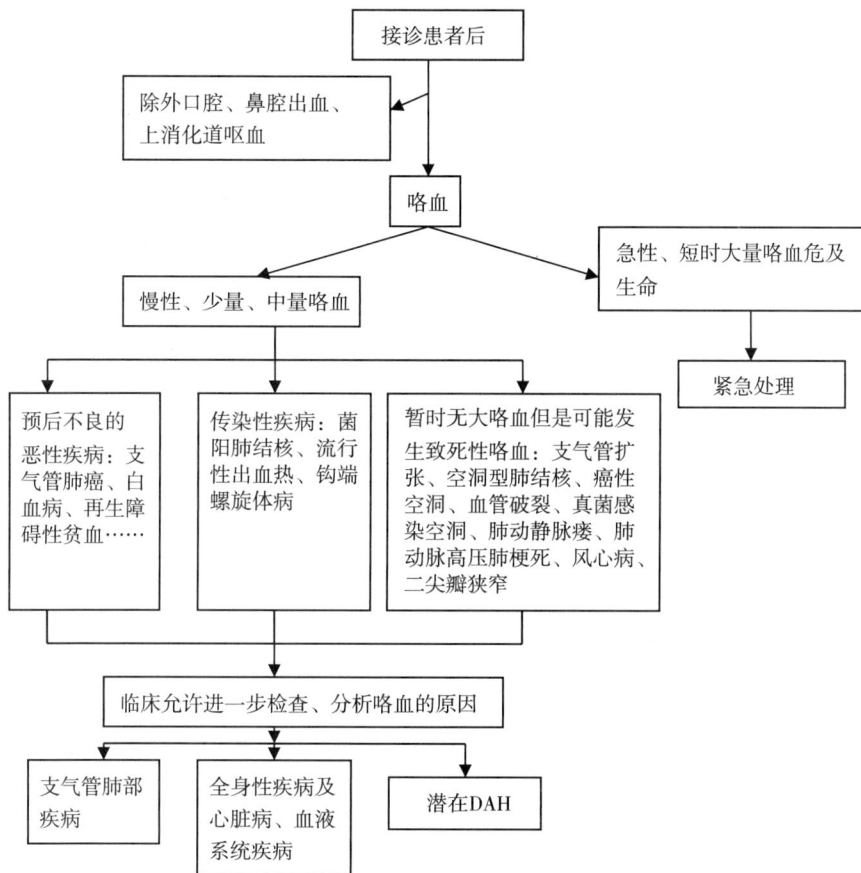

图 27 - 1 咯血临床诊断路径示意图

咯血患者应尽可能卧床休息。大咯血患者要求绝对卧床，就地抢救，避免不必要搬动，以免加重出血。出血部位明确者应采取患侧卧位，呼吸困难者可取半卧位，缺氧者给予吸氧。原则上咯血患者不用镇咳药物，鼓励患者将血痰咳出。频繁剧烈咳嗽后发生咯血者，考虑咳嗽可能为咯血原因时可给予可待因 15～30mg，每天 2～3 次，或给予含有可待因的复方制剂，如止咳糖浆 10ml，每日 3 次。禁用吗啡等中枢性镇咳药，以免抑制咳嗽反射，从而导致血块堵塞气道造成窒息。安慰患者消除紧张焦虑的情绪，必要时给予小剂量镇静剂，如安定 2.5mg，每日 2～3 次，或 5～10mg 肌内注射，心肺功能不全或全身衰竭咳嗽无力者禁用。保持大便通畅，避免因用力排便加重出血。患者的饮食以流质或半流质饮食为主，大咯血期间应禁食，禁食期间给予足够的热量，以保持体力。对于已发生失血性休克、窒息、先兆窒息或存在低氧血症者，应给予氧疗。密切观察患者的血压、脉搏、呼吸、体温和尿量等重要生命体征及咯血量，注意水电解质平衡，同时做好抢救窒息的各项准备工作。此外，如果咯血是由于药物或毒物引起的，应尽快停用抗凝药物，及时给予拮抗药物，必要时进行血液透析后血滤治疗。

2. 药物治疗

（1）垂体后叶素 含有催产素及加压素，具有收缩肺小动脉的作用，使肺内血流量减少，降低肺循环压力，从而达到止血的目的，是治疗咯血，尤其是大咯血的首选药物。通常以 5~10U 垂体后叶素加入到 25% 葡萄糖溶液 20~40ml，缓慢静脉注射，继之以 10~20U 的垂体后叶素加入到 5% 的葡萄糖溶液 250~500ml 中，缓慢静脉滴注，直至咯血停止后 1~2 天后停用。用药期间需要严格掌握药物的剂量和滴速，并严密观察患者有无头痛、面色苍白、出虚汗、心悸、胸闷、腹痛、便意、血压升高等不良反应。如出现上述不良反应，应及时减慢输液速度，并给予相应处理。对于同时患有冠心病、动脉粥样硬化、高血压、心力衰竭的患者，以及妊娠妇女应慎用或禁用，此时可改为不含有加压素的催产素 10~20U 加入到 5% 的葡萄糖溶液 250~500ml 中静脉滴注，每日 2 次，起效后改为每日 1 次，维持 3 天，可明显减少心血管系统的不良反应。

（2）酚妥拉明 为 α-受体阻断剂，可以直接舒张血管平滑肌，降低肺动静脉血管压力，达到止血目的。可用 10~20mg 酚妥拉明加入 5% 的葡萄糖溶液 250~500ml 中静脉点滴，每天 1 次，连用 5~7 天。用药时患者需要卧床休息，注意观察患者的血压、心率和心律的变化，并随时酌情调整药物的剂量和滴速。

（3）普鲁卡因 可以降低肺循环压力。用药前应做皮试，过敏者禁用。一般以 50mg 的普鲁卡因加入到 25% 的葡萄糖溶液 20~40ml 静脉注射，根据病情需要 4~6 小时后可重复一次，或者以 300~500mg 普鲁卡因加入到 5% 葡萄糖溶液 500ml 静脉滴注，每天 1~2 次，如果注射剂量过大，或注射速度过快可出现颜面潮红、兴奋、谵妄和惊厥。

（4）6-氨基己酸 通过抑制纤维蛋白溶解起到止血作用，可将 4~6g 的 6-氨基己酸加入到 5% 葡萄糖溶液 250ml 中静脉滴注，每天 1~2 次。

（5）止血芳酸（氨甲苯酸） 为促凝血药物，通过抑制纤维蛋白溶解起到止血作用。可将 100~200mg 的止血芳酸加入到 25% 葡萄糖溶液 20~40ml，缓慢静脉注射，每日 1~2 次；或将 200mg 的止血芳酸加入到 5% 葡萄糖溶液 250ml 中静脉滴注，每天 1~2 次。

（6）止血敏（酚磺乙胺） 能增强毛细血管抵抗力，降低毛细血管通透性，并可增强血小板的聚集性和黏附性，促进血小板释放凝血活性物质，缩短凝血时间，达到止血效果。可用止血敏 0.25~0.50g，肌内注射，每日 2 次；或将 0.25g 的止血敏加入到 25% 葡萄糖溶液 40ml 中静脉注射，每日 1~2 次，或止血敏 1~2g 加入到 5% 葡萄糖溶液 500ml 中静脉滴注，每日 1 次。

止血芳酸和止血敏疗效有限，目前尚无循证医学证据，有时可能会引起血栓形成。

（7）立止血（巴曲酶） 是由蛇毒中分离提纯的凝血酶，可以静脉注射或肌内注射，成人每日用量 1~2kU。

（8）其他药物 包括安络血、维生素 K_1、鱼精蛋白等。

鉴于临床上咯血多由支气管动脉或肺动脉血管破裂所致，故药物选择以垂体后叶素、催产素及血管扩张剂为主，其他止血药物只能作为辅助治疗措施。止血药物的应用应注意个体化，特别是应注意患者咯血的发生机制以及合并症。

3. 输血

大量咯血造成血液动力学不稳定，收缩压 <90mmHg 者或血红蛋白明显降低者应考虑输血。

4. 抗感染治疗

当考虑存在肺部感染时应同时给予抗感染治疗。

5. 非药物治疗

（1）经支气管镜治疗　尽管大咯血时进行支气管镜操作有可能加重咯血的危险，但在必要时仍不失为有效的诊断治疗措施。其优点为可以清除气道内的积血，防治窒息、肺不张和吸入性肺炎等并发症；且能发现出血部位，有助于诊断；在直视下对于出血部位进行局部药物治疗或其他方法止血，效果明显。因此，对于持续性咯血、诊断及出血部位不明、常规治疗无效、有窒息先兆者，如没有严重心肺功能障碍、极度衰竭等禁忌症时，可考虑在咯血暂时缓解期间进行此项检查，既可明确出血部位又可局部止血。经支气管镜止血时可采用去甲肾上腺素、巴曲酶、凝血酶、4℃的 0.9% 氯化钠的溶液局部滴注或灌洗，也可采用激光、微波和气囊导管压迫止血。操作中应注意防治因气囊过度充气或留置时间过长从而引起支气管黏膜缺血性损伤和阻塞性肺炎。

（2）支气管动脉栓塞治疗　如常规治疗无法控制大咯血或因心肺功能不全不宜开胸手术者可采用支气管动脉栓塞治疗。这是一种较好的治疗方法，目前已广泛用于大咯血的治疗。栓塞治疗通常在选择性支气管动脉造影确定出血部位的同时进行。如果患者无法进行支气管动脉造影，可先行支气管镜检查，以明确大咯血的原因及出血部位。一旦明确出血部位后即可用明胶海绵、氧化纤维素、聚氨基甲酸乙酯或无水乙醇等材料将可疑病变的动脉尽可能全部栓塞。必须注意的是，脊髓动脉是从出血的支气管动脉发出时，此项治疗是禁忌证，因为这样有可能造成脊髓损伤和截瘫。如果在支气管动脉栓塞后仍有咯血，需要考虑肺动脉出血可能，最多见的是侵蚀性假性动脉瘤、肺脓肿、肺动脉畸形和动脉破裂，此时需要进行肺动脉造影，一旦明确诊断需要做相应的肺动脉栓塞治疗。

（3）手术治疗　反复大咯血经积极保守治疗无效，24 小时内咯血量超过 1500ml，或一次咯血量达到 500ml，有引起窒息先兆而出血部位明确且没有手术禁忌证者，可考虑急诊手术止血。手术的禁忌证为：两肺广泛性弥漫性病变、出血部位不明确、全身情况差或心肺功能差不能耐受手术、凝血功能障碍者。手术时机最好选择在咯血间歇期以减少手术并发症。

6. 并发症的防治

并发症包括窒息、失血性休克、吸入性肺炎和肺不张等，应注意及时通畅气道、扩容、抗感染等，限于篇幅恕不一一赘述。

7. 致命性咯血的识别与急救

致命性咯血是指频繁咯血可能引发窒息或已发生窒息。据报道一组 15 例窒息患者中 11 例死亡，病死率达 73.33%。发生咯血至死亡最短不超过 5 分钟，最长也不过 45 分钟，平均 14.3 分钟，故应对可能窒息的病人紧急处理。

（1）识别窒息的危险因素

①患者心肺功能不全、体质虚弱、咳嗽力量不足。

②气管和支气管移位，使支气管引流障碍。

③精神过度紧张等原因导致声门或支气管痉挛。

④咯血后误用大量镇静剂、止咳剂，使血不易咳出，阻塞支气管而发生窒息。

（2）危重咯血的表现　患者咯血突然增多，如满口血痰，甚至满口血液、连续咳嗽并咯出血液，或胸闷难忍、烦躁、大汗淋漓、端坐呼吸等提示大咯血。

（3）识别窒息症状　患者突然两眼凝视、表情呆滞，甚至神志不清；咯血突然不畅、停止，或见暗红色血块，或仅从鼻、口流出少量暗红色血液，随即张口瞪目；咯血中突然呼吸加快，出现三凹征、一侧肺呼吸音减弱消失等，均提示发生窒息。

（4）紧急处理　当表现为危重咯血，则应争分夺秒，综合处理，严防窒息发生。

①体位引流：将患者取头低脚高45°俯卧位，拍背，迅速排出积血，头部后仰，颜面向上，尽快清理口腔内积血，同时取出假牙。

②气管插管：将有侧孔的8号气管内导管插入气管内，边进边抽吸，动作要轻巧迅速，深度一般24~27cm（到隆突），将血液吸出（必要时用支气管镜吸血），直至窒息缓解。在持续大量出血时，如知道病变部位，可把气管内导管在支气管镜引导下直接插入健侧，以保护健侧肺部，免受血液溢入，保障气体交换，然后再做栓塞治疗。

③气管镜：推荐使用硬质气管镜，容易保持气道通畅，容易吸出血液。如无此器械，故亦可用纤维支气管镜。在镜下可用气囊压迫、热止血、激光止血，以及使用止血药物。

④支气管动脉栓塞治疗：可作为紧急治疗，亦可做选择性治疗。

（何权瀛）

第二十八章　可弯曲支气管镜检查术

可弯曲支气管镜检查术于20世纪70年代开始应用于临床，之后经过不断发展，使呼吸系统疾病在诊断和治疗方面取得了巨大进展。随着此项技术的日臻成熟，其应用范围越来越广，现已成为呼吸系统疾病诊断、治疗的重要手段。目前，传统的纤维支气管镜已逐渐被电子支气管镜取代，电子支气管镜使临床医生可以看到更高清晰度的数字图像，目前已经成为主流，但因为仍有单位在使用纤维支气管镜，所以当前通称为可弯曲支气管镜（支气管镜）。

第一节　常规支气管镜检查

常规支气管镜检查技术是指经支气管镜对气管、支气管进行简单形态学观察。利用支气管镜不同成像模式，观察气管、支气管黏膜及管腔的不同形态学表现，对气管、支气管病变进行判断。目前支气管镜的不同成像模式主要包括：白光支气管镜、荧光支气管镜及窄带成像支气管镜。

【白光支气管镜】

1. 适应证

白光支气管镜（WLB）主要在常规检查过程中用于对已经产生肉眼可见异常表现的病变进行镜下观察，根据异常发现明确病变部位，并且可以根据不同表现选择后续不同的检查方法，提高诊断率。

2. 镜下表现

白光支气管镜模式下，气管、支气管黏膜异常可表现为充血、水肿、糜烂、溃疡、坏死、色素沉着等；气管、支气管管腔异常可表现为管腔异常分泌物、管腔狭窄、变形、局部隆起、间嵴增宽、肿物增生、肉芽肿形成等。

但是，同样的形态学表现可能代表不同的疾病，同一疾病可以有多种形态学表现。因此，试图单纯根据白光气管镜下的形态学特征来推断其组织学类型是不足的，也是不准确的。但白光气管镜下的异常发现，可以对后续的检查方法有提示作用。如支气管结核镜下可表现为黏膜充血、水肿、糜烂、溃疡、坏死、管腔狭窄、肉芽肿形成等多种形式，也可表现为正常。对支气管镜浸润增殖型、肉芽型应联合刷检和活检钳组织活检。充血水肿型则应在病变部位行刷检和灌洗。这在一定程度上可以提高诊断阳性率。

【荧光支气管镜】

荧光支气管镜与普通白光支气管镜的工作原理不同，荧光支气管镜观察的是支气管黏膜上皮细胞发射出的荧光，根据荧光的不同来判断细胞是否发生了癌变。目前，国外开发设计较成熟的荧光支气管镜系统很多，常见的有日本 OLYMPUS、FUJI、PEN-TAX 自发荧光系统以及德国 Storz 荧光支气管镜系统。

1. 适应证

荧光支气管镜对中央气道黏膜不典型增生和原位癌检出的敏感性明显高于普通支气管镜，使得许多原先被普通支气管镜漏诊的早期中央型肺癌患者得到及时诊断和治疗。此外，对于已确诊的肺癌患者，可以协助明确肿瘤侵犯的边界，从而为相应的治疗措施（手术、内照射或其他措施）提供可靠依据。对肺癌高危人群（如长期吸烟或慢性呼吸道感染者）、临床表现高度怀疑肺癌者（如痰脱落细胞阳性、咯血、久治不愈的肺炎、持续咳嗽和胸片有阳性发现等），使用荧光支气管镜也有助于提高诊断率。

2. 镜下表现

正常组织自发荧光显绿色，随着组织学向肿瘤的进展，细胞从正常、增生、化生、轻度不典型增生、中度不典型增生、重度不典型增生、原位癌直到浸润癌的出现，绿色荧光波谱范围荧光强度逐渐减弱，最终表现为棕色或棕红色荧光。

但某些因素可使荧光支气管镜检查出现假阳性结果，如疤痕组织、镜检时摩擦和吸引造成的管壁创伤、部分炎症反应、口服抗凝药物、3 个月内服用视黄酸和致光敏药物、6 个月内接受过细胞毒性剂的化疗和胸部放疗等。尽管荧光支气管镜存在较高的假阳性率，但因为活检组织的病理学检查能帮助临床医师识别这些假阳性结果，因此一般并不会影响诊断结果。

【窄带成像支气管镜】

窄带成像（NBI）的原理是通过使用特定的红、绿、蓝滤光片，只让特定波长的光线穿透出来。波长愈长，穿透力愈佳。红光（600nm）可以穿透到最深层，显示出深色的较大的血管；蓝光（415nm）则在最浅处，显现出红色的微血管；绿色（540nm）则显示红蓝之间的颜色，由此可以清晰显示上皮下血管的增生情况。

1. 适应证

非典型增生或原位癌病变在病理学上显示出支气管上皮增厚和上皮下血管的增生。应用带有窄带成像技术（NBI 技术）的支气管镜可清晰显示上皮下血管的增生，从而对支气管上皮非典型增生或原位癌的诊断具有较高临床价值。使用 NBI 技术对可疑病变处进行观察可能对气道腔内早期恶性病变的诊断及鉴别诊断提供有益的帮助。

2. 镜下表现

正常支气管上皮有较少的微血管，支气管炎可见整齐的血管网，在鳞状不典型增生中可见增多的复杂的血管网及各种大小的扭曲血管。应用 NBI 技术能发现支气管鳞状不典型增生中增加的复杂血管网，窄带成像支气管镜可以发现血管原性鳞状不典型增生的毛细血管袢。血管源性鳞状不典型增生内微血管的形成是癌前病变向浸润性肿瘤发展的关键环节，因此，在肺癌高危人群中发现鳞状不典型增生的毛细血管袢对肺癌早期诊断是非常有价值的。

【临床应用】

普通白光支气管镜主要用于一般检查中气道黏膜或管腔肉眼可见的明显异常改变

的观察，不需要特殊的辅助设备，易于开展，适用于各级医院。荧光支气管镜主要用于发现中心气道支气管黏膜不典型增生和原位癌，并可确定病变范围。窄带成像支气管镜可以发现血管源性鳞状不典型增生的毛细血管袢。镜检时应按照以下顺序进行：①常规的白光支气管镜检查；②荧光支气管镜检查；③窄带成像支气管镜检查（必要时）；④在前述检查发现镜下可疑癌变部位时，取活检送病理学检查。

第二节　经支气管镜活检术

经支气管镜活检术有两种含义：广义上讲泛指通过支气管镜进行的所有活检术，其中包括经支气管镜肺活检术；狭义上讲是指单纯针对支气管腔内进行的活检术，如支气管黏膜活检、支气管内肿物活检等，不包括肺活检及针吸活检术。本节介绍经支气管镜腔内活检、经支气管透壁肺活检、经支气管冷冻活检，以及经支气管针吸活检术。

【经支气管镜腔内活检】

1. 适应证

各种通过支气管镜直视可见的气管支气管腔内病变：气管支气管结核、气管支气管良恶性肿瘤、支气管淀粉样变及结节病等。

2. 活检钳的选择与使用

常用支气管镜取活检标本的腔道，直径一般在 2.0~2.6mm 的范围内，因此只能使用相应大小的活检钳。选择活检钳在很大程度上取决于术者既往的经验和习惯，一般来讲，大活检钳取得的标本较大，病理诊断的误差相对较少。目前临床使用的活检钳有多种类型，适用于不同的情况。图 28-1 展示了常用的几种活检钳类型：

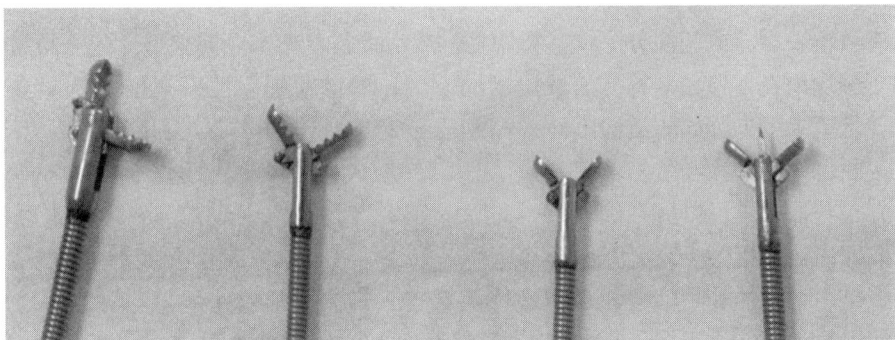

图 28-1　几种常用的活检钳类型

左：可活动锯齿缘（鳄式）钳，两个叶片能左、右各转 90°，可以灵活的用于取支气管侧壁上的病变；左中：普通锯齿缘（鳄式）钳，用于大多数能看到的病变；右中：边缘光滑有孔的杯状钳，用于穿透支气管的肺活检，对组织的损伤轻，发生出血的并发症少；右：带长钉的杯状钳，长钉可固定于支气管侧壁，用于取支气管侧壁上的病变。

随着使用的次数增加，活检钳的两个叶片张开的困难增加，大多是由于活检钳的清洗不正规所致。每次使用之后，应当用有溶解力的洗涤剂和薄尖的机械性毛刷彻底清洗活检钳，特别是联动部分，因为血液和其他分泌物易粘住活检钳叶片中的关节部。一般活检钳使用 20～25 次之后即可变钝，钝的活检钳由于易压碎组织而造成人工伪差。

3. 经支气管镜腔内活检术的应用与评价

（1）支气管腔内黏膜活检　支气管镜腔内黏膜活检主要有钳检和刷检两种方法，钳检可获取组织学标本，刷检主要获取细胞学标本。

钳检是使用各种活检钳对病变部位进行钳取，获得的组织标本较小。活检完后可使用滤纸片蘸取组织标本后统一固定，一般使用 10% 甲醛溶液；刷检是用纤支镜所配套的毛刷经工作通道逐步深入亚段及更深的分支内，至有阻力时反复刷取 3～6 次后与纤支镜一起退出，涂玻片数张并用 95% 乙醇固定，可以分送细胞学病理检查或细菌学检查。

操作时一般根据直视或参照胸部 CT 所示病变部位的肺段支气管定位进行钳检或刷检，但对于病灶较小而部位深的病变，无法钳检及直接刷检，只能经支气管镜通过毛刷从可疑病变部位支气管壁深入进行盲刷。这种盲刷可以在无法经支气管镜直视及不能进行经皮肺穿刺的情况下使部分病例得以确诊，具有一定的优势。但总体而言，镜下异常表现对肺部准确病变部位的提示作用比胸部 CT 或 X 线胸片等影像资料要好，如能选择在支气管黏膜充血、水肿或管腔有变形、变扁的部位进行刷检或钳检，可以提高阳性率。

有学者认为支气管镜钳检取材范围较小，而且对支气管黏膜损伤较刷检大，容易引起出血；刷检范围较大，毛刷伸出后可以达到整个病区周围，前后刷片，故获得阳性结果的机会也较多，同时检查时间短，患者痛苦小，费用也较低。但刷检的深度不如钳检，如将二者结合应用，则阳性率更高。

（2）支气管腔内肿物活检　支气管腔内肿物最多见的是中心型肺癌支气管浸润。取材部位和方法主要根据胸部 CT 所示的病变位置及支气管镜下特征来决定。对于中央型肺癌，增殖型应以钳检、针吸为主；管壁浸润型以刷检、刮匙为主。内镜下所见肿瘤的表面可能被覆着黏液或脓性分泌物，在用毛刷或活检钳取标本之前应把这些分泌物除掉。

由于肿瘤所在部位、采样方法及技术的不同，其诊断的阳性率有很大差异。一般而言，支气管镜下可见肿瘤的活检阳性率高于未见者，增殖型的阳性率高于浸润型，多种采样方法联合应用的诊断价值高于单一方法。一般认为，在一次检查中要用两种或两种以上的方式获取标本，以提高诊断率。实际操作中首先用毛刷取样，因为毛刷取样要比活检钳取样出血的机会少，可降低细胞涂片上血液给病理学家辨认恶性细胞带来的干扰；对支气管镜内可见的肿物活检次数以三次为最佳，过多的活检非但不能提高阳性率，反而会增加出血的机会。此外，阳性率在很大程度上与使用的工具本身、操作者的技术、病理科技术员操作习惯和熟练程度，以及病理科医师的经验与水平有关。

对于支气管腔内的其他病变，如支气管结核、支气管淀粉样变及结节病等，在诊断操作技术方面与支气管腔内肿瘤大同小异。

4. 并发症及禁忌证

除了在进行支气管镜检查时常见的并发症，如喉痉挛、支气管痉挛和低氧血症等，使用毛刷和活检钳检查时最常见的两个并发症是出血和气胸。病情危重的患者、凝血功能障碍者或血液病患者应尽可能地避免应用。值得注意的是，一些血供丰富的病变，即使凝血功能正常者，亦可发生严重、致命的大出血。

【经支气管透壁肺活检】

经支气管透壁肺活检（TBLB）应该属于广义经支气管镜活检的一部分，是通过气管镜对肺部弥漫性病变及周缘型肺内局灶性病变进行活检的一种方法。

1. 适应证

TBLB主要适用于肺部弥漫性病变及周缘型肺内局灶性病变的活检。肺部弥漫性病变的病因学非常复杂，而TBLB是其活检的主要手段，能够经TBLB识别的疾病主要有结节病、嗜酸性肉芽肿、淋巴管平滑肌瘤病、肺泡癌、肺泡蛋白沉积症、矽肺和某些特殊的感染性疾病（如卡氏肺孢子菌感染、真菌、结核等）。其中，结节病是肺间质病中经支气管镜活检确诊阳性率最高的疾病，其他几类疾病结合特异的病理技术或染色也可以得到较明确的诊断。但对间质性肺炎、肺纤维化等一大类肺间质疾病，由于特异性差，TBLB所取的标本较小，难以得出可靠的组织学诊断，在诊断方面有其局限性。对于这些疾病，冷冻或开胸肺活检可以获得更有利于诊断的组织标本。

2. 禁忌证

（1）严重心肺功能不全者。

（2）咳嗽剧烈或其他不能配合检查者。

（3）严重肺动脉高压或高血压。

（4）穿刺范围有严重肺大疱。

（5）凝血功能障碍、出血倾向者。

3. TBLB的操作方法

（1）无X线引导的TBLB　多用于肺部弥漫性病变的活检。活检部位应选择病变受累较重一侧的下叶，一般选择下叶的9、10段。如两侧受累大致相同，则取右下叶，应避开中叶。插入活检钳至事先选择的段支气管内，直至遇到阻力时再将活检钳后撤1~2cm，此时嘱患者深吸气，同时张开活检钳，再向前推进1~2cm，再嘱患者深呼气，于深呼气末将活检钳关闭并缓缓退出。如患者感胸痛，应退回活检钳，更换部位另行活检。

对于周缘型肺内局灶性病变也可采用此法，但事先应根据X线胸片或胸部CT来确定好病变的位置。支气管镜达到病变所在的肺段或亚段后，插入活检钳，按术前的定位估计好距离，掌握活检钳头离开镜头的距离。如遇阻力，轻加压亦不能推进，且进钳深度已足够，此时稍后退，在吸气中张开钳子，再向前稍推进遇阻力时钳取组织，然后退出活检钳。如遇阻力但深度不足，则可能是触到小的支气管分叉处，可稍后退轻轻旋转再加压推进。

（2）X线引导下的TBLB　多用于周缘型肺内局灶性病变的活检。支气管镜达到病变所在的肺段或亚段，在X线透视下，活检钳循所选择的亚段支气管插入，穿过支气管壁达病变区。X线多轴投射透视，核对活检钳的位置，张开活检钳，推进少许，在呼气末关闭活检钳，缓缓退出。此法较无X线引导下的TBLB对周缘型肺内局灶性病变的诊断阳性率高。

对于肺部弥漫性病变也可采用此法，活检部位选择与无X线引导的TBLB相同，在X线透视下，将活检钳送至肺外周近胸膜处，患者如无胸痛，活检钳后撤1~2cm，嘱患者深吸气，同时张开活检钳，再向前推进约 1～2cm，再嘱患者深呼气，于深呼气末将活检钳关闭并缓缓退出。与无 X 线引导下的 TBLB 相比，此方法发生气胸的机会有所降低。

（3）超声支气管镜及导航技术的应用　支气管内超声引导下肺活检术（EBUS－TBLB）采用外周型超声探头观察外周肺病变，并在支气管超声引导下行 EBUS－TBLB，较传统 TBLB 技术的定位更精确，可进一步提高外周肺结节活检的阳性率。虚拟导航气管镜（VBN）利用薄层高分辨率 CT 图像重建三维图像并规划路径，由医生确定最佳路径，VBN 系统通过气管路径的动画，为到达活检区域提供完全视觉化的引导。为保证达到目标肺组织，目前常采用可活检的超细气管镜，在其引导下超细气管镜可进入到第 5～8 级支气管进行活检。电磁导航气管镜（ENB）由电磁定位板、定位传感接头、工作通道、计算机软件系统与监视器等部件组成，将物理学、信息学、放射学技术和气管镜技术相融合，使传统气管镜无法检测到的周围肺组织病变的检测成为现实。EBUS 和 VBN 或 ENB 联合应用可提高对周围型肺部病变的诊断率，且安全性高，在肺结节鉴别诊断和早期肺癌诊断方面有一定的应用前景。

4. 并发症

出血和气胸是 TBLB 最常见的两种并发症。理论上讲，当进行 TBLB 时如果活检钳放置到靠近胸膜的位置时可以降低出血的发生率，因为在气道远端支气管动脉较细，即使被活检钳夹破出血量也较少，但却增加了气胸的发生率。避免气胸的最好方法是使用 X 线透视控制活检钳的位置，对于无 X 线透视引导的 TBLB，术者根据触觉及患者胸痛的反应情况来控制活检钳的深度亦可在一定程度上防止气胸的发生。

由于 TBLB 所取标本较小，因此标本质量与能否得到明确的病理诊断有很大关系。如果标本质量不好，即使一些能够通过 TBLB 确诊的疾病，如结节病、肺泡癌等，也难以确诊。因此，为了获得质量较好阳性率高的标本，标本应足够大；活检次数以 3～4 次为好，过多次数并无必要，反而可能增加出血及气胸的机会。但间质性肺炎、肺纤维化等一大类肺间质疾病，由于特异性差，TBLB 所取的标本较小，难以得出可靠的组织学诊断结果，因此，对于这些疾病，可采用冷冻肺活检以获取更大的组织标本从而到达诊断的目的。

【经支气管冷冻活检】

经支气管冷冻活检（CB）技术是近十年发展起来的新技术，冷冻活检是经支气管镜将冷冻探头尖端送至支气管或肺内病变区域，通过制冷剂的快速释放吸收周围环境热量，从而使冷冻探头迅速降温，将探头周围的组织冷冻凝固，通过冷冻的黏附力，将探头和探头周围冻结的组织整体拔出，从而获取靶组织。与活检钳活检相比，由于获取标本组织较大且结构相对完整，有利于病理分析与诊断，因而成为许多呼吸系统疾病的新型活检方式。经支气管冷冻活检分为支气管腔内冷冻活检（EBCB）和经支气管冷冻肺活检（TBCB），前者针对支气管镜下可见的病变，主要位于气管和支气管腔内；后者针对支气管镜下不可见的外周肺病变。

1. 适应证

（1）支气管腔内冷冻活检（EBCB）　支气管腔内病变最常用的取样技术是活检

钳活检，但由于活检组织量小，导致诊断敏感度和确诊率偏低。而 EBCB 获得的标本较活检钳活检获得的标本大，诊断阳性率明显增高，尽管 EBCB 轻中度出血的发生率较高，但严重出血的发生率并没有显著增加；同时由于 EBCB 的标本量足够大，亦有利于后续的分子病理学检测。由于 EBCB 的操作要求硬质气管镜或气管插管，目前建议对腔内可视病灶活检时，仅在活检钳活检所获取的标本不理想时再考虑 EBCB。

（2）经支气管冷冻肺活检（TBCB） 目前 TBCB 主要应用于 ILD、肺外周结节的诊断以及肺移植术后排斥反应的监测，具有较好的安全性和有效性。对于多学科讨论无法诊断的 ILD，TBCB 目前已被认为是外科肺活检的替代方法，仅对 TBCB 诊断仍然不明确的病例才考虑再进行外科肺活检，但对 HRCT 表现典型的 UIP 患者，不建议再行 TBCB 检查。

2. 禁忌证

经支气管冷冻活检（CB）的禁忌证与常规经支气管活检的禁忌证相同，具体如下。

（1）严重的高血压及心律失常。

（2）新近发生的心肌梗死，或有不稳定心绞痛发作史。

（3）严重心、肺、肝、肾功能障碍或者全身情况极度衰竭。

（4）严重的肺动脉高压。

（5）严重的上腔静脉阻塞综合征。

（6）凝血功能障碍、抗凝治疗（包括使用氯吡格雷等噻吩并吡啶类或其他新的抗血小板药物）、不能纠正的严重血小板减少症（血小板 $< 50 \times 10^9/L$），使用阿司匹林是相对的禁忌证。

（7）急性加重期的 ILD。

（8）肺功能受损严重者（FVC 占预计值% $< 50\%$ 和 DLCO 占预计值% $< 35\%$ 为相对禁忌证）。

此外，因经支气管冷冻活检建议在全身麻醉下进行，因此还需要考虑患者是否能够耐受全身麻醉。

3. 操作方法及注意事项

（1）操作方法与流程 麻醉、建立人工气道。可弯曲支气管镜到达拟活检部位的支气管。预置封堵球囊，冷冻探头经支气管镜工作通道送入至病变区域引流支气管处，缓慢送入病变区域直到感觉有阻力，并通过冷冻探头送入的长度或 X 线下判断探头是否到达胸膜下。冷冻探头从胸膜处后撤 1~2cm，设定冷冻时间，开启冷冻开关，听到冷冻时间到了的提醒音后将支气管镜、冷冻探头及标本作为整体一起拔出。拔出支气管镜、探头及标本后，一方面立即处理标本，另一方面更重要的是注意患者的情况，如气道出血、血氧、心率/心律等，如有预置球囊，同时注入生理盐水充盈球囊封堵支气管。标本取下后支气管镜再次经人工气道快速进入到活检的叶段支气管，仔细观察出血情况或球囊位置。根据出血情况给予相应处理：出血不多或停止后，冷冻探头经其他支气管进入、重复上述步骤再次进行肺活检。如出血量较大或出现气胸时应终止活检。活检结束后，再次支气管镜检查气道情况，确认没有活动性出血。术后按照全身麻醉下气道介入诊疗术后常规处理，密切观察是否有气胸、纵隔气肿、皮下气肿发生，如有呼吸困难、低氧等情况，应尽快行胸部X线检查。如术中出血较多，术后酌情给予止血药物。出血较多和（或）感染高危人群（如免疫力低下人群等），术后可短期给予抗菌药物预防继发感染。

（2）操作注意事项　冷冻活检务必在全身麻醉或深度镇静下、建立人工气道（硬镜或气管插管下）进行，人工气道的内径应满足支气管镜顺利进出及大出血时的紧急处置需要。硬镜下应备用或预置封堵球囊，气管插管下必需预置封堵球囊。对ILD行TBCB时，结合影像学在同侧肺的不同病变程度区域多点取材以增加诊断的阳性率，不可同时行双侧肺活检。建议有条件的单位在X线引导下进行TBCB。选用1.9mm探头更适合在需要操作角度较大的病变部位，且更容易到达肺外周部位，同时建议采用较大工作通道的支气管镜以利于大出血的处理。冷冻时间1.9mm探头从4秒开始、2.4mm探头从3秒开始，如果标本过小则再逐步增加时间以获得满意的标本，同时需要关注冷冻气源的气体压力。TBCB标本的直径最好能达到5mm，标本处理用生理盐水解冻并轻柔取下，避免暴力剥取组织，获取3~5块的组织标本有利于ILD的病理分析。

4. 并发症

冷冻活检常见的并发症有：出血、气胸/纵隔气肿/皮下气肿、感染、基础病急性加重等，严重者可导致患者死亡。必须高度重视并发症的预防与处理。

（1）出血　是冷冻活检最常见的并发症，通常在内镜下容易控制，可通过使用封堵球囊封堵出血支气管。由于TBCB时可弯曲支气管镜和冷冻探头需要整体移出体外（因为活检标本太大不能直接通过支气管镜工作通道取出），取出标本后无法马上直接观察支气管腔内情况，如果发生严重出血，在没有预先建立人工通道的情况下再次进入气道将变得非常困难，因此强烈推荐全身麻醉下使用硬质支气管镜或气管插管建立人工气道。预防性地在支气管中放置封堵球囊，并且在TBCB之后立即充胀球囊阻止血液进入中央气道及健侧支气管。出血量大时除上述的内镜下止血外，需同时静脉注射垂体后叶素或其他止血药物等，同时需要做好支气管动脉栓塞或外科手术止血的应急预案。

（2）气胸、纵隔气肿和皮下气肿　气胸是TBCB另一常见的并发症，发生率从0%到接近30%不等。当组织病理学表现为UIP、HRCT表现为网状纤维化结构，以及在靠近胸膜的地方行活检是气胸发生的危险因素。每次活检后应密切观察患者的生命体征，如发现血氧下降、心率加快需注意气胸、纵隔气肿的可能，同时还应注意有无皮下气肿体征。一旦发生气胸、纵隔气肿和皮下气肿等，即按照相应的规范处理。

（3）感染　规范操作，术中注意出血，术后密切观察患者体温、症状、体征及相关实验室检查结果，必要时进行影像学检查。术后一过性发热，无需治疗可自行退热。若发热时间超过24h，咳嗽、咳痰、呼吸困难等症状加重或外周血白细胞总数明显升高者，应做病原学检测，并给予抗菌药物治疗，特别术中出血较多、机体免疫力低等感染风险高的患者，应给予积极抗感染治疗。

（4）基础病急性加重　极少数病例TBCB术后出现基础病急性加重，其发生可能与气胸、严重出血以及后续的正压通气等因素相关。

文献报道的其他的并发症还包括 TBCB 后发生急性心肌梗死、肺水肿、肺栓塞等，应给予关注。

【经支气管针吸活检术】

经支气管针吸活检术（TBNA）是应用一种特制的带有可弯曲导管的穿刺针，通过支气管镜的活检孔道送入气道内，然后穿透气道壁对气管、支气管腔外病变，如结节、肿块、肿大的淋巴结以及肺部的病灶等进行针刺吸引，获取细胞或组织标本进行细胞学和病理学检查的一种新技术，广泛应用于紧贴气管、支气管周围病灶的定性诊断，并使支气管镜技术应用于恶性肿瘤的临床分期。经支气管针吸活检术有两种：一是常规经支气管针吸活检术（C – TBNA），二是超声引导下经支气管针吸活检术（EBUS – TBNA）。

1. 适应证

肺门和纵隔肿物或肿大淋巴结的确诊，进行肺癌分期和随访，气管黏膜下或外压性病变的诊断，穿刺获取的组织块较大时可用于淋巴瘤及纵隔良性病变如结节病的诊断，纵隔囊肿或脓肿的诊断及引流。

2. 禁忌证

TBNA 虽是有创检查，但安全性很高，大致同气管镜检查。主要包括：严重心肺功能不全、严重高血压或心律失常、严重出血、凝血机制障碍或活动性大咯血；主动脉瘤或上腔静脉阻塞。

3. 操作方法

（1）常规经支气管针吸活检术（C – TBNA）　支气管镜诊断最初仅限于腔内疾病。1978 年美国约翰·霍普金斯医院的王国本教授开展了以支气管镜引导的经支气管壁穿刺的针吸活检技术，1983 年王国本发表了可弯曲支气管镜下 TBNA 进行肺癌分期的文章；对所有贴近气管、支气管的肿物或肿大淋巴结均进行穿刺活检。后来又不断改进穿刺针和定位、穿刺方法，创造了独特的王氏 TBNA 定位和操作方法，使这种方法发展为非常实用的 C – TBNA 技术。因此 C – TBNA 技术也称王氏 TBNA 技术（WANG – TBNA），其不但用于诊断纵隔及肺实质内的病灶，更成为肺癌分期诊断的重要方法。

C – TBNA 淋巴结分组、CT 定位及气道管腔内投影定位标志　C – TBNA 是通过镜下可视的气道内某一点穿刺至管腔外不可视的病变或淋巴结来针吸获取标本，因此管腔内穿刺点的准确定位是操作成功的前提。胸部 CT 是发现纵隔淋巴结增大较理想的方法，要掌握 TBNA 技术，必须熟悉胸部淋巴结的位置及其与气道、肺血管的关系，掌握与胸部 CT 的病变位置相对应的支气管镜下穿刺点。

C – TBNA 技术的核心内容是胸部 CT 下的纵隔淋巴结在气管腔内的投影定位方法，王国本教授根据美国癌症联合会（AJCC）对胸内淋巴结的分组重新制定了一种较为简洁的分组方法，便于临床使用。其将纵隔淋巴结分为 11 组，分属四个层面：隆突层面淋巴结，右主支气管层面，右中间支气管层面，左主支气管层面。表 28 – 1 描述了王氏用于 TBNA 的纵隔 11 组淋巴结的分布。

表 28 - 1 王氏 TBNA 淋巴结分组、CT 定位及气道管腔内投影定位标志

淋巴结分组	CT 定位	镜下定位
前隆突淋巴结	左右主支气管交汇点前上方	隆突上第 1 ~ 2 气管环间, 12 ~ 1 点
后隆突淋巴结	左右主支气管交汇点后下方	隆突后方, 5 ~ 6 点
右气管旁淋巴结	气管下端前右侧方, 上腔静脉后方、近奇静脉弓上方	隆突上第 2 ~ 4 气管环间, 1 ~ 2 点
左气管旁淋巴结（主动脉肺窗）	气管左侧壁近气管支气管转角处, 主动脉弓下, 左肺动脉之上	隆突上第 1 或第 2 气管环间, 9 点
右主支气管淋巴结	右主支气管前上方	右主支气管起始向下第 1 ~ 2 软骨环间, 12 点
左主支气管淋巴结	左主支气管前上方	左主支气管起始向下第 1 ~ 2 软骨环间, 12 点
右上肺门淋巴结	右上支气管与中间支气管分嵴上方	右上叶支气管分嵴的前部
隆突下淋巴结	左右主支气管之间, 近于右上支气管开口水平	中间支气管内侧壁, 9 点, 与右上支气管开口同一水平
右下肺门淋巴结	中间支气管前侧方或外侧方, 近右中叶支气管开口水平	中间支气管平中叶开口, 3 点, 或中叶支气管开口上壁, 12 点
隆突远端淋巴结	中间支气管与左主支气管之间, 近右中叶支气管开口	中间支气管内侧壁近中叶开口水平, 9 点
左肺门淋巴结	左上下叶支气管之间	左下支气管外侧壁近背段开口, 9 点

　　首先拟定穿刺计划, 确定穿刺部位。器材准备包括穿刺针、支气管镜、玻片、固定液等, 有条件的医院可以开展现场细胞学检查。完善术前准备, 除外禁忌证。开始穿刺操作, 支气管镜进入气道, 确定好预定穿刺点, 检查穿刺针活检部的进出状态良好后将活检部退入金属环, 保持支气管镜自然弯曲状态下将活检针通过活检孔道送达正好可见金属环, 然后推出穿刺针, 自软骨环之间完全透过气道壁, 接 20ml 注射器, 抽吸至 15ml 左右, 保持负压 20 秒, 在保证穿刺针不退出气道黏膜的情况下, 带着持续负压, 来回进出病灶进行抽吸活检, 以便获取更多标本。如抽出血液, 可能是误穿入纵隔血管, 应及时撤掉负压并拔出穿刺针, 重新选择穿刺点。拔针前撤掉负压, 以防吸入气道黏液或血液稀释或污染标本。如果使用的为组织学穿刺针, 在拔针前应维持负压, 以免丢失组织标本。同时要确保针尖回退入保护套内, 再经活检孔道拔出穿刺针, 标本推至玻片, 及时用 95% 乙醇或其他方法固定。穿刺不同病灶时如不能确定是否为肿瘤, 则需要更换穿刺针。

　　注意事项: 选择合适的穿刺针, 一定要在两个软骨环之间进针, 应尽可能以垂直于气道壁的角度进针, 要确定穿刺针已完全透过气道壁后再行抽吸, 及时、正确处理标本并送检。

　　(2) 超声引导下经支气管针吸活检术 (EBUS - TBNA)　　1999 年日本 Olympus 公司首先研制了用于中心气道的顶端附有可注入水囊的小型 20MHz 辐射探头 (UM - BS20 - 26R), 水囊能使探头与支气管壁密切接触, 从而可以显示支气管壁周围的纵隔内和肺门淋巴结, EBUS 导引提高了经支气管针吸活检 (TBNA) 的准确率。但是, 这种不带穿刺针的探头决定了它仍然不是一种实时显示目标图像的技术。影响 EBUS - TB-

NA 准确率的主要问题在于进行 EBUS 和 TBNA 操作时，两者不能保持连贯性。2003 年日本 Olympus 公司研制成功可以同时插入穿刺针的新型凸式气管内超声探头（CP - EBUS），终于实现了实时支气管内超声引导下经支气管针吸活检。

CP - EBUS 配置了一个位于可弯曲支气管镜顶端的凸面传感器，频率为 7.5MHz，可沿着支气管镜插入的方向平行进行扫描。可以通过探头直接接触获得图像，或通过其顶端配置的一个可注入生理盐水的气囊获得超声图像，经由专门的超声扫描仪器进行处理，在同一监视器中可同时显示超声图像及支气管镜图像。超声图像可以定格并可通过游标测量病变的平面大小，结合专用的吸引活检针，可在实时超声引导下行经支气管针吸活检（TBNA），搭载的电子凸阵扫描的彩色能量多普勒同时可帮助确认血管的位置，防止误穿血管。

C - TBNA 技术是一项看似简单、实则有一定技术难度的操作，操作技巧极大地影响着操作的结果，穿刺和定位是其中两大难点。作为一项具有重要临床价值的诊断技术，C - TBNA 的阳性率受到诸多因素的影响，包括操作技术问题、细胞学支持问题以及对 TBNA 无信心等。EBUS - TBNA 的出现解决穿刺和定位两大难点，使得医生能够在直视淋巴结的情况下进行即时 TBNA。大量的临床实践证明，应用 EBUS - TBNA 可以提高肺门及纵隔肿物诊断的阳性率。

总体来说 EBUS - TBNA 的适应证与传统的 C - TBNA 类似，但由于支气管内超声可用于识别和定位靠近气道的组织结构（纵隔、肺组织及血管等），在活检术中所能定位的病变部位超越了淋巴结的分区，因而应用更为广泛。在这些情况下支气管内超声可以弥补 C - TBNA 的不足而用于气管支气管周围各种病变的穿刺与诊断。

4. 并发症

数十年的经验证明，TBNA 是一项非常安全的技术，仅少数患者术后发生气胸，其发生率不足 1%，纵隔气肿及纵隔出血的发生率更低，需要注意的是纵隔感染的并发症虽然罕见，但一旦出现可危及患者的生命，应注意防范。掌握恰当的纵隔解剖知识，在操作前全面阅读患者的胸部 CT 片能使操作者避免很多并发症，如自限性少量出血、气胸、纵隔气肿、无意间刺破周围结构等。

（张　杰）

第二十九章　支气管肺泡灌洗术

第一节　支气管 – 肺泡灌洗

支气管 – 肺泡灌洗（BAL）检查是利用可弯曲支气管镜向支气管和肺泡内注入生理盐水并随即轻轻吸出，收集肺泡表面衬液，检查其细胞成分和可溶性物质的一种方法。主要用于对有关疾病的临床诊断、鉴别诊断以及研究肺部疾病的病因、发病机制、评价疗效和预后等。有研究显示，支气管肺泡灌洗获取的细胞成分与开胸肺活检获得的相似。

【适应证】

（1）肺间质疾病的诊断、鉴别诊断及预后评价。
（2）肺部感染的病原学检查。
（3）肺癌和其他肺部肿瘤的细胞学诊断。
（4）其他肺部疾病的诊断，如肺泡蛋白沉着症、肺含铁血黄素沉着症、弥漫性肺泡出血等。
（5）清除气道或肺泡内外源或内源性沉积或潴留物质，包括分泌物、异常蛋白及外界吸入物。

【禁忌证】

同可弯曲支气管镜检查相似，支气管肺泡灌洗术属于微创操作，并无绝对的禁忌证。下列情况进行支气管肺泡灌洗时可能会带来潜在风险，应谨慎选择：
（1）急性心肌梗塞后4周内不建议行支气管肺泡灌洗术。
（2）活动性大咯血时应做好建立人工气道及急救的准备，以应对出血加重可能导致的窒息。
（3）血小板计数 $<20 \times 10^9/L$ 时不推荐行支气管肺泡灌洗术。
（4）妊娠期　除非紧急情况，病情需要，应尽量推迟至分娩或妊娠28周以后进行。
（5）因支气管肺泡灌洗术可加重缺氧，严重低氧血症者应权衡利弊。必须进行检查时，应行气管插管及机械通气，保证操作中 SpO_2 在92%以上。
（6）恶性心律失常、不稳定心绞痛、严重心肺功能不全、高血压危象、严重肺动脉高压、颅内高压、急性脑血管事件、主动脉夹层、主动脉瘤、严重精神疾病、全身极度衰竭等，并发症风险通常较高，若必须进行，需权衡利弊，应做好抢救准备。

【检查方法】

1. 支气管肺泡灌洗术的操作方法
应按照可弯曲支气管检查进行准备、镇静和麻醉。支气管肺泡灌洗术应在活检及刷检前进行，以减少出血对结果的影响。如为局部病变，则灌洗受累的肺段效果更佳。对于弥漫性肺部病变，一般选择左肺舌段或右肺中叶，也可根据情况选择其他肺叶或肺段。但由于重力的原因，平卧位操作时应尽可能选择靠前的肺段进行灌洗，以增加回收量。取温度为37℃的生理盐水20~25ml，用注射器注入支气管镜吸引口，以后用吸引器以50~80mmHg的负压将液体由肺内吸出，收集至50~100ml的标本收集器内（收集器应由不黏附细胞的材料制成，例如聚乙烯或聚碳酸，玻璃器皿应硅化）。灌入生理盐水时要停止吸引。可多次灌入，一般认为累积灌入量达100ml，对疾病的诊断已经足够，不超过300ml。对于治疗性的支气管肺泡灌洗，则应根据需要确定。灌洗的回收量：右中叶或左舌叶灌洗回收量应达40%以上，下叶或其他肺叶为30%以上。收集灌洗液的容器宜置于冰桶中或冷藏，在2~4小时内处理。

2. 支气管肺泡灌洗术的注意事项

（1）操作时，应当小心地避免创伤和引起患者咳嗽，否则可导致黏液和血液的明显污染。

（2）整个关系过程中，支气管镜需一直保持着适当的"楔入"位置，程度要适度。过松会导致灌洗液逸出及大气道分泌物污染，过紧则会导致黏膜损伤及减少灌洗液的回收量。

（3）负压吸引应小于80mmHg，否则可使远端气道萎陷，而影响回收量。

（4）术中如患者出现严重低氧而增加氧浓度无法纠正时应停止操作。

（5）在灌洗过程中和灌洗后2小时内，对所有患者都应按常规观察生命征和血氧饱和度，对缺氧者给予相应氧疗。

3. 支气管肺泡灌洗液的评价

（1）达到规定的回收量。

（2）不混有血液（特别是含有红细胞将影响结果判断），一般红细胞数不应超过10%。

（3）不应混有多量上皮细胞，上皮细胞应小于3%。

达到上述要求者，可认为是合格的灌洗标本。

【并发症及其预防和处理措施】

支气管肺泡灌洗术是一种相当安全的方法，比常规支气管镜检查时间增加10分钟。其危险主要与支气管镜检查的操作有关，仅出现一些轻的并发症，基本不会发生出血、气胸、严重心律失常、呼吸停止等。

最常见的并发症是灌洗后患者发热，其次为肺浸润性阴影。发热一般无需治疗，可自行退热。发热的发生率与灌洗的肺叶数目和在每一灌洗部位注入液体的总量有关。

第二节　全肺灌洗

全肺灌洗主要用来治疗肺泡蛋白沉积症，一般在全麻下经 Carlens 双腔气管插管进行全肺灌洗。

【适应证】

（1）确诊肺泡蛋白沉积症及急性硅蛋白沉积症的患者。

（2）肺动静脉分流率 >10%。

（3）呼吸困难等症状明显。

（4）活动后明显发绀，运动后显著低氧血症。

【禁忌证】

（1）合并严重的心、肺功能不全者。

（2）单侧肺通气后血氧饱和度 <80%。

【全肺灌洗方法】

1. 全肺灌洗的麻醉方法

（1）患者进行全肺灌洗前需禁食水6小时以上。

（2）全肺灌洗需要全身麻醉。

2. 置管方法及分侧肺通气的建立

（1）静脉诱导麻醉后置入 Carlens 双腔气管插管（可由支气管镜引导或由麻醉科医师置入），插管前端插入左主支气管，后端开口置于气管内，分别将左主支气管及气管内气囊充好气，然后行分侧肺机械通气。

（2）证实两肺完全分隔后，让两肺同时吸入100%氧气10~15分钟以驱出肺内氮气。再夹住待灌洗肺侧导管5分钟以便氧气吸收。另一侧肺维持通气，将潮气量减少40%~50%，使灌洗液注入后气道内压增加不超过10%~20%。

3. 全肺灌洗前的准备工作

（1）患者通常采取侧卧位，拟灌洗的肺脏处于低位，一般先灌洗病变较重的一侧。

（2）将灌洗侧的气管插管与一Y型管相接，Y型管的两端分别接输液装置及吸引装置，输液瓶需悬挂于气管隆突水平上50~60cm处。

（3）灌洗过程中要持续监测患者的心率、血压、动脉血氧饱和度及机械通气各项参数，必要时做动脉血气分析检查。

4. 全肺灌洗步骤

（1）钳夹导管5分钟后开始灌洗，灌入约37℃的无菌0.9%氯化钠溶液，掌握适当的灌洗速度。

（2）根据患者身高及体重的不同初始可灌入400~800ml，一般灌满为止，5分钟后吸出，观察患者反应，若各项监测指标无明显变化，即可开始重复灌洗。

（3）每次灌洗400~800ml的生理盐水，然后以80~120cmH_2O的负压吸出肺泡灌洗液，详细记录每次出入量，每次回收量的流失不应超过150~200ml，灌洗过程反复进行，直至洗出液完全清亮，总量可达10~20L，可配合拍击胸壁及抬高治疗侧肺以增强效果。

5. 全肺灌洗后的注意事项

（1）灌洗结束前，将患者置头低脚高位，将肺内液体尽量吸尽，然后将灌洗肺进行通气，恢复双侧肺机械通气，继续通气直至灌洗肺的顺应性恢复到术前水平。

（2）患者呼吸平稳，一般情况稳定，$SpO_2 > 95\%$，$PaO_2 > 60mmHg$，可拔除双腔气

管插管，继续氧疗。如患者呼吸急促、缺氧明显，即需换用单腔气管插管行机械通气，必要时加用呼气末正压。

（3）灌洗后可予速尿 20mg，以免发生肺水肿。

（4）每次只能灌洗一侧肺，如欲灌洗另一侧肺，需间隔 7~10 天后进行。灌洗完毕后应立即行 X 线胸片检查，以除外液气胸及其他并发症。

【并发症及其预后】

1. 全肺灌洗的并发症

（1）低氧血症。

（2）支气管痉挛。

（3）肺活量减少。

（4）灌洗液流入对侧肺。

（5）肺不张。

（6）低血压。

（7）液气胸。

（8）肺部感染。

（9）水中毒等。

2. 预后

由于全肺灌洗的开展，肺泡蛋白沉积症患者的预后明显改善，约半数患者经灌洗后病情改善，不需再行灌洗。反复发作的患者，常需每隔 6~12 个月灌洗一次。少数患者呈进行性发展，反复灌洗并不能阻止病情反复进展，应配合其他治疗。

（王广发）

第三十章　内科胸腔镜

　　胸膜腔疾病是呼吸内科的常见问题。虽然经病史、查体、影像学检查以及胸水检查，部分病例可获确定其病因。即使通过胸腹腔穿刺或闭式胸膜活检后，仍有超过25％的胸膜疾病不能确定其病因。对于这些病例，内科胸腔镜是一个非常有效的诊断工具。同时，对于反复发生的气胸及难治性胸腔积液，经胸腔镜进行胸膜固定术也是一种非常有效的治疗方法。内科胸腔镜可使用硬镜或半硬镜。曾有报道使用可弯曲支气管镜进行胸腔镜检查，虽然容易操作，但由于支气管镜可弯曲、缺乏支撑，在胸膜腔内操作、转向及活检困难。近年来出现了可弯曲胸腔镜，为头端可弯曲，而镜身主体为硬质，操作部与支气管镜相似。这种设计更适合呼吸科医生的操作习惯，集合了可弯曲镜及硬质镜的优点，既利于操控和活检，又有很好的视野，更适合于诊断性的胸腔镜手术。

　　1. 内科胸腔镜的适应证

　　（1）不明原因反复出现或持续存在的胸腔积液。

　　（2）怀疑恶性胸腔积液，尤其是间皮瘤者。

　　（3）已知患有支气管肺癌但胸水细胞学检查阴性者，为避免不必要的外科手术可进行胸腔镜检查。

　　（4）不典型的结核性胸腔积液患者，经其他检查仍不能确诊者。

　　（5）对于结核性胸腔积液患者用于松解粘连或获取大块组织来评价耐药性。

　　（6）胸壁或胸膜肿物并胸水、胸膜肥厚。

　　（7）反复自发性气胸，评价发生气胸的原因，查找有无肺大疱。

　　（8）脓胸出现分隔，为引流脓液，改善症状，缩短病程可行胸腔镜手术。

　　2. 内科胸腔镜的禁忌证

　　（1）绝对禁忌证　进镜部位脏壁层胸膜粘连致胸膜腔消失、肺纤维化终末期、机械通气、严重肺高压，以及不能控制的凝血功能障碍。

　　（2）相对禁忌证　控制不佳的顽固咳嗽；不稳定的心血管疾病；通气弥散功能不佳致显著缺氧；出血性疾患。

　　3. 术前患者的准备

　　虽然内科胸腔镜手术创伤小、安全性高，但由于其面对的患者常常由于大量胸腔积液而可能影响患者的通气和换气功能。因此术前应进行必要的准备。

　　（1）术前常规检查　血常规、肝肾功能、凝血酶原时间检查。有明显呼吸困难者应做动脉血气分析。老年人应常规做心电图检查。

　　（2）抽液　对于大量胸水患者，术前应尽可能多抽胸液以改善症状，减少术中的缺氧，保证手术安全。另外，术前抽液可以减少术中浪费在引流积液上的时间，特别是大量胸腔积液的患者，如果术中引流过快，将可能引起复张性肺水肿造成频繁咳嗽及低氧血症，不仅影响手术进行，还具有潜在风险。

（3）进镜部位胸膜粘连的评估　术前向胸腔内注入过滤的气体，应使用 CO_2，以防止气体栓塞造成严重后果，而后拍侧卧位 X 线胸片，以确定进镜部位是否存在胸膜粘连。目前胸部超声日益普及，胸腔镜前经胸壁超声检查进镜部位壁层胸膜和脏层胸膜存在滑动征，则证明局部没有粘连，胸膜腔存在，可不必行人工气胸。

（4）术前用药　为防止术中刺激胸膜后出现咳嗽及疼痛，可口服可待因。对于精神紧张的患者可静脉给予芬太尼或咪唑安定。

4. 术前相关手术器械、物品的准备

由于内科胸腔镜手术需要进入无菌腔隙，因此应按照无菌手术去准备相关物品。

（1）胸腔镜及其附件　胸腔镜、穿刺套管（Trocar）应按照无菌要求包裹并进行消毒。

（2）无菌铺巾及无菌单　按照开胸手术准备。

（3）麻药　一般使用 1% 的利多卡因进行局部浸润麻醉。

（4）外科手术相关器械　手术刀、剪刀、皮镊、止血钳、持针器、缝皮针及缝线。

（5）相关引流用品　吸引器及管路、胸管（成人多使用 24 号）、胸腔闭式引流瓶

（6）电凝装置　用于活检部位的止血，以防活检后出现难以控制的出血。

5. 内科胸腔镜的操作步骤

（1）患者保持健侧卧位，健侧侧腰部垫起以使患侧肋间隙增大，利于进镜。

（2）按照开胸手术要求严格消毒、铺无菌单。

（3）内科胸腔镜手术一般采取局部麻醉即可，对于过于紧张或不配合或病情过于严重者可采取全身麻醉。

（4）局部麻醉时，用利多卡因在选择进镜部位（常在腋中线第 4~6 肋间隙）进行局部浸润麻醉，注意不要将麻醉药物直接注入到血管内。

（5）切开皮肤后，用止血钳钝性分离至胸膜，插入穿刺套管。操作中允许空气镜套管进入胸膜腔，使胸膜内压力与大气压力平衡。

（6）进入胸腔镜观察，可视具体情况分离粘连带、去除包裹性积液，并将胸水尽可能引流干净以利观察胸膜。

（7）探查脏层及壁层胸膜　没有肺气肿或粘连的患者，气体进入胸腔后肺脏自然塌陷，比较容易观察脏层和壁层胸膜。观察各部位脏层胸膜及肋骨、肋间肌、脂肪、血管和神经等结构。观察顺序为脏层胸膜→后肋膈角→后胸壁→胸廓顶→前胸壁→前肋膈角。正常状态下胸膜透明状，可以通过它看到许多结构。脏层胸膜及肺脏表面上可以看到数量不等的碳末斑。于胸膜常可见大量脂肪组织，多表现为沿肋骨或包绕心包及膈肌的长条形、黄色斑块。恶性病灶常有特殊外观，但肉眼探查有时难与炎症病灶区分，故需要在可疑病灶上多点取材。

（8）壁层胸膜活检　通过胸腔镜的活检通道进入活检钳进行活检，对于病变突出不明显的部位，应尽可能使活检钳垂直于胸膜表面进行活检。如果使用可弯曲镜，则应尽可能将镜端接近活检部位，以获取对软性活检钳的最大的支撑力，使其能够施加更大的力量，以获取更深、更大的组织。钳夹活检部位后，应将镜端沿胸膜表面移动，以便对钳夹部位产生一个撕扯力，从而撕下更多的胸膜组织，获得更多组织标本。如果胸膜较薄，应尽可能避免在血管和神经处进行活检。一般取 4~6 处活检即可。但当

高度怀疑为恶性病变，而镜下表现不典型时，如情况允许，应尽可能在胸膜不同部位多取活检。

（9）活检后应观察活检部位出血情况，必要时进行止血处理。可局部喷止血药物或使用电凝，严重出血者应请胸外科医生协助治疗。

（10）操作完成后，胸腔内放置胸腔引流管，用缝线固定。周围留置荷包缝线以备拔管时封闭切口。胸腔引流管接引流瓶，观察管道通畅后，伤口用纱布覆盖完成手术。

6. 手术中注意事项

无论是否进行全麻下手术，手术过程中仍需要对患者进行密切的观察，以保证手术操作的顺利及患者的安全。术中需常规监测下列项目：

（1）术中监测生命体征及血氧饱和度。

（2）引流胸水注意速度　因过快地引流胸水会导致防止复张性肺水肿，从而危及患者安全。应注意控制引流胸水的速度，以不出现咳嗽、SpO_2 下降为宜。

（3）活检部位疼痛　某些患者对疼痛较为敏感，如出现明显疼痛则可在局部喷入1%利多卡因。

（4）手术中不可盲目进镜，应通过视频引导，循胸膜腔而进。

7. 胸腔镜的并发症

硬质胸膜镜病死率为 0.09% ~ 0.24%，尚无可弯曲胸膜镜的死亡报道，多数的并发症报道与操作者经验不足有关。目前报告的并发症主要包括长时间漏气、出血、皮下气肿、术后发热、脓胸、切口感染、心律失常、低血压、肿瘤种植转移等。还可出现复张性肺水肿、空气栓塞、血胸、咯血等。发生率较低，在 0.04% ~ 1.7% 之间。

总之，内科胸腔镜在诊断胸膜病变方面具有很高的价值。通过对胸膜腔作全面探查和直视下胸膜活检，可以对胸膜疾患进行有效诊断。而且其安全性良好，是介入呼吸病学领域一项重要的诊断技术。

（王广发）

第三十一章　肺功能测定

　　肺功能测定是检测肺的功能状态的一种无创的方法，它反应了呼吸系统疾病或非呼吸系统疾病对肺造成的损害，因此，肺功能测定在疾病诊断、病情和风险评估、治疗评价等方面具有重要的意义。常规肺功能检查的内容主要包括：通气功能、弥散功能、支气管激发试验，其中通气功能又包括肺活量、用力肺活量、气道阻力、肺容积。不同的指标反应了肺功能的不同方面，在临床上呼吸功能障碍类型有：阻塞性通气功能障碍、限制性通气功能障碍、混合性通气功能障碍和弥散功能障碍。动脉血气是肺功能的总体反应，缺氧或二氧化碳增高均提示一种或多种呼吸功能障碍。

【肺通气功能】

1. 肺活量和用力肺活量

　　（1）方法　肺活量（VC）测定是一个最简单、应用最广的肺功能测定，测定仪器为肺量计。方法是：受试者采用坐位或站位，吸气到最大即肺总量（TLC）后，再用力呼气，测量呼出气的容积得出 VC。如果在最大吸气位再用力以最快的速度呼气，就得出容积与时间的关系曲线，此时全部呼出的气体即是用力肺活量（FVC）。与时间有关的参数包括 FEV_1，是指第 1 秒钟呼出的气体容积（图 31－1）。平均用力呼气流速是指呼出 25% VC 到 75% VC 之间的呼气流速（FEF 25%～75%）。在测定 FVC 时同时记录呼气和吸气流速可得出最大流速－容积环（图 31－2）。

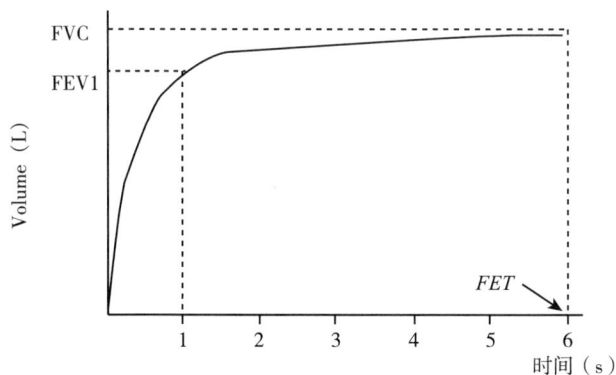

图 31－1　正常容积－时间曲线

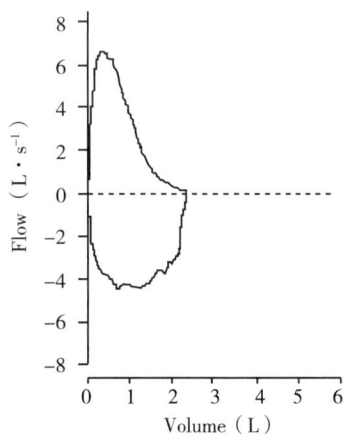

图 31－2　最大流速－容积环

　　（2）质量控制　肺功能测定需要受试者很好地配合，避免口嘴周围漏气，才能比较真实的反应肺功能的状态。临床医师在分析肺功能报告之前，应评估流速－时间曲线或最大流速－容积环。正常的容积－时间曲线是呼气起步迅速、曲线光滑、最后出现平台或持续 6 秒以上。正常的最大流速－容积环应是呼气起步迅速、呼气峰值尖锐圆滑，并且靠近最大吸气位、曲线光滑、呼气终了时凹面向上、无漏气。延迟起步、未出现呼气峰值、曲线有干扰或未出现呼气平台等均是不符合要求的（表31-1）。

表31-1 肺活量测定操作可接受性和重复性标准

可接受性标准
曲线没有干扰
曲线显示一个"好的起点"
曲线显示一个满意的呼气［至少6秒和（或）出现平台］
可重复性标准
记录3次可接受的曲线后
2次最大的FVC相差0.2升
2次最大的FEV1相差0.2升
或
总共做了8次测试
或
受试者不能继续进行试验

（3）结果判断　对于测定的结果主要是根据个体的预计值进行判断。正常标准：VC > 80% 的 VC 预计值；FVC > 80% 的 FVC 预计值；FEV_1 > 80% 的 FEV_1 预计值；FEV_1/FVC% > 80%；FEF 25% ~ 75%，由于个体变异性大，正常应大于 FEF 25% ~ 75% 预计值的 65%。

FVC 测定最常用于判断阻塞性通气障碍，FEV_1 和 FVC 不成比例的减少（即 FEV_1/FVC% 下降 < 70%）是诊断气流阻塞，即阻塞性通气功能障碍的主要依据。阻塞性通气功能障碍主要见于 COPD、哮喘等疾病。早期小气道阻力增高时，FEF 25% ~ 75% 减少，但并无特异性。VC < FVC 提示气体陷闭（正常两者相差 < 0.2L）。如 FEV_1/FVC% 正常，VC% 降低提示限制性通气功能障碍。

用 FEV_1/FVC% < 70% 的标准来判断是否有气流阻塞，对于40岁以上的男性或50岁以上的女性，会有假阳性；用于诊断老年不吸烟的男性为 COPD 可造成过度诊断。

分析最大流速 - 容积环形状对于判断是否有气流受限及部位具有价值。由于呼吸时胸廓内外气道内的压力是不同的。胸廓外的气道压力为大气压，吸气时气道内压降低使气道趋于萎陷，呼气时相反；胸廓内的气道被胸膜腔压力包绕，当用力呼气时，经壁压趋向使气道萎陷。因此，胸廓内的病变主要影响呼气气流，而相似的病变如在胸廓外，则主要影响吸气气流，如果是固定性阻塞则同时影响吸气和呼气气流（图31-3）。

2. 呼气峰流速（PEF）

PEF 可用肺量计或峰流速仪测定，一般为了便于监测，患者用峰流速仪测定。通过早晚测定，来反映1天内气流受限的可变性（变异率），这是不稳定哮喘的特点之一。临床上主要用于哮喘患者的自我监测以指导治疗，一般晚上的 PEF 要高于清晨的 PEF，建议患者自测 PEF 是晚上睡觉前的最后一件事和早晨起床的第一件事。PEF 变异率 > 20% 为异常。

$$\frac{PEF_{晚} - PEF_{早}}{(PEF_{晚} + PEF_{早})/2} \times 100\%$$

3. 最大自主通气（MVV）

MVV 指以尽可能大的幅度和尽可能快的呼吸频率呼吸，用肺量计测定每分钟的通

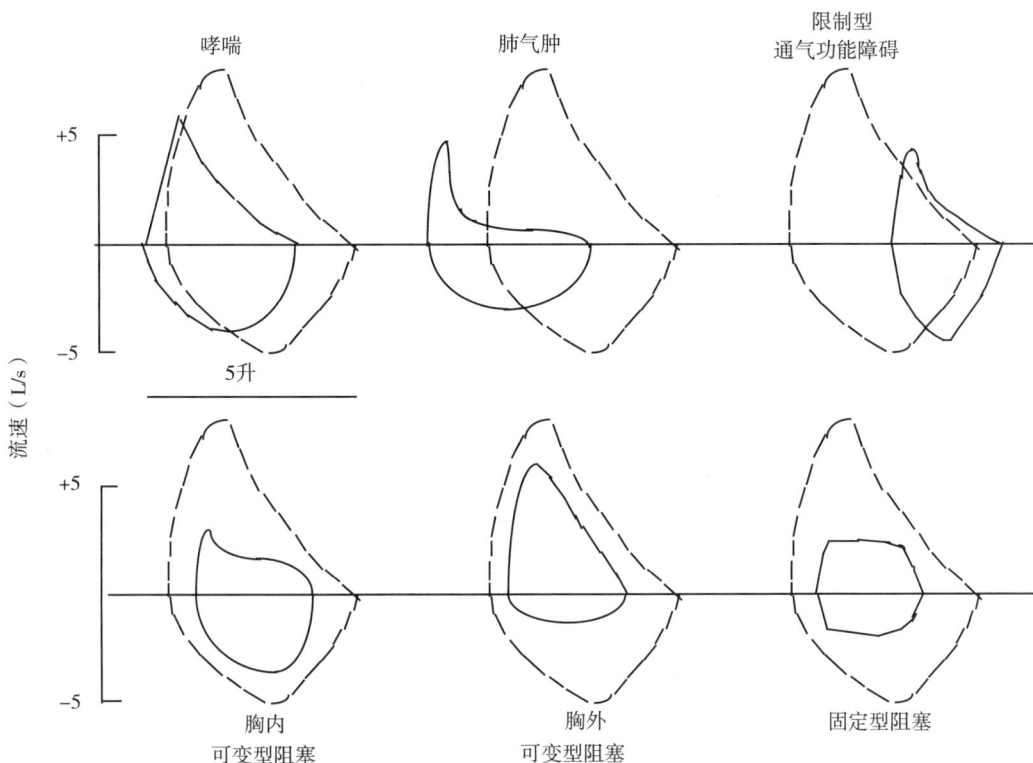

图 31 - 3　不同部位气道阻塞引起的流量 - 容积环的改变（虚线为正常环）

气量。方法是令受试者在一定时间内，一般为 12 秒或 15 秒，用最大努力做深而快的呼吸，测出的通气量再乘以 5 或 4，即为一分钟的最大自主通气量。测定时的呼吸频率要求达到每分钟 60 ~ 120 次。MVV 和 FEV_1 密切相关，在临床上常通过 FEV_1 来计算 MVV（$MVV = FEV_1 \times 40$）

MVV 与呼吸肌功能、耐力和气道阻力有关。MVV 是判断呼吸肌功能障碍和气道阻力增高的敏感指标，但缺乏特异性。

4. 气道阻力

测定仪器是体描箱，用体积描记法测定气道阻力（Raw），正常值 $=0.6 ~ 2.4 cmH_2O/$（L·s），气道传导率（Gaw）是 Raw 的倒数，即 Gaw =1/Raw，正常值 $=0.42 ~ 1.67L/$（s·cmH_2O），比气道传导率（SGaw）为 Gaw 除以肺容积，以排除肺容积对气流阻力的影响，临床上一般用 SGaw 来评价气道阻力，小于 $0.1 ~ 0.15L/$（s·cmH_2O）提示气流阻力增加。在临床上气流阻力很少用来诊断阻塞性通气功能障碍，它对于发现胸外气道或胸内大气道的阻塞比小气道敏感，还可用于不能很好配合做 FVC 的患者。

强迫震荡技术（FOT）近 20 余年在国内广泛应用，具有操作方便、病人自然呼吸的优点，因此可用于小儿、危重症患者等，通过对呼吸波的频谱分析得出总气道阻力（R5）、中心气道阻力（R20）、周边弹性阻力及共振频率等。

5. 肺容积

（1）肺容积的组成及测定方法　肺容积（图 31 - 4）的组成包括：

①潮气容积（TV）：平静呼吸时每次呼出或吸入的气体量。

②深吸气量（IC）：平静呼气末再用力吸气所能吸入的最大气量。等于潮气量加补吸气量。

③补吸气容积（IRV）：平静吸气末再用力吸气所能吸入的最大气量。

④补呼气容积（ERV）：平静呼气末再用力呼气所能呼出的最大气量。

⑤肺活量（VC）：从最大吸气末所能呼出的最大气量或从最大呼气末所能吸入的最大气量。

⑥残气容积（RV）：最大呼气末肺内所含的气量。

⑦功能残气量（FRC）：平静呼气末肺内所含的气量。

⑧肺总量（TLC）：最大吸气末肺内所含的气量。

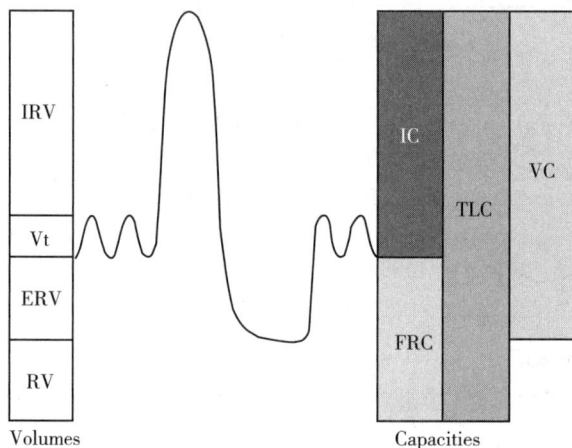

图 31-4　肺容积

肺量计可测量 FVC，但不能测出 RV 或者 TLC。有两种方法测量肺容积：气体稀释法、体积描记法。气体稀释法采用一种难溶于肺泡血管和组织的生理惰性气体，有开放法（N2 冲洗法）和密闭法（He 稀释法）两种。体积描记法是测量肺容积的最精确的方法。

（2）结果判断　肺容积的正常预计值变化较大，正常 TLC = 预计值的 80% ~ 120%，正常 RV = 预计值的 75% ~ 120%。TLC 增大提示肺过度充气，RV 增高提示气体陷闭，RV/TLC > 40% 提示气体陷闭和肺气肿，这是阻塞性通气功能障碍的后果。TLC < 80% TLC 预计值是诊断限制性通气功能障碍的主要依据。临床上，限制性通气障碍见于肺间质疾病、肺部较大的肿瘤、肺叶切除后、胸膜疾病、腹水以及呼吸肌力减弱等。

6. 通气功能障碍类型及诊断依据

（1）阻塞性通气功能障碍　$FEV_1/FVC\%$ < 70%。

（2）限制性通气功能障碍　TLC < 80% 预计值。

（3）混合性通气功能障碍　$FEV_1/FVC\%$ < 70% 和 TLC < 80% 预计值。

【肺弥散功能】

1. 测定方法

测定方法中，以单次呼吸法应用最广。试验中，受试者先呼气至残气量（RV），然后快速吸入由 21% O_2、10% He、0.3% CO 和平衡 N_2 构成的混合气体至 TLC（4 秒钟

内吸入 >85% 的 VC），屏气（10 ± 2）秒，在这期间 CO 弥散至毛细血管，随后将气体充分呼出（<4 秒）。根据肺泡容积（VA）、屏气时间、最初和最终 CO 浓度算出总弥散量（DL，CO）。

2. 结果判断

正常成人休息状态下，单次呼吸法测得的 D_{LCO} 约 25ml CO/min/mmHg，正常时应当 >D_{LCO} 预计值的 80%。多种因素可影响 D_{LCO}，故测定结束后应做血红蛋白和肺泡通气量（VA）校正，经 VA 校正后的 D_{LCO} 为弥散系数（D_{LCO}/VA 或 K_{CO}），正常 K_{CO} 应 > 80% 的预计 K_{CO}。

影响气体弥散的因素主要包括肺泡膜和肺毛细血管血容量。

（1）**肺泡膜（Dm）** 是影响气体交换的重要因素之一，包括 3 个方面。

①弥散面积：通气的肺泡或开放的毛细血管数量减少均可引起弥散面积减少，如正常肺泡结构的破坏（肺气肿）、肺毛细血管床的减少（肺栓塞，肺气肿）。

②弥散距离：肺泡膜增厚、血管内皮增厚、间质水肿、纤维组织增生均使弥散距离增加。

③肺泡膜成分：气体从肺泡到血管是从气体状态变成液体状态，再进行移动的过程，因此 O_2，CO_2 或 CO 在肺泡 – 毛细血管膜的可溶性是影响弥散的重要因素。

（2）**肺毛细血管床血容量 Vc 和每毫升血气体的摄取率 θ（红细胞）** 当 Vc 减少或 θ 减低时，弥散功能下降。

D_{LCO} <80% 预计值是诊断总弥散量（肺泡膜和肺毛细血管血容量）下降的主要依据。K_{CO} <80% 预计值提示肺泡弥散量下降。D_{LCO} 敏感性高，但特异性低。D_{LCO} 减低常见于：间质性肺疾病、有毒气体或有机粉尘的吸入。正常肺组织减少，如肺叶切除、肿瘤占位、肺水肿也使 D_{LCO} 下降；放射治疗或某些药物（如胺碘酮）可引起肺间质纤维化，使 D_{LCO} 减低；阻塞性肺气肿由于肺泡和肺毛细血管的破坏，使气体交换面积减少，并且因肺泡对终末细支气管的支持作用的减弱，气道阻力增高，气体陷闭，导致通气/血流比例失衡，D_{LCO} 减低。因此，D_{LCO} 可用来帮助鉴别肺气肿和慢性支气管炎及哮喘。慢性支气管炎或哮喘的早期没有肺组织的破坏，D_{LCO} 是正常的；肺血管疾病如肺栓塞、肺动脉高压患者的 D_{LCO} 通常降低。

（王浩彦）

第三十二章　呼吸支持技术

第一节　氧　疗

通过增加吸入氧浓度来纠正患者缺氧状态的治疗方法即为氧气疗法（简称氧疗）。合理的氧疗使体内可利用氧明显增加，并可减轻呼吸做功，降低缺氧性肺动脉高压，减轻右心负荷。

【适应证】

一般而言，只要动脉血氧分压（PaO_2）低于正常即可开始氧疗，但在实践中往往采取更严格的标准。对于成年患者，特别是慢性呼吸病患者，当 $PaO_2 < 60mmHg$ 时是比较公认的氧疗指征。而对于急性呼吸衰竭患者，氧疗指征应适当放宽。

1. 不伴 CO_2 潴留的低氧血症

此时患者的主要问题为氧合功能障碍而通气功能基本正常。予以高浓度吸氧（ > 35%），使 PaO_2 提高到 60mmHg 或经皮血氧饱和度（SpO_2）达 90% 以上。

2. 伴有 CO_2 潴留的低氧血症

CO_2 潴留是通气功能障碍的主要表现。长期 CO_2 潴留患者的呼吸中枢对高 CO_2 刺激的反应变得迟钝，主要靠低血氧对外周颈动脉窦、主动脉体的化学感受器的刺激来维持呼吸频率。若吸入氧浓度增加，使血氧含量迅速上升，解除了低氧对外周化学感受器的刺激，便会抑制呼吸，造成通气功能障碍进一步恶化，CO_2 潴留加重，严重时可使患者陷入 CO_2 麻醉状态。因此，对此类患者应进行控制性吸氧，如 Venturi 面罩吸氧浓度（FiO_2）24% ~ 28% 或鼻导管吸氧 1 ~ 2L/min，将 SpO_2 控制在 88% ~ 92% 之间，但也应避免氧供不足，造成组织缺氧。

【吸氧装置】

1. 鼻导管或鼻塞

（1）主要优点为简单、方便，不影响患者咳嗽、进食、说话。缺点为氧浓度不恒定，易受患者呼吸影响，烦躁不安或神志不清的患者导管或鼻塞易脱出；易被鼻腔分泌物阻塞。高流量时对鼻黏膜局部有刺激，氧气流量一般限定在 6L/min 以内。

（2）吸入氧浓度与氧流量的关系为 $FiO_2 = (21 + 4 \times 给氧流量)/100$。该公式仅适用于没有明显呼吸窘迫的患者，病情较重、呼吸窘迫时患者吸氧浓度常会被高估。

（3）氧流量 >6L/min 后，即使增加氧流量也无法提高 FiO_2，此时应选用其他氧疗方式，如储氧面罩。

2. 简单面罩

（1）供氧管直接与面罩相连，供氧浓度可达 0.4 以上。缺点是面罩需贴紧面部以防漏气，长时间佩戴会引起不适，影响咳嗽、进食等，睡眠变换体位或烦躁不安时易脱落或移位，患者呕吐时易发生呕吐物误吸。

（2）为防止重复呼吸，氧流量需达 5~6L/min。

3. Venturi 面罩

（1）根据 Venturi 原理制成。供氧管与面罩之间由一个带侧孔的狭窄孔道相连，侧孔大小可调。氧气流经狭窄孔道时产生负压，吸引一定量的空气经侧孔进入面罩，与氧气混合后保持固定比例。调整侧孔大小或氧流量就可改变空气与氧气的混合比例，进而改变吸入氧浓度。

（2）对于多数患者而言，射入面罩的气体流速可超过患者的吸气峰流速，单位时间内的射入流量超过患者吸入潮气量，所以提供的氧浓度不受患者呼吸影响，可保持在较恒定水平。并且高流速气体在面罩内的冲刷作用使 CO_2 难以滞留，基本无重复呼吸。面罩不必与面部紧密接触，但仍对咳嗽、进食有一定影响。

4. 储氧面罩

（1）在简单面罩上加装一体积约 600~1000ml 的储气袋而成。欲使储氧面罩充分发挥作用，需要使面罩与患者面部紧密贴合。

（2）该面罩与鼻面部贴合后，不仅能够储氧，还可能造成 CO_2 的积聚。为了避免 CO_2 的积聚，必须由足够的氧流量将其冲出，因此该装置所要求的氧流量一般不低于 5L/min。

（3）面罩上以及面罩与储气袋之间如果无单向活瓣，此面罩为部分重复呼吸面罩，有单向活瓣则为非重复呼吸面罩。非重复呼吸面罩对促进 CO_2 的排出和提高 FiO_2 具有重要作用。

（4）理论上该面罩 FiO_2 可达 1.0，但由于面罩与面部难以完全密闭、少数患者吸气流速较高等原因，该面罩的实际 FiO_2 仅为 0.7 左右。

【注意事项】

（1）密切监测氧疗效果　①呼吸系统监测（RR、SpO_2 等）；②循环系统监测（HR、BP 等）；③动脉血气监测等。

（2）积极氧疗后效果较差者，应及早行无创甚至有创正压通气。

（3）在基本保证氧供的前提下，避免长时间高浓度吸氧（$FiO_2 > 0.5$），防止氧中毒。

（4）注意吸入气体的湿化。

（5）预防交叉感染，吸氧装置需定期消毒。

（6）注意防火。

第二节　人工气道的建立与管理

通过气管插管或气管切开等方式建立人工气道，以保证充分的痰液引流，并维持呼吸道通畅，保证有创正压通气的有效实施，是关系到呼吸衰竭患者能否得到成功救治的重要环节。

【应用指证】

（1）急性呼吸道梗阻。

（2）需及时清除呼吸道内分泌物。

（3）咽喉缺乏保护性反射。

（4）呼吸衰竭引起的低氧血症和高碳酸血症，需正压通气治疗。

【操作方法】

1. 气道紧急处理

紧急情况下，应先保证患者有足够的通气及氧供，而不是一味地强求气管插管。在某些情况下，一些简单的气道管理方法能起到重要作用，甚至可以免除紧急情况下的气管插管。

（1）清除呼吸道、口咽部分泌物和异物。

（2）头后仰、托起下颌。

（3）放置口咽通气道。

（4）用简易呼吸器经面罩加压给氧。

2. 人工气道建立方式的选择

人工气道的建立分为喉上途径和喉下途径。喉上途径是指经口和经鼻插管；喉下途径是指环甲膜穿刺和气管切开。

3. 插管前准备

（1）喉镜、加压面罩、简易呼吸器、氧气、气管插管、管芯（导丝）、探条、口咽通气道、插管钳、牙垫、负压吸引设备、气管插管弹性固定带、气管插管弹性固定绳、麻醉喷雾器等。

（2）向家属交代清楚插管的必要性和危险性，并取得其一致理解和同意。

（3）尽可能启动床旁的一切监测手段并记录数据。

4. 插管过程的监测

（1）呼吸频率、幅度、方式。

（2）口唇、甲床、皮肤黏膜的色泽，经皮血氧饱和度监测。

（3）血压、心率。

（4）呼气末二氧化碳（$ETCO_2$） 监测 $ETCO_2$ 对于确定气管导管是否插入气道，发现误入食管或管路脱连接有重要价值。

5. 插管操作方法

插管前让患者持续呼吸几分钟纯氧，使可允许插管时间明显延长，称之为"预充氧"。予以镇静、肌松药物，并行口腔及气道的表面麻醉。

（1）经口腔明视气管插管的方法

①患者头向后仰，使其口张开。左手持喉镜自右口角放入口腔，将舌推向左方，然后徐徐向前推进，显露悬雍垂，同时以右手提下颌，并将喉镜继续向前推进，直至会厌暴露。

②左手稍用力将喉镜向前推进，使窥视片前端进入舌根与会厌角内，然后将喉镜

向上、向前提起，显露声门。

③右手执气管导管后端，使其前端自口右角进入口腔，对准声门，以一旋转的力量轻轻经声门插入气管内。导管的弯度不佳以致前端难以接近声门时，可借助管芯的导向作用进行引导，待导管进入声门后再将管芯退出。

④安置牙垫，退出喉镜。可接简易呼吸器、呼吸机，予以控制通气，观察胸部有无起伏运动，并用听诊器听诊双肺呼吸音，以判断气管导管位置是否正确。拍摄床旁胸片或进行气管镜检查，以确定导管的合适位置。

⑤导管外端和牙垫一并固定。

（2）经鼻腔插管术的步骤

①检查鼻腔是否通畅。

②当导管前端过鼻后孔后，在导管头端接近喉部时，术者以耳接近导管外端，随时探测最大通气强度并将导管插入气管。必要时可借助喉镜在明视下确认声门，用插管钳夹住导管前端送进大气道。

③插管后拍摄床旁胸片或进行气管镜检查以确定导管的合适位置。

【气管插管并发症】

（1）动作粗暴可致牙齿脱落，或口鼻腔、咽喉部黏膜损伤、出血，下颌关节脱位。浅麻醉下进行气管插管可引起剧烈咳嗽或喉支气管痉挛。有时由于迷走神经过度兴奋而产生心动过缓、心律失常，甚至心搏骤停；有时会引起血压剧升。

（2）导管过细使呼吸阻力增加，在痰液引流不畅时容易形成痰痂，从而导致气管导管堵塞。导管过粗则容易引起声门损伤、水肿、溃疡等。

（3）导管插入过深误入一侧支气管内可引起对侧肺不张。

【人工气道的管理】

1. 病房管理
最好在空气净化区内，注意环境的消毒和隔离。

2. 固定气管插管
固定好插管，防止脱落移位。

3. 需记录的项目
插管日期和时间、插管人的姓名、插管型号、插管途径（经鼻、经口）、插管外露长度、患者在操作过程中的耐受情况，气囊压力等。

4. 气囊管理
定期监测气囊压力，并将其保持在 $25\sim30\mathrm{cmH_2O}$。定期清除气囊上滞留物，以防止滞留物下移，降低呼吸机相关肺炎的发生风险。注意在拔管前也须将气囊上滞留物清除干净。

5. 物理治疗
做好胸部物理治疗，加强痰液引流。

6. 口腔护理
每日两次细致的口腔护理，以预防病原菌随口腔内分泌物移行至气道内，引起呼吸道感染。在做口腔护理前，检查气囊充气是否良好，以防病原菌随护理液向气道内移行。

（罗祖金　童朝晖）

第三节　机械通气

机械通气（这里指正压通气）是在患者自然通气和（或）氧合功能出现障碍时运用器械（主要是呼吸机）使患者恢复有效通气并改善氧合的方法。该技术可通过改善通气及气体交换、降低呼吸功耗从而对呼吸衰竭患者提供有效的支持，为治疗原发病赢得时间。根据患者与呼吸机连接界面的不同，机械通气可分为有创正压机械通气（IMV，以经鼻/口气管插管或经气管切开导管与患者连接）和无创正压机械通气（NIPPV，以鼻罩、口鼻面罩、全面罩等方式与患者无创连接）两种。

【适应证和禁忌证】

一般而言，机械通气的目标包括：充分地维持通气和氧合；稳定血流动力学状态；尽量减少和防止肺损伤；为治疗原发病争取时间，改善患者的预后。这些目标是相互联系的，其中改善预后是贯穿机械通气始终的最高目标，也是从接触机械通气开始就必须把握的最基本原则。在决定是否给患者上机之前，一定要充分估计原发病的可逆程度和患者可能的最终预后。这也是在考虑适应证之前必须考虑的预后因素。导致呼吸衰竭的原因分为可逆或部分可逆两类，按病理生理学分类，其适应证如下。

1. 阻塞性通气功能障碍

COPD 急性加重、哮喘急性发作等。

2. 限制性通气功能障碍

重症肌无力、格林－巴利综合征、脑炎及脑损伤等神经肌肉疾病、胸廓外伤、手术及畸形等。

3. 气体交换功能障碍

急性肺损伤（ALI）/急性呼吸窘迫综合征（ARDS）、肺炎、间质性肺疾病、心源性肺水肿、肺栓塞等。

随着设备和技术的进步，机械通气已无绝对禁忌证。相对禁忌证主要为：气胸及纵隔气肿未行胸腔引流者、肺大疱和肺囊肿、严重肺出血、低血容量性休克未补充血容量者、气管食管瘘、缺血性心脏病及充血性心力衰竭。

评估上述条件后，是否需要立即给予机械通气，还需参考以下指标：①针对呼吸衰竭的一般治疗方法效果不明显，而病情有恶化趋势；②呼吸状态严重异常：呼吸频率 >35 ~ 40 次/分或 <6 ~ 8 次/分，或呼吸节律异常、自主呼吸微弱或消失；③意识障碍；④PaO_2 <50mmHg，尤其是吸氧后仍 <50mmHg；⑤$PaCO_2$进行性升高，pH 动态下降。除此之外，需要注意的是不同疾病上述变化的意义不尽相同，动态变化尤为重要，而在日常临床决策中社会经济因素亦必须有所考虑。

【常用通气模式及参数】

通气模式是指呼吸机每一次呼吸周期中气流发生的特点，主要包括以下四个环节：吸气开始（吸气触发）、吸气气流的特点（流速波形）、潮气量大小和吸气向呼气的切换（呼气触发）。每一种模式在上述某一个或多个环节都具有较其他模式不同的特点。在选择模式时往往都会涉及人－机协调的概念，即"呼吸机"的气流发生和"呼吸肌"用力的一致性，如果在上述诸环节两者的吻合程度高，则人－机协调性好，否则就会发生人－机对抗。常用和新型通气模式简要介绍。

1. 控制通气（CMV）

由呼吸机控制送气的潮气量（Vt）/压力（P）、频率（f）和吸气时间（Ti）/吸呼时间比（I/E），完全替代患者的自主呼吸。包括容积控制通气（VCV）和压力控制通气（PCV）两种，前者能保证潮气量和分钟通气量，让呼吸肌得到充分休息。但因人为设置参数多，容易出现触发、切换以及流速与患者不协调的情况，导致人－机对抗、通气过度或不足的发生，亦不利于呼吸肌锻炼，主要用于中枢或外周驱动能力很差及心肺功能贮备较差者，通过提供最大的呼吸支持以减少氧耗量。PCV 则用减速波进行通气，能有效降低气道峰压、改善换气，但需要随时监测潮气量，不断调节压力已达到目标潮气量，主要用于 VCV 时气道压力过高、比较严重的 ARDS 等患者。

2. 辅助－控制通气（A/C MV）

自主呼吸触发呼吸机送气后，呼吸机按预置参数（V_t，RR，I/E）送气。患者无力触发或自主呼吸频率低于预置频率时，呼吸机则以预置参数通气。与 CMV 相比，唯一不同的是需要设置触发灵敏度，实际 RR 大于或等于预置 RR。该模式应用与 CMV 相仿，在其基础上提高了人机协调性，但仍可导致通气过度的发生。对于具有气道阻塞的患者，由于呼吸频率的轻微增加就可能使分钟通气量明显增加，因而有产生明显动态肺充气的危险，所以在具有严重气道阻塞的患者不提倡应用 A/CMV。

3. 间歇指令通气（IMV）/同步间歇指令通气（SIMV）

IMV 是指按预置频率给予 CMV，实际 IMV 的频率与预置相同，间歇控制通气之外的时间允许自主呼吸存在。SIMV 是指 IMV 的每一次送气在同步触发窗内由自主呼吸触发，若在同步触发窗内无触发，呼吸机按预置参数送气，间歇控制通气之外的时间允许自主呼吸存在。IMV/SIMV 与 CMV/ACMV 的不同之处在于：前者的控制通气是"间歇"送气，每一次"间歇"之外是自主呼吸，而后者每一次通气都是控制通气。该模式支持水平可调范围大（从完全的控制通气到完全自主呼吸），能保证一定通气量，同时在一定程度上允许自主呼吸参与，防止呼吸肌萎缩，对心血管系统影响较小，且发生过度通气的可能性较 CMV 小。自主呼吸时不提供通气辅助，需克服呼吸机回路的阻力。为了克服这一缺点，可在自主呼吸时给予一定水平的压力支持，即 SIMV + PSV。主要用于具有一定自主呼吸能力者，逐渐下调 IMV 辅助频率，向撤机过渡，但本模式目前已不推荐用于撤机过程。若自主呼吸频率过快，采用此种方式可降低自主呼吸频率和呼吸功耗。

4. 压力支持通气（PSV）

当吸气努力达到触发标准后，呼吸机提供一高速气流，使气道压很快达到预置的辅助压力水平以克服吸气阻力和扩张肺脏，并维持此压力到吸气流速降低至吸气峰流速的一定百分比时，吸气转为呼气。该模式完全由自主呼吸触发，并决定 RR 和 I/E，因而有较好的人机协调。而 V_t 与预置的压力支持水平、胸肺呼吸力学特性（气道阻力和胸肺顺应性）及吸气努力的大小有关。当吸气努力大、气道阻力较小和胸肺顺应性较大时，相同的压力支持水平送入的 Vt 将更大。PSV 为自主呼吸模式，患者感觉舒服，有利于呼吸肌休息和锻炼。自主呼吸能力较差或呼吸节律不稳定者，易发生触发失败和通气不足。压力支持水平设置不当，可发生通气不足或过度。在实际运用时需对 RR 和 Vt 进行监测并据此调节压力支持水平。主要用于有一定自主呼吸能力、呼吸中枢驱动稳定者；与 IMV 等方式合用，可在保证一定通气需求时不致呼吸肌疲劳和萎缩，可用于撤机。

5. 持续气道内正压（CPAP）/呼气末正压（PEEP）

呼吸机在整个呼吸周期/呼气末保持气道内预设正压状态，患者在此压力状态下可自主呼吸或叠加其他通气模式进行通气。其目的均为保持恒定的气道内正压，改善并维持氧合。目前认为这两种模式的原理、生理学效应类似。

6. 双相气道正压通气（BIPAP）

BIPAP 为一种双水平 CPAP 的通气模式，高水平 CPAP 和低水平 CPAP 按一定频率进行切换，两者所占时间比例可调。在高压相和低压相，吸气和呼气都可以存在，做到"自由呼吸"。如果无自主呼吸，即相当于 PCV + PEEP。这种模式突破了传统控制通气与自主呼吸不能并存的难题，能实现从 PCV 到 CPAP 的逐渐过渡，具有较广的临床应用范围和较好的人机协调。如果在 BIPAP 中使低水平 CPAP 所占时间很短，即相当于气道压力释放通气（APRV）。

以上简述了一些常用通气模式，尤其是前 5 种，调查显示目前临床上前 5 种通气模式应用总和超过 90%，故对患者进行机械通气时，对这些模式的理解和掌握至关重要。除上述针对 ARDS 肺保护性通气策略的 BIPAP 和 APRV 模式，近年来为克服以往通气模式的一些弊端，出现很多新型通气模式，如压力调节容量控制通气（PRVCV）、比例辅助通气（PAV）、适应性支持通气（ASV）、神经调节通气辅助（NAVA）等，虽然尚无较大规模的临床研究证实其显著的优越性，但其良好的设计理念和前期小规模临床观察结果均提示这些模式有一定的应用前景。

【并发症】

正压机械通气在有效地改善呼吸功能不全患者通气及换气的同时，由于形成了反常的气道内正压，建立人工气道和有时需要长期高浓度氧，也会对机体产生不利影响，引起并发症。在临床工作中深刻地认识和警惕机械通气所可能引起的危害，及时处理并发症，对于取得良好的治疗效果具有重要意义。机械通气的并发症主要与正压通气和建立有创人工气道有关。

1. 呼吸机相关性肺损伤

主要包括压力伤、容积伤和生物伤，表现为肺间质气肿、纵隔气肿、气胸、肺实质炎性浸润等。

2. 血流动力学影响

胸腔内压力升高，可能出现心排出量减少，血压下降。

3. 呼吸机相关性肺炎（VAP）

4. 其他气管导管相关并发症

气管导管插入过浅、过深；导管气囊压迫致气管－食管瘘；痰栓阻塞导管。

【撤机和拔管】

机械通气的撤离是指在使用机械通气的原发病得到控制，患者的通气与换气功能得以改善后，逐渐地撤除机械通气对呼吸的支持，使患者恢复完全自主呼吸的过程（简称撤机）。由使用机械通气支持呼吸转而完全依靠患者自身的呼吸能力来承担机体的呼吸负荷，需要有一个过渡和适应的阶段。大部分接受机械通气的病例可以经过这一阶段而成功撤机。撤机的难易程度主要取决于患者的原发疾病和背景疾病及机械通气取代自主呼吸时间的长短。哮喘发作、外科手术和药物中毒时的机械通气所需时间短（数小时到数天），常可以迅速撤离，其方法简单而且易于成功，而 COPD 合并慢性呼衰的急性发作、神经－肌肉病变、伴严重营养不良患者的机械通气所需时间长（一周以上），则需要在治疗原发病的过程中采用一些技术方法，逐渐使患者过渡到自主呼吸，如何积极地创造撤机的条件，准确地把握开始撤机的时机、实施一个平稳过渡的技术方案是撤离机械通气中的三个主要问题。

在撤机前呼吸衰竭病因应已基本去除，各重要脏器功能改善，水电解质酸碱失衡得以纠正。根据基础疾病和导致呼吸衰竭的原因不同，选择 T 型管、低水平 PSV 或持续气道内正压（CPAP）等方式辅助撤机、拔管。需要提出的是 SIMV 模式因为可能延长有创通气时间、导致撤机时机延后，临床已不再用于有创通气的撤机过程。另外，随着无创正压通气（NIPPV）应用范围的逐渐拓展、技术操作日益成熟，NIPPV 辅助撤离有创通气也在其他疾病得到尝试，以期望进一步缩短有创通气时间，降低并发症、改善预后。

【无创机械通气】

近年来，无创机械通气（NIPPV）已从传统的治疗阻塞性睡眠呼吸暂停综合征（OSAS）拓展为治疗多种急慢性呼吸衰竭。

NIPPV 无需建立有创人工气道，而是经鼻/面罩等界面行机械通气，较有创通气更易为患者接受，呼吸机相关性肺炎等有创机械通气相关的严重并发症也随之减少，但要求患者具备以下条件：①清醒能够合作；②血流动力学稳定；③不需要气管插管保护（无误吸、严重消化道出血、气道分泌物过多且排痰不利等情况）；④无影响使用鼻/面罩等连接界面的面颈部创伤；⑤能够耐受连接界面。

目前，无创正压机械通气已常规用于 COPD 急性加重、支气管哮喘急性发作、急性心源性肺水肿、部分神经肌肉疾病、外伤和手术等合并呼吸衰竭的治疗，并取得了良好效果。在肺炎、ALI/ARDS 急性呼吸衰竭的治疗虽存争议，也有观察到改善预后的趋势。AECOPD 有创－无创序贯通气是以"肺部感染控制窗"为切换点，无创通气辅助撤机的一个成功范例，现已成为 AECOPD 机械通气的治疗规范之一。

（孙　兵　童朝晖）

第三十三章 呼吸科相关操作

第一节 胸膜腔穿刺术

胸膜腔穿刺术既可用于诊断，又可作为一种治疗手段。抽出胸腔液体以缓解胸腔积液引起的呼吸困难和加快胸水的吸收，并对胸水进行化验检查可明确积液性质以及病因诊断，或通过穿刺向胸腔内局部注射给药等。

【适应证】

①胸腔积液性质不明者进行诊断性穿刺；②因大量胸腔积液压迫导致呼吸循环功能障碍；③结核性渗出性胸膜炎；④脓胸、脓气胸；⑤肺炎并发渗出性胸膜炎，胸腔积液液量较多者；⑥外伤性血气胸；⑦脓胸或恶性胸腔积液需胸腔内注入药物者；⑧自发性气胸，气体量较多压迫症状明显者；⑨其他为了诊治目的需要进行穿刺抽液者。

【相对适应证】

病情危重，但需要进行胸膜腔穿刺以明确诊断或缓解症状者。

【禁忌证】

有严重出血倾向；大咯血为禁忌证。

穿刺部位皮肤有炎症病灶，如可能应更换其他穿刺部位。胸腔积液量较少者，胸腔穿刺应慎重，或在超声定位指引下进行穿刺检查。

【操作方法】

行胸膜腔穿刺术之前应向患者及家属交待此项检查的必要性和可能存在的风险及并发症，并签署特殊操作检查知情同意书。并进行心率、血压等生命体征的测试检查。操作步骤如下。

（1）嘱患者取坐位，面向椅背，双前臂置于椅背上，前额伏于前臂上，将后背部充分暴露，选择并保持相对舒服的姿势。不能起床的患者，可取半坐卧位，患侧前臂上举抱于枕部，并保持相对固定的姿势。

（2）穿刺前应进行体格检查，核实胸腔积液的部位并选择相应穿刺点。一般情况下，中等量以上的胸腔积液其穿刺点选在胸部叩诊实音最明显的部位进行，通常选取肩胛线或腋后线的第 7～9 肋间；有时也选腋中线第 6～7 肋间或腋前线第 5 肋间为穿刺点。当包裹性积液或胸腔积液量较少时，可于超声定位后进行穿刺。结合 X 线检查或超声检查结果确定穿刺点，并用龙胆紫棉签在皮肤上标记该穿刺点以提高穿刺的成功率和安全性。

（3）术者进行"六步法"洗手，然后戴帽子、口罩和无菌手套，助手协助打开胸穿包，术者于穿刺部位常规消毒皮肤，覆盖消毒洞巾（注意无菌原则）。

（4）用1%普鲁卡因或2%利多卡因（提前询问药物过敏史）在提前选择的穿刺点处的肋骨上缘作为穿刺进针点，自表皮至胸膜壁层进行局部逐层浸润性麻醉。麻药针每到达一个深度先回抽判断是否有回血，当回抽无回血时再推注麻药，但当回抽发现有回血时则需要改变进针部位或深度再行回抽判断有无回血，然后再推注麻药，直至麻醉到胸膜，如需要进行胸膜活检术则于胸膜处进行多点麻醉。

（5）根据麻醉注射针估测胸腔穿刺针进针深度。当麻醉注射针逐层进针先回抽再注药进行麻醉的过程中，当回抽发现有胸水抽出时，此进针深度即为从表皮至胸膜腔的厚度（即胸腔穿刺针的进针深度）。拔出麻醉注射针。

（6）术者准备并检查胸腔穿刺针是否正常，将穿刺针的三通活栓转到与胸腔保持关闭处。以一手固定穿刺部位的皮肤，另一只手持穿刺针，将穿刺针在已经麻醉的穿刺点处缓缓刺入（于肋骨上缘进针），当针锋抵抗感突然消失时，转动三通活栓使其与胸腔相通进行抽液，如果没有胸水被抽出则需要调整胸穿针的位置或深度，直至有胸水被抽出。此时，助手用止血钳协助固定穿刺针，以防穿刺针在抽水过程中摆动或刺入过深损伤肺组织。用注射器连接胸穿针的远端并缓慢抽取胸液至满后，转动三通活栓使其至与外界相通的方向（管端接空瓶容器），将注射器内液体排出至空瓶容器中，并进行计量。

如用较粗的长穿刺针代替胸腔穿刺针时，应先将针座后连接的胶皮管用血管钳夹住（保持密闭），然后进行穿刺，进入胸腔后胶皮管端再接上注射器（50～100ml 注射器），松开止血钳，抽吸胸腔内积液，抽满后再次用血管钳夹闭胶管，取下注射器，将液体注入空容器或试管中，计量或送检。穿刺过程中密切观察患者反应，及时发现胸膜反应或复张性肺水肿等不良事件。

（7）抽液结束后，拔出穿刺针，用无菌棉球按压穿刺点，覆盖无菌纱布，稍用力压迫片刻，再用胶布固定。嘱患者静卧，严密观察患者术后有无不适反应。

【注意事项】

（1）操作前应向患者说明穿刺目的，消除顾虑，取得配合。对精神紧张者，术前可口服小剂量安定等镇静药物。

（2）应尽量避免在第9肋间以下穿刺，以免穿透膈肌损伤腹腔脏器。

（3）穿刺针应沿肋骨上缘垂直进针，不可斜向上方，以免损伤肋骨下缘处的神经和血管。

（4）术中应由助手用止血钳固定穿刺针，防止在抽水过程中针头摆动而损伤肺组织。

（5）穿刺中要求患者尽量避免咳嗽、打喷嚏、深呼吸及转动身体，以免穿刺针损伤肺组织。

（6）一次抽液不应过多、过快。诊断性抽液，50～100ml 即可；减压抽液，首次不超过800ml，以后每次不超过1000ml。但积液量大时，可在控制抽液速度的前提下，适当增加抽液总量。如为脓胸，每次尽量抽净。微生物学检查应采用无菌试管留取标本，行涂片革兰染色镜检、细菌培养及药敏试验。细胞学检查应立即送检，以免细胞自溶。

（7）严格无菌操作，操作中要及时转动三通活栓或夹闭胶皮管，防止空气进入胸腔。

（8）恶性胸腔积液者在尽量抽液后，可注射抗肿瘤药或硬化剂，促使脏层与壁层胸膜的粘连，以闭合胸腔，防止胸液重新积聚。注药后嘱患者卧床 2~4 小时，并不断变换体位，使药物在胸腔内均匀分布，提高胸膜粘连的面积和效果。如注入的药物刺激性强，注药后可导致胸痛和发热，在注药前可给予强痛定或哌替啶等镇痛剂以缓解，或者在注药同时可注入少量利多卡因（对该药不过敏的前提下），可以减轻局部胸痛及发热症状。

（9）当穿刺或抽水过程中出现胸膜反应、复张性肺水肿或剧烈咳嗽时，应立即停止抽液，并给予相应处理。

【并发症】

（1）气胸。

（2）血胸。

（3）胸膜反应　头晕、面色苍白、出汗、心悸、四肢发凉、胸部压迫感或剧痛、昏厥等。

（4）复张性肺水肿　在胸腔穿刺抽水或抽气后，出现持续性咳嗽、气短、呼吸困难、咳泡沫痰或泡沫血痰，双肺闻及湿性啰音或哮鸣音等。当发生胸膜反应或复张性肺水肿时，应立即停止抽液，使患者平卧，吸氧，并皮下注射 0.1% 肾上腺素 0.3~0.5ml，或进行其他对症处理（临床判断为肺水肿时，可给予利尿剂治疗，并控制静脉补液量）。密切观察病情及血压变化。

（苏　楠）

第二节　胸腔抽气术

胸腔抽气术是自发性气胸的有效治疗手段，是促进肺尽早复张紧急处理的关键措施。

【适应证】

肺压缩 >20% 的闭合性气胸；虽然气胸量不到 20%，但患者呼吸困难症状明显，或经休息和观察气胸延迟吸收，均可考虑抽气减压。张力性气胸和开放性气胸也应积极抽气减压。

【操作方法】

胸腔抽气术之前应向患者及家属交待此项治疗措施的必要性和可能存在的风险，

并签署特殊操作检查知情同意书。进行心率、血压等生命体征的测试检查。操作步骤如下：

（1）嘱患者取坐位，面向术者，双臂下垂，将胸部充分暴露，选择并保持相对舒服的姿势。

（2）应在积气最多处进行穿刺进针。对于无胸膜黏连的气胸患者通常多选择在锁骨中线外侧第2前肋间，也可在腋前线第3～4肋间作为穿刺点进行穿刺。对于局限性气胸应根据胸片定位，选择最佳的穿刺点。

（3）术者进行"六步法"洗手，然后戴帽子、口罩和无菌手套，助手协助打开胸穿包，术者于穿刺部位常规消毒皮肤，覆盖消毒洞巾（注意无菌原则）。

（4）用1%普鲁卡因或2%利多卡因（提前询问药物过敏史）在提前选择的穿刺点处的肋骨上缘作为穿刺进针点，自表皮至胸膜壁层进行局部逐层浸润性麻醉。麻药针每到达一个深度先回抽判断是否有回血，当回抽无回血时再推注麻药，但当回抽发现有回血时则需要改变进针部位或深度再行回抽判断有无回血，然后再推注麻药，直至麻醉到胸膜。

（5）抽气方法

①简易法：用胸腔穿刺针进行胸腔抽气时，应先将针座后连接的胶皮管用血管钳夹住（保持密闭），然后进行穿刺，进入胸腔后胶皮管端再接上注射器（50～100ml注射器），松开止血钳，抽吸胸腔内积气，抽满后再次用血管钳夹闭胶管，取下注射器，记量后将气体推出注射器，逐步反复抽气记量。穿刺过程中密切观察患者反应，及时发现胸膜反应或复张性肺水肿等不良事件。

紧急情况下可用消毒指套扎在针头的根部，指套顶端剪小孔，针头插入胸膜腔，借助呼气时胸腔压升高将气体从指套排出，吸气时胸腔为负压，指套闭合空气不能进入到胸腔，反复进行呼吸将胸腔内气体排出。此法既适于急救，也便于患者运送。

②气胸箱抽气：借助气胸箱既可观察抽气前后胸膜腔内压力，又可记录抽气量，多适合于闭合性气胸的治疗。如果为闭合性气胸，抽气过程中胸腔压力不再增加；开放性气胸者，即抽气后压力不变或胸腔内压降低后很快又恢复到零位水平，并随呼吸上下波动。对于开放性气胸或张力性气胸，如果胸腔抽气术效果不佳，可行胸腔闭式引流术治疗。

【注意事项】

（1）操作前应向患者说明穿刺目的，消除顾虑，取得配合。

（2）术前向患者和家属说明胸腔抽气术的必要性，以及可能存在的风险和并发症，并签署知情同意书。

（3）询问患者药物过敏史。

（4）术前测量血压、脉搏等生命体征。

（5）让患者采取舒适体位。

（6）严格遵守无菌消毒原则。

（7）事先做好并发症处理的准备。

（8）一般初次抽气量少于1000ml，然后测量胸腔内压，并观察5～10分钟。

【并发症】

（1）麻醉意外　患者对麻醉药物过敏可出现休克甚至心搏骤停。

（2）复张性肺水肿　患者肺复张后出现持续性咳嗽、气短、呼吸困难，咳泡沫痰或泡沫血痰，双肺闻及湿性啰音或哮鸣音等，酷似急性左心衰竭的症状。

（3）损伤性血气胸。

（4）继发感染。

（苏　楠）

第三节　胸腔闭式引流术

胸腔闭式引流术是胸膜疾病常用的治疗措施。通过水封瓶虹吸作用，使胸膜腔内气体或液体及时引流排出，避免外界空气和液体进入胸腔，从而维持胸膜腔内负压，促进肺膨胀，并有利于控制胸膜腔感染，预防胸膜黏连。

【适应证】

（1）自发性气胸、大量胸腔积液，经反复穿刺抽吸气体或液体疗效不佳者。

（2）支气管胸膜瘘，食管吻合口瘘，食管破裂者。

（3）胸腔积血较多，难以通过穿刺抽吸解除者。

（4）脓胸积液量较多且黏稠者，或早期脓胸，胸膜、纵隔尚未固定者。

（5）开放性胸外伤、开胸术后或胸腔镜术后需常规引流者。

【禁忌证】

非胸腔内积气、积液，如肺大疱、肺囊肿等。

【操作方法】

行胸腔闭式引流术之前应向患者及家属交待此项治疗措施的必要性和可能存在的风险及并发症，并签署特殊操作治疗的知情同意书。进行心率、血压等生命体征的测试检查。

1. 体位

依病情轻重，患者可采取坐位或半坐位，头略转向对侧，上肢抬高抱头或置于胸前。

2. 切口部位

依病变部位和引流物性质决定切口部位。一般情况下，引流气体时，切口宜选择在锁骨中线外侧第 2 肋间；引流脓胸、血胸、乳糜胸等积液液体时，切口常选择腋中线或腋后线 6~8 肋间。如系包裹性胸腔积液，应借助 X 线检查或超声检查，确定切口部位和引流管的进入点。

3. 消毒、麻醉

术者进行"六步法"洗手，然后戴帽子、口罩和无菌手套，助手协助打开胸穿包，术者于切口部位周围 15cm 范围常规消毒皮肤，覆盖消毒洞巾（注意无菌原则）。局部逐层浸润麻醉（与胸膜穿刺术麻醉相同），当针尖刺入胸腔后试抽，以确定有无积液、积气等，并估测胸腔置管的深度。

4. 插管方法

可选用肋间切开插管法、套管针插管法、肋骨切除插管法。

（1）肋间切开插管法　于确定的置管部位，沿肋间或皮纹方向切开皮肤 2.0 ~ 3.0cm，在肋骨上缘处用中弯血管钳钝性分离肋间组织，用钳尖刺入胸膜腔内，撑开血管钳，扩大创口。用血管钳夹住引流插管末端，再用另一血管钳纵行夹持引流管前端，经切口插入胸腔内，引流管进入胸膜腔的长度以引流侧孔进入胸膜腔 0.5 ~ 1.0cm 为宜。将引流管末端与盛有液体的水封瓶相连接，松开末端血管钳，嘱患者咳嗽或作深呼吸运动，可见气体或液体自引流管内流出，玻璃管内液体随呼吸上下运动。如不出现上述现象，应重新调整胸膜腔内引流管的位置。切口缝合 1 ~ 2 针，用引流管旁缝合皮肤的两根缝线将引流管固定在胸壁上。

（2）套管针插管法　于局麻处切开皮肤约 2cm，紧贴肋骨上缘处，用持续的力量转动套管针使之逐渐刺入胸壁，当针尖进入胸膜腔时会有突破感。先将引流管末端用血管钳夹住，拔出针芯，迅速将引流管自侧壁插入套管腔，送入胸腔内预定深度，缓慢退出套管针套管，注意勿将引流管一并退出。缝合皮肤并固定引流管，末端连接水封瓶。

（3）肋骨切除插管法　在手术室进行，可插入较粗的引流管，适用于脓液黏稠的脓胸患者。手术切除一段肋骨，长约 4cm。术中切开脓腔，吸出脓液，手指伸入脓腔，剥离黏连，以利引流。

【注意事项】

（1）分离肋间组织时，血管钳要紧贴肋骨上缘，避免损伤肋骨下缘的肋间血管和神经。

（2）放置引流管时，引流管的侧孔不能太浅，否则易脱出引起开放性气胸或皮下气肿。

（3）留置在胸膜腔内的引流管长度一般应控制在 5cm 左右，不宜插入过深。

（4）缝皮肤固定线时，进针要深，直到肌肉层，关闭肌肉与皮下之间的间隙，皮肤缝合不宜太严密。

（5）水封瓶内玻璃管下段在水平面下 2 ~ 3cm 为宜，如果过深，胸内气体不易逸出。

（6）引流开始时须控制放出气体、液体的速度，特别是对于肺压缩严重且萎陷时间长者，以防止发生复张性肺水肿。

（7）注意观察引流瓶中气液面的波动情况，经常挤捏引流管，不要使之受压、扭曲，确保引流管通畅。

（8）移动患者或患者行走时，要用血管钳夹住近端引流管，防止水封瓶的液体倒流入胸腔或引流管脱落。

（9）拔除引流管时，要嘱患者深吸气后屏气，用凡士林纱布盖住引流口，迅速拔管，压紧纱布避免空气进入胸腔。

【并发症】

（1）麻药过敏　严重时可引起休克。

（2）胸膜反应　严重时可引起休克。

（3）继发切口感染　可导致胸腔感染。

（4）损伤出血　可导致血气胸。

（苏　楠）

第四节　经胸壁针刺胸膜活体检查术

胸膜活体检查术简称胸膜活检，为原因不明的胸膜疾患有用的检查手段。方法有经胸壁针刺胸膜活检、经胸腔镜胸膜活检和开胸胸膜活检三种，以前者最常用。

【适应证】

各种原因不明的胸膜病变合并胸腔积液者均为此项检查的适应证。

胸膜穿刺活检可获得小片胸膜组织，以便进行病理组织学和微生物学检查，对渗出性胸腔积液的病因诊断意义很大。胸腔积液的常见原因为结核性胸膜炎、肺炎旁积液和各种胸膜转移性肿瘤，通过胸膜活检可以发现结核性肉芽肿病变或明确肿瘤性质。胸膜间皮瘤有时也可通过胸膜活检而得到确诊。结缔组织病所致胸腔积液者，通过胸膜活检可能发现相应的改变。淀粉样变患者胸膜活检也可发现特异性改变。

对于恶性肿瘤和感染性疾病，胸腔穿刺联合进行胸膜活检，诊断价值明显优于单独胸腔穿刺抽液检查。

胸膜增厚明显而病因不明时，即使无胸腔积液，也可考虑做胸膜活检。

漏出性胸腔积液，如已确诊为心力衰竭、肝硬化和肾功能不全等引起者，因胸膜无特异性病变，不需行胸膜活检。

【禁忌证】

严重出血倾向，尚未有效纠正者；已确诊为脓胸或穿刺部位皮肤有化脓性感染者为胸膜穿刺活检的禁忌证。

肺动脉高压、心肺功能不全者为胸膜穿刺活检的相对禁忌证。对肺大疱、胸膜下肺大疱及肺囊肿合并胸膜疾患者，选择穿刺部位时应避开上述病变的部位。

【操作方法】

（1）患者体位、穿刺部位、局部消毒、麻醉过程同胸膜腔穿刺术。本检查可与胸膜腔穿刺术合并进行，先活检，后抽液。包裹性积液活检部位可根据 X 线胸片、胸部 CT 和 B 型超声检查结果确定，并予以标记。

（2）国内多数医院采用的是改良的 Cope 针。将套管连同穿刺针刺入胸膜腔后，拔出穿刺针，用拇指堵住套管针的外孔，接上 50ml 注射器，并抽出胸腔积液，供实验室检查用。移开注射器，放开拇指，迅速插入钝头钩针。将整个针从垂直位变成与胸壁成45°的位置。将套管连同钝头钩针缓慢后退，遇阻力时即表示已达壁层胸膜，此时稍用力，将钩针紧紧钩住胸膜并固定，然后将套管推入1cm左右，使壁层胸膜切入在套管内，然后将钩针拉出，即可获得活检标本。同时用拇指堵住外套管口，防止进气。为提高活检阳性率，可分别在类似时钟3点、6点、9点处各重复操作1~2次，以获得足够的标本送检。12点处（肋骨下缘）不可取材，以免损伤肋间血管和神经。胸膜为白色组织，通常先漂浮在标本瓶的表面，稍后再缓慢下沉。如果取出组织为红色则可能为骨骼肌组织，应重复再取。

（3）将切取的组织块放入10%甲醛或95%乙醇中固定送检。

【注意事项】

（1）认真仔细操作，减少套管针漏气，造成气胸。

（2）胸腔积液量大、胸腔压力高的患者，活检后要注意加压包扎或延长压迫时间，以避免胸液外漏。

（3）其他注意事项同胸膜腔穿刺术。

【并发症】

同胸膜腔穿刺术。

（苏 楠）

第五节 支气管激发试验

支气管激发试验是应用某种刺激手段激发使支气管收缩，再用相关肺功能指标判定支气管缩窄的程度从而检测支气管反应性的检查方法，包括吸入性的支气管激发试验和运动激发试验。在临床上开展较多的是吸入性的支气管激发试验，运动激发试验常用于儿童。临床应用支气管激发试验要严格掌握好适应证和禁忌证，在检查前要详细询问患者的病史、过敏史以及以前是否进行过支气管激发试验及其检查的情况等，以免出现严重的并发症和危险情况。在进行吸入性支气管激发试验前技术人员应做好相关准备工作；在试验前应停止使用干扰试验结果的药物等。常用的激发剂有组胺、乙酰甲胆碱、高渗盐水及特异性过敏原等。

【吸入性的支气管激发试验】

1. 适应证

（1）哮喘的诊断与鉴别诊断　对疑为哮喘者进行除外或确定哮喘诊断，此试验阴性可除外哮喘。

（2）伴有气道反应性增高的其他疾病，如过敏性鼻炎、上呼吸道感染后继发的气道高反应、过敏性肺泡炎、嗜酸细胞增多症，以及长期吸烟、接触有害粉尘或烟雾可能出现气道高反应性者。

（3）药物疗效评价。

2. 禁忌证

（1）对吸入的激发剂有明确的超敏反应。

（2）基础肺通气功能严重减退（FEV_1 < 50% 预计值或 < 1L）。

（3）心功能不稳定，近期有心肌梗塞史（< 3 个月）、严重心律失常、正使用交感神经阻断剂或拟副交感神经药物等。

（4）严重的高血压〔收缩压 > 200mmHg 和（或）舒张压 > 110mmHg〕。

（5）近 3 个月内有脑血管意外史。

（6）确诊主动脉瘤或脑动脉瘤。

（7）严重甲状腺功能亢进。

（8）有不能解释的荨麻疹。

（9）不适宜测定用力肺活量的患者（如肺大疱、气胸等）。

（10）癫痫需用药物治疗。

（11）哮喘急性发作期。

（12）妊娠期妇女。

3. 试验前的准备

（1）吸入激发剂的配制　组胺、乙酰甲胆碱是常用的两种激发物，这两种物质需用稀释液稀释后才能用于吸入。通常是先配制用于激发试验的最高浓度（也称为原液，如 5% 组织胺和 5% 乙酰甲胆碱）储存于 4℃ 冰箱，在试验前将原液按比例稀释。

（2）雾化吸入装置的选择和检查　常见的雾化吸入装置有超声雾化器、射流雾化器和手捏式雾化器等。最合适的雾化颗粒直径要在 3 ~ 5μm。超声雾化器产生的颗粒直径较小（1μm）、超声作用还可能破坏某些生物性激发物成分，可用于高渗盐水、低渗盐水或蒸馏水吸入激发试验。射流雾化器仅需患者作潮式呼吸，不需其他呼吸动作配合，易于掌握，对老年、病情较重及儿童患者比较适用。手捏式雾化器可使 70% ~ 80% 的雾化颗粒直径 < 5μm，操作简单，但患者配合要求高于前两者。试验前应检查雾化装置工作情况，根据具体需要选择相应的雾化装置，雾化器每次使用前应校对排出量。

（3）避免激发试验前的药物干扰　在支气管激发试验前应停用可能干扰检查结果的药物，以免出现假阴性或假阳性结果；具体参见表 33 - 1。

表 33 - 1　试验使用药物建议停药时间

药物	停药时间
吸入性短效 $β_2$ - 受体激动剂	6 ~ 8 小时
吸入性长效 $β_2$ - 受体激动剂（例如：沙美特罗、福莫特罗等）	48 小时
吸入性抗胆碱能药（例如：异丙托铵）	24 小时
噻托溴铵	> 1 周
色甘酸钠	8 小时
萘多罗米	48 小时
口服 $β_2$ - 受体激动剂	24 小时
茶碱（依剂型而定）	12 ~ 48 小时
白三烯调节剂	24 小时
糖皮质激素，吸入或口服（可能使得气道反应性下降）	长于药物有效时间

（4）急救物品的准备　支气管激发试验具有一定风险，在试验室内应备有心肺复苏的急救器械和药品，如氧气、气管插管、吸入型 β_2 - 受体激动剂、注射用肾上腺素、静脉使用的支气管扩张剂及激素等，试验时密切观察，及时处理。

4. 测定方法

常用吸入方法有潮气吸入法（Cockcroft 测定法）、计量法（Yan 氏测定法）、间断吸入法（Chai 氏测定法）和阻力法等，常用潮气吸入法和计量法。

（1）潮气吸入法

①采用 Wright 或 Devilbiss No 646 雾化器，压缩空气为动力源，50psi，5L/min。组胺或乙酰甲胆碱浓度 0.03 ~ 16mg/ml，成倍递增。

②受试者休息 15 分钟，先测定 FEV_1 基础值，测两次，取其高值。

③雾化吸入生理盐水 2 分钟，其后 30 秒、60 秒各测定一次 FEV_1，如与基础值相比 FEV_1 降低少于 10%，继续下一步试验；如降低 10% 及以上者，休息 5 分钟再吸入生理盐水重复测定 FEV_1。

④从最低浓度开始，顺次吸入更高浓度的组胺或乙酰甲胆碱，采用潮气法呼吸，每一浓度呼吸 2 分钟，之后 30 秒、60 秒各再测定一次 FEV_1，相邻两个剂量开始吸入间隔 5 分钟，直至 FEV_1 较基础降低≥20% 时或至吸入最高浓度终止试验，然后吸入适量支气管扩张剂。

⑤由最末两次吸入药物浓度的对数标度求出 $PC_{20}FEV_1$ 或 $PD_{20}FEV_1$。

⑥气道高反应性的阈值以 $PC_{20}FEV_1$ 或 $PD_{20}FEV_1$ 表示，简称 PC_{20}、PD_{20}。PC_{20} 是在 FEV_1 下降值 = 20% FEV_1 基础值时的药物激发浓度，PD_{20} 是在 FEV_1 下降值 = 20% FEV_1 基础值时的药物激发累计量，用于判断气道反应性的高低，不同激发药物 PD_{20} 判断阈值不同。

（2）计量法

①采用 Devilbiss No 40 雾化器，以生理盐水对其雾化排出量进行校准，每喷平均排出量应为 0.003ml，每次试验用 5 个雾化器，分别加入生理盐水和 4 级不同浓度的激发药液。

②组胺或乙酰甲胆碱浓度为 50mg/ml、25mg/ml、6.25mg/ml 和 3.125mg/ml 四级，药物吸入顺序和剂量见下表 33 – 2。

表 33 – 2　计量法药物吸入顺序和剂量

顺序	浓度（mg/ml）	喷药次数	累积量（μmol）	
			组胺	乙酰甲胆碱
1	3.125	1	0.03	0.05
2	3.125	1	0.06	0.10
3	6.25	1	0.12	0.2
4	6.25	2	0.24	0.4
5	25	1	0.49	0.8
6	25	2	0.98	1.6
7	25	4	1.8	3.2
8	50	4	3.9	6.4
9	50	8	7.8	12.8

③受试者休息 15 分钟，测定基础 FEV_1，测两次，取其高值。

④将雾化器口含管放在上下牙之间，闭唇，夹鼻夹，先吸生理盐水，平静呼吸 3 次，然后由功能残气量（FRC）位开始缓慢吸气 1~2 秒至肺总量（TLC）位，屏气 3 秒后再呼气，开始缓慢吸气时由术者手控雾化器皮球，给予生理盐水一喷，60 秒后测 FEV_1 2 次，两次差值须 <100ml，取其高值。

⑤依次顺序吸入各浓度药物，方法同上。吸完每一剂量后测 FEV_1，然后立即再吸下一个剂量，直至 FEV_1 较吸入盐水后 FEV_1 降低量 ≥20% 或达到最高剂量，终止试验，吸入支气管舒张剂。

⑥受试者无哮喘史，吸入第 1、2 剂量后无反应或 FEV_1 下降不到 10% 者，可以缩短试验过程，第 3、4 剂量或第 5、6 剂量，连续吸入 3 喷量。

⑦气道高反应性的阈值以 $PD_{20}FEV_1$ 表示。$PD_{20}FEV_1$ 值为当 FEV_1 降低值达到基础 FEV_1 值 20% 时吸入药物的累计剂量，当组胺 $PD_{20}FEV_1$ 值 <7.8μmol 或乙酰甲胆碱 $PD_{20}FEV_1$ 值 <12.8μmol 为气道反应性增高。

（3）阻力法　应用较多的为 ASTOGRAPH TCK-6100 测定仪器，基于强迫震荡原理，测定呼吸系统呼吸总阻力（Rrs），以其作为气道反应性指标。

ASTOGRAPH TCK-6100 测定仪器有 12 个雾化器，第 1 个雾化器盛放生理盐水，第 2~11 个雾化器盛放激发药物，第 12 个雾化器盛放支气管舒张剂，各为 2ml。激发药物为乙酰甲胆碱时，药物浓度由低到高，为 49μg/ml、98μg/ml、195μg/ml、390μg/ml、781μg/ml、1563μg/ml、3125μg/ml、6250μg/ml、12500μg/ml 和 25000μg/ml。

测定时受试者坐位夹鼻，咬好口器，连续潮气呼吸，先吸入生理盐水以使患者适应，以每种药物浓度的雾化吸入 1 分钟，依次吸入高浓度激发药物，描记出剂量反应曲线。以吸入生理盐水后测得的 Rrs 为对照值，吸入药物后的 Rrs 比对照值增加 2 倍时吸入药物的累计剂量，定为气道高反应性的阈值，代表气道反应的敏感性，曲线上升的斜率代表反应性高低。也可以气道传导率（Grs）作为气道反应性指标，Grs = 1/Rrs，在剂量反应曲线的坐标图上可划出 Grs 曲线，Grs 由代表对照值的水平线开始下降时的拐点为 Dmin 值，为气道高反应性的阈值，代表达到此阈值时最小的乙酰甲胆碱剂，表示气道反应的敏感性，Grs 下降的坡度 SGrs 代表反应性的高低，SGrs = ΔGrs/Δt，t 为时间，单位为分钟。剂量计算单位为：潮气呼吸时，吸入 1mg/ml 浓度的雾化溶液 1min = 1U。

5. 注意事项

组胺与乙酰甲胆碱激发试验虽然比较安全，但仍存在潜在危险性，应掌握适应证与禁忌证，并严格按操作规范进行，检查室内应备有支气管舒张药物、氧气等急救药品。检查前 8 周内有呼吸道感染者可出现假阳性，在此期间应避免行支气管激发试验。

药物试验的正常值与异常值可能会有重叠，对试验结果判读不应过于机械，His-PC20 或 MchPC20 ≤4mg，则诊断可靠性较大，当其 4mg < HisPC20（MchPC20）≤16mg 时，有可能出现假阳性或假阴性。

【运动激发试验】

运动激发试验在儿童比较常用，容易取得儿童的合作。因运动量过大时对成年人具有一定的危险性。常用的方法是平板跑步法和踏车法。

1. 平板跑步法

（1）适应证

①可疑哮喘者，特别是儿童，常规肺功能检查无法确定哮喘诊断者。

②药物激发试验阳性，但仍不能确定哮喘者。

③药物试验有禁忌者。

④试验前 $FEV_1 \geqslant 70\%$ 预计值。

（2）禁忌证

①心脏病、高血压、严重心律失常或心力衰竭。

②肺功能不全、$FEV_1 < 70\%$ 预计值。

③哮喘发作期。

④年老体弱及行动不便者。

（3）检查前准备

①准备好急救用品，向受检者说明试验方法，并示范。

②停用各种支气管扩张药物（时间同药物激发试验）。

③记录平静状态时的心电图、测血压。

④确定目标心率、目标速度和坡度。目标心率一般取次极限心率（90% 极限心率），见表 33-3；目标速度（MPH）= 0.72 + 0.02 × 身高（cm）；坡度：年龄 < 20 岁为 10 ~ 15°，20 ~ 30 岁为 5 ~ 10°，年龄 > 30 岁为 < 5°。

表 33-3　不同年龄的极限心率和次极限心率

年龄（岁）	20 ~	25 ~	30 ~	35 ~	40 ~	45 ~	50 ~	55 ~	60 ~	65 ~	70 ~
极限心率（次/分钟）	197	195	193	191	189	187	184	182	180	178	176
极限心率（次/分钟）	177	175	174	172	170	168	166	164	162	160	158

（4）试验步骤

①测基础肺功能重复 2 次，取最佳值，以 FEV_1（或 PEF、SGaw）作为观察指标。

②受试者站在水平活动平板上，双手握扶柄跟随平板速度踏跑。起始速度 1 ~ 2MPH，逐渐增加，30 秒左右达到目标速率，同时增至相应坡度。一般在目标速度下运动 2 分钟左右心率可达 70% 极限心率。如相差较大，应适当调整平板速度或坡度，达到目标心率后再持续踏跑 6 分钟。

③运动停止后 1 分钟、5 分钟、10 分钟、15 分钟及 20 分钟测定 FEV_1，计算运动后 FEV_1 较基础值降低的百分率：FEV_1 下降率 = FEV_1 基础值 - 运动后 FEV_1 最低值/FEV_1 基础值 × 100%，以此值 > 10% 作为运动型哮喘或运动激发试验阳性。

④试验应在心电图、血压监测下进行，运动中如出现头晕、面色苍白或发黄、心绞痛、明显心律失常、进行性 ST 段下移、收缩压降低 2.67kPa（20mmHg）以上或收缩压 ≥ 26.7kPa（200mmHg）等情况应立即停止运动，并给予相应处理。

2. 踏车法

检查前准备同上，应用自行车功率计测定，踏车负荷从 12 ~ 16W 起，每分钟递增 30 ~ 40W，直至心率达到预计最高心率 80% 左右，在该负荷下继续踏车 6 分钟，使心率在运动末达到预计最高值的90%。运动中频率应保持在60~70转/分钟，运动停止后测定 FEV_1 的时间同上。当 FEV_1 最大下降率 >10% 时为试验阳性。

（刘国梁）

第六节 支气管舒张试验

通过给予支气管舒张药物观察阻塞气道舒缓反应的方法，称为支气管舒张试验，亦称气道阻塞可逆性试验。常用于支气管哮喘、COPD 等的临床诊断和疗效评价。

【适应证】

（1）哮喘或慢性阻塞性肺疾病（COPD）的诊断。

（2）判断药物的疗效，评估病情进展和预后。

（3）受试者基础 FEV_1 <70%，且无吸入 β_2 受体激动药物的禁忌证。

【禁忌证】

（1）禁忌证同用力肺活量检查。

（2）如对已知支气管舒张剂过敏者，禁用该舒张药物。

【操作方法】

常用的支气管舒张药物有肾上腺素能 β_2 受体兴奋剂、胆碱能（M）受体阻滞剂等。临床常用 β_2 受体激动剂，如沙丁胺醇（salbutamol）MDI 200~400μg 吸入。受试者先测定基础 FEV_1（或 PEF），然后吸支气管舒张剂。如吸入的是 β_2 受体激动剂，分别于吸入药物后 5 分钟、10 分钟、15 分钟，必要时 30 分钟后重复测定 FEV_1（或 PEF）。如吸入的是 M 受体拮抗剂，在吸入后 20~30 分钟，必要时 45 分钟后重复测定 FEV_1（或 PEF）。

评价支气管舒张试验的常用肺功能指标主要有 FEV_1、FVC、PEF、$FEF_{25\%~75\%}$、$FEF_{50\%}$、sGaw、呼吸阻抗响应频率（Fres）等，其中以 FEV_1 最为常用。评定指标包括相对变化率和绝对改变值。

FEV_1（或 PEF）变化率（%）＝［用药后 FEV_1（或 PEF）－用药前 FEV_1（或 PEF）］/用药前 FEV_1（或 PEF）×100%。FEV_1 绝对值改变＝用药后 FEV_1－用药前 FEV_1。如变化率≥12%，且 FEV_1 绝对值增加 >200ml（以 FEV_1 为测定指标者），则认为试验阳性。

在慢阻肺的诊断中，支气管舒张试验后 FEV_1/FVC 比值小于 0.7，提示患者存在不完全可逆的气流受限，为慢阻诊断的必要条件。

【注意事项】

支气管舒张试验阳性有助于哮喘的诊断，但结果阴性则不足以据此否认哮喘的诊断，尤其是晚期重症患者或合并慢性支气管炎的哮喘患者。此外约 10% 的 COPD 患者支气管舒张试验可为阳性。

如肺功能检查证实无气道阻塞者，则无需作本项检查。作舒张试验前如已经使用支气管舒张药物，对试验结果可能有较大的影响。舒张试验前4小时内应停用β激动剂吸入，12小时内停用普通剂型的茶碱或β激动剂口服，24小时内停用长效或缓释剂型的舒张药物。

（刘国梁）

第七节　睡眠呼吸监测技术

一、多导睡眠监测仪（PSG）监测

多导睡眠监测仪监测睡眠是诊断睡眠呼吸暂停（SA）的重要检测手段。通过记录、分析患者多项睡眠生理学指标，可全面了解睡眠结构及睡眠质量、呼吸、心脏和血氧情况。明确患者是否存在呼吸暂停和（或）低通气，是否符合诊断标准及严重程度。

1. 监测对象

PSG监测适合任何具有SA发病危险因素或疑似症状的受试者，但监测前应询问患者的睡眠习惯，对特殊睡眠习惯者（例如长期夜班工作者）可特别安排时间进行监测，对患有急慢性疾病，睡眠中病情可能发生不稳定的患者，应确保病情稳定后再进行监测，监测前受试者应停用任何影响睡眠的药物，避免饮酒。应努力确保受试者在按照平常的作息时间完成至少7小时睡眠监测（整夜监测）。

2. 监测设备和监测地点

（1）多导睡眠仪监测（整夜PSG监测）　是诊断OSAHS的标准手段，包括脑电图，多采用C4A1、C3A2、01A2和02A1导联；二导眼电图（EOG）；下颌颏肌电图（EMG）；心电图；口、鼻呼吸气流和胸腹呼吸运动；血氧饱和度；体位；鼾声；胫前肌肌电图等。正规监测一般需要整夜不少于7小时的睡眠。其适应证为：①临床上怀疑为OSAHS者；②临床上其他症状体征支持患有OSAHS，如难以解释的白天嗜睡或疲劳；③难以解释的白天低氧血症或红细胞增多症；④疑有肥胖低通气综合征；⑤高血压，尤其是难治性高血压；⑥原因不明的心律失常、夜间心绞痛；⑦慢性心功能不全；⑧顽固性难治性糖尿病及胰岛素抵抗；⑨脑卒中、癫痫、老年痴呆及认知功能障碍；⑩性功能障碍；⑪晨起口干或顽固性慢性干咳；⑫监测患者夜间睡眠时低氧程度，为氧疗提供客观依据；⑬评价各种治疗手段对OSAHS的治疗效果；⑭诊断其他睡眠障碍性疾患。应配备专门的睡眠监测室，单人房间，确保安静，保证受试者能够进入正常的睡眠。

（2）夜间分段PSG监测　在同一天晚上的前2~4小时进行PSG监测，之后进行2~4小时的持续气道正压（CPAP）通气压力调定。其优点在于可以减少检查和治疗费用，只推荐在以下情况采用：①中度以上OSAHS，反复出现持续时间较长的睡眠呼吸暂停或低通气，伴有严重的低氧血症；②因睡眠后期快动眼相（REM）睡眠增多，CPAP压力调定的时间应＞3小时；③当患者处于平卧位时，CPAP压力可完全消除REM及非REM睡眠期的所有呼吸暂停、低通气及鼾声。如果不能满足以上条件，应进

行整夜 PSG 监测并另选整夜时间进行 CPAP 压力调定。

（3）午间小睡的 PSG 监测　对于白天嗜睡明显的患者可以试用，通常需要保证有 2~4 小时的睡眠时间（包括 REM 和 NREM 睡眠）才能满足诊断 OSAHS 的需要，因此存在一定的失败率和假阴性结果。

3. 监测当晚技师工作流程

（1）收集和分析受试者临床资料。

（2）启动和校正检查设备。

（3）安装、测试电极和设备，关灯并开启记录设备。

（4）对检查过程中患者出现的异常表现（包括生理治疗）进行处理。

（5）唤醒受试者，结束监测。

4. PSG 监测结果判读

PSG 监测提示每夜 7 小时睡眠中 AHI 在 30 次以上，或 AHI≥5 次/小时，能够确定 OSAHS 诊断。完整的 OSAHS 诊断应包括呼吸暂停低通气指数（AHI）和（或）夜间低氧严重程度的分级（表 33-4）。

表 33-4　OSAHS 的病情分级

主要指标	轻度	中度	重度
AHI（次/小时）	5~15	16~30	>30
夜间最低 SaO_2（%）	85~90	80~84	<80

由于临床中有些 OSAHS 患者的 AHI 增高和最低 SaO_2 降低程度并不平行，目前推荐以 AHI 为标准对 OSAHS 病情进行评估，同时注明低氧血症情况。例如：AHI 为 15 次/小时，最低 SaO_2 为 82%，则报告为"轻度 OSAHS 合并中度低氧血症"。

二、便携或初筛诊断仪

针对一些由于某些原因不能在医院进行整夜监测的患者，可采用便携式睡眠监测仪进行初步诊断。由于对 OSAHS 的诊断具有良好的敏感性和特异性，还可保证患者睡眠质量、提高诊断速度和节约医疗开支，适用于基层或初步筛查 OSAHS 患者，也可应用于治疗前后对比及患者随访。但便携式睡眠监测不适用于有严重心肺疾病、神经系统疾病、使用阿片类药物或怀疑合并其他严重睡眠障碍的受试者。

标准的便携初筛诊断仪应至少包括能够监测以下指标：口/鼻呼吸气流、指尖血氧饱和度和胸腹呼吸运动。

三、嗜睡程度的评价

由于日间嗜睡是 SAHS 患者常见的症状，并常与病情严重程度相关，因此需要评估患者的日间嗜睡程度。日间嗜睡的评估多用 Epworth 嗜睡评分表（表 33-5），总分为 0~24 分，0~9 分为正常，超过 9 分为异常，分数越多嗜睡越严重。阻塞性睡眠呼吸暂停低通气综合征诊治指南规定 Epworth 嗜睡评分 >9 分是诊断 OSAHS 的必备条件。

表 33 – 5　Epworth 嗜睡评分表

以下情况打瞌睡的可能	从不（0分） 很少（1分） 有时（2分） 经常（3分）
坐着阅读时	
看电视时	
在公共场所坐着不活动时（如开会）	
坐车时间超过 1 小时	
坐着与人谈话时	
饭后休息时	
开车等信号灯时	
下午经过休息时	

（陈　欣）

第八节　过敏原检查

支气管哮喘和过敏性鼻炎等变态反应性疾病的发病与吸入过敏原或接触过敏原有密切的关系。因此，查找过敏原对有效预防和治疗变态反应性疾病具有重要意义。过敏原检查是判断是否为过敏性疾病及明确过敏原的基本方法。过敏原检查包括体内试验和体外试验两部分。体外试验是检测外周血总 IgE 和过敏原特异性 IgE。体内试验包括皮肤点刺试验、皮内试验和斑贴试验，前两者反应 I 型速发性变态反应，主要针对大分子过敏原；斑贴试验反映 IV 型迟发型变态反应，主要针对小分子过敏原。

过敏原皮肤点刺试验是最常用的检测过敏原的体内试验。该试验操作简便、快捷，结果较为可靠。对于高度敏感的患者在进行该项检查时可能诱发变态反应性疾病的发作或加重，少数甚至有引起过敏性休克的危险。为此，对于高敏感的患者或者局部皮肤有过敏等急性病变者，以及不愿或不能进行皮肤点刺试验的患者，可以选择体外过敏原检测方式。

【适应证】

①过敏性哮喘患者；②过敏性鼻炎患者；③其他过敏性疾病患者。

【禁忌证】

①皮肤划痕征阳性者；②广泛皮肤疾病患者；③皮肤无反应者。

【操作方法】

1. 斑贴法

操作方法：将可疑的过敏原（药物或食物）研末，取少量置于受试患者的前臂屈侧皮肤上，滴上 1 滴 0.1mol/L NaOH、生理盐水或人造汗液（含氯化钠、乳酸、硫酸钠、尿素、硬脂酸和蒸馏水）拌匀。覆盖一层塑料薄膜，再用纱布包扎。24～48 小时后观察结果，如果出现红肿、皮疹或水疱，即判为结果阳性。

该试验操作虽较简便、安全。但每次试验的品种有限，观察时间较长，有较多假阳性和假阴性结果。

2. 抓痕法

操作方法：用消毒后的粗针（或三棱针）将试验局部皮肤划痕（以不出血为度）。每一痕长 0.5cm，相邻两条痕间隔约 3cm，然后依次滴上不同种类的待测过敏原或对照液 1 滴，15 分钟后看结果。划痕部位隆起并绕有红晕者为阳性。

该试验较为简便、安全。试验时基本上不痛、不出血。结果比斑贴法准确，较为适合于儿童，但结果不如皮内法和点刺法可靠。

3. 皮内法

操作方法：一般选择上臂外侧皮肤为受试区。局部用酒精（酒精过敏者使用生理盐水）消毒后，用 1ml 注射器（做结核菌素试验用的蓝色注射器）和 5 号针头，依次把待测过敏原皮试液（1∶100 倍稀释液 0.01 ~ 0.02ml；个别效价较强的抗原，可用 1∶1000 或更低浓度）注入皮内，刺入表皮浅层后进针 2 ~ 3mm。相邻皮丘的间距约 2.5 ~ 5cm，15 分钟后看皮试结果，丘疹直径 > 3mm 并绕以红晕者判为结果阳性。

该法在我国应用较为广泛，结果比较准确、可靠。但注入空气后会引起假阳性。少数高敏状态的患者可能引起严重的哮喘发作或过敏性休克。由于每次试验需做多部位的皮内注射，儿童常因恐惧而不能配合。每次试验需要许多清洁、消毒的注射器和针头。

4. 点刺法

操作方法：一般选择前臂外侧皮肤为受试区，先在皮试部位滴上一滴待测过敏原稀释液（浓度一般为皮内试验浓度的 10 ~ 20 倍），然后用特制的点刺针在滴有过敏原稀释液的皮肤中央轻轻点刺一下，将针头刺入皮内即可，以不出血为度，间距在 2cm 以上，依次点刺完所有的过敏原后用一次性吸水纸吸去皮肤表面多余的液体，15 分钟后观察并记录点刺部位皮肤的丘疹和红晕。阳性反应表现为风团和红晕，其中，风团的直径 = （最小横径 d + 最大横径 D）/2，d 与 D 相互垂直。皮肤指数（SI）= 风团直径/组胺直径。

结果判断："–"无丘疹、无红晕；"+"有轻微丘疹，红晕直径不超过 3mm；"+ +"丘疹直径不超过 3mm，红晕直径不超过 5mm；"+ + +"丘疹直径 3 ~ 5mm，有红晕；"+ + + +"丘疹直径 > 5mm，有明显的红晕。

近年来国内外均倡导采用此种方法进行过敏原检测（表 33 – 6）。因为应用该法进入皮肤内的过敏原量仅为皮内法的 1/1000，假阳性反应较少，对受试患者较为安全。每点刺一种过敏原后需要更换新的点刺针进行下一种过敏原的点刺，避免过敏原交叉影响结果。

表 33 – 6　过敏原皮试阳性判断标准

结果	点刺试验（SI）	皮内试验
–	无反应	皮肤丘疹直径在 3mm 以下，周围无红斑形成，或仅有轻微红斑反应
+	SI < 0.5	皮肤丘疹直径在 3 ~ 10mm 之间，周围有轻红斑反应
+ +	0.5≤SI < 1.0	皮肤丘疹直径在 10 ~ 15mm 之间，周围有宽度在 10mm 以上的红斑反应带
+ + +	1.0≤SI < 2.0	皮肤丘疹直径在 15mm 以上或丘疹不规则，出现伪足，周围有宽度在 10mm 以上的红斑反应带
+ + + +	SI≥2.0	皮肤丘疹直径在 15mm 以上或丘疹不规则，出现伪足，且同时出现全身反应，如皮痒、皮疹、皮肤潮红、胸闷气紧乃至喘息发作等症状

注意事项：进行皮肤点刺和皮内试验，患者应留观 15～20 分钟，观察有无唇麻、掌痒、全身瘙痒、皮色潮红、咳嗽、喘息、胸闷、脉搏细速等反应。

5. 体外试验

过敏原体外试验是指从受试者体内采集血液或者其他体液，如鼻黏膜分泌物和支气管肺泡灌洗液等，在实验室进行检测。

（1）过敏原特异性 IgE（sIgE）检测　sIgE 作为体外试验，可以同时检测数百种变应原，结果稳定，不受食物和药物的影响，特异性较高，与体内试验互为补充、相互验证，建议有条件时同时检测。sIgE 检测特别适用严重皮炎不能作皮试者、皮肤划痕症患者、皮肤反应差的老年人及 3 岁以下儿童、有用药影响、哮喘急性发作期和严重未控制哮喘、畏惧皮试者，以及需要评估过敏严重度和拟行特异性免疫治疗者。

sIgE 测定结果 <0.35kU/L 为阴性结果，大于该值为阳性，依据数值多少分为 I～VI 级。I 级：0.35～0.70kU/L；II 级：0.70～3.5kU/L；III 级：3.5～17.5kU/L；IV 级：17.5～50kU/L；V 级：50～100kU/L；VI 级：>100kU/L。

sIgE 结果呈阳性，但是否为导致过敏性疾病的过敏原要结合临床判断，尤其是食物的阳性结果临床判定必须慎重。

（2）总 IgE　血清总 IgE 没有正常值，新生儿的总 IgE 低，随年龄增长升高，10～15 岁达顶峰，以后又逐步下降。总 IgE 升高提示存在过敏的可能性，但并非一定是过敏所致，多种疾病，如免疫性疾病、选择性 IgA 缺乏症、感染等均可导致总 IgE 升高。低于上限值的所谓"正常"，也可能是过敏，需要结合临床综合判定分析。在进行抗 IgE 治疗时，总 IgE 是确定奥马珠单抗剂量的主要依据。

体外试验的操作方法：留取被检者静脉血 3ml，分离血清备用，标本采集前患者无特殊准备。采血后，室温下自然放置 1～2 小时，待血液凝固、血块收缩后，再于 3000 转/分钟离心 15 分钟，吸出血清待检测用，可将血清样品在 2～8°C 保存；如果样品在 7 天内不测定，需将血清或血浆和血细胞分离后，置 −20°C 保存，并避免样品反复冻融。根据不同检测系统的要求建立标准操作流程进行检测。

【注意事项】

（1）为了避免或减少假阳性和假阴性的结果，每次试验均应同时做阳性对照和阴性对照。

（2）应由有经验的专业医技人员操作。

（3）应注意无菌操作，每一过敏原使用独立的刺针，避免交叉使用。

（4）试验场所应备有肾上腺素等必要的急救药品。

（5）试验结束后应让受试者继续观察 15～20 分钟后方可离开。

（6）应采用合格的（标准化的）过敏原皮试液。

（7）如果是血清体外检测应避免样品的反复冻融。

（苏　楠）